reinhardt

Susanne Bender • Else Diederichs (Hg.)

Tanztherapie mit Kindern und Jugendlichen mit Entwicklungsstörungen

Mit 4 Abbildungen und 15 Tabellen

Mit Beiträgen von Susanne Bender, Marion Christoph, Else Diederichs, Birgit Friedrich, Hemma Gerstl, Clara Kerber, Christiane Kowalik, Manuela Kuczera, Lisa Maria Kühn, Petra Mischo, Lucia Weber, Katrin Wirth-Storch

Ernst Reinhardt Verlag München

Susanne Bender, Tanztherapeutin, M.A., Ausbilderin, Lehrtherapeutin, Supervisorin BTD, Sonderpädagogin, Familien- und Paartherapeutin, arbeitet in privater Praxis und leitet das Europäische Zentrum für Tanztherapie EZETTHERA in München.

Else Diederichs, Tanztherapeutin BTD, Ausbilderin, Lehrtherapeutin, Supervisorin BTD, langjährige Arbeit in einer jugendpsychiatrischen Abteilung, ist in eigener Praxis und als Dozentin in der Tanztherapieausbildung am EZETTHERA in München tätig.

Bibliografische Information der Deutschen Nationalbibliothek

Die Deutsche Nationalbibliothek verzeichnet diese Publikation in der Deutschen Nationalbibliografie; detaillierte bibliografische Daten sind im Internet über <http://dnb.d-nb.de> abrufbar.
ISBN 978-3-497-03137-5 (Print)
ISBN 978-3-497-61703-6 (PDF-E-Book)
ISBN 978-3-497-61704-3 (EPUB)

Printed in EU
Covermotiv: © iStock.com/izusek. Agenturfoto mit Model gestellt
Satz: Bernd Burkart; www.form-und-produktion.de

Ernst Reinhardt Verlag, Kemnatenstr. 46, D-80639 München
Net: www.reinhardt-verlag.de   E-Mail: info@reinhardt-verlag.de

Inhalt

Einleitung

Susanne Bender und Else Diederichs

Das vorliegende Buch stellt die tanztherapeutische Arbeit mit Kindern und Jugendlichen vom Säuglings- bis ins junge Erwachsenenalter vor.

Es ist das Anliegen der Herausgeberinnen, einen Überblick über die Vielfalt tanztherapeutischer Herangehens- und Arbeitsweisen in unterschiedlichen Settings mit Kindern und Jugendlichen zu geben, da auf diesem Gebiet noch wenig Literatur vorhanden ist. Das Buch ist als Orientierung und Vertiefung der in diesem Bereich arbeitenden Tanztherapeutinnen gedacht, jedoch auch für alle, die mit Kindern und Jugendlichen arbeiten und die nonverbalen Signale besser verstehen wollen. Frühe fördernde und therapeutische Hilfe kann eine positive Entwicklung bis hinein in das Erwachsenenalter begünstigen (Belsky, Caspy, Moffit, & Poulton, 2020).

Die Tanztherapie ist eine Disziplin der künstlerischen Therapien und bietet mit ihrer bewegungsanalytischen Differenzialdiagnostik Therapieansätze für jedes Alter und Problemfeld. An vielen Kliniken und Einrichtungen für Kinder und Jugendliche wird dieses nonverbale Verfahren eingesetzt, weil aufgrund des Alters, des Entwicklungsstandes oder der emotionalen Belastung kein differenzierter verbaler Ausdruck möglich ist.

Da das, was den Menschen psychisch bewegt, sich in der individuellen Lebenschoreografie zeigt, kann diese mithilfe der Tanztherapie nach außen gebracht werden. Durch den Lebenstanz wird das noch nicht Greifbare spürbar, sichtbar und somit beschreibbar und bekommt ein Narrativ. Durch die Spiegelung und das Containment durch die Tanztherapeutin können so Gefühle und Erlebnisse ganzheitlich verstanden, neu bewertet und integriert werden. Das dadurch entstehende neue Verständnis von sich selbst ermöglicht einen anderen Umgang mit sich und der Welt. Im therapeutischen Setting mit Kindern kann spielerisch auch ohne Worte interveniert werden. In der präventiven Arbeit werden Kinder befähigt, schwierige Situationen zu meistern. Bei bereits eingetretenen Störungen und Belastungen kann speziell auf diese eingegangen werden, um eine Entlastung und Bewältigung zu finden. In diesem Buch werden sowohl präventive als auch symptombezogene tanztherapeutische Interventionen im Einzel- und Gruppensetting vorgestellt.

Treten psychische Schwierigkeiten auf, kann das auf Störungen in der kindlichen Entwicklung hinweisen. Jede Entwicklungsstufe korreliert mit einem bestimmten Bewegungsverhalten und damit einhergehend psychosexuellen Reifungsstufen. Die Tanztherapie interveniert über Rhythmus, Bewegung und Verkörperung, um den Menschen dort abzuholen, wo er gerade steht.

Ein Überblick über verschiedene entwicklungspsychologische Modelle und die zusammengefasste Bewegungsanalyse bilden die Basis der hier beschriebenen Tanztherapie und sollen helfen, die anschließend vorgestellten praxisbezogenen Arbeiten und Fallbeispiele einordnen und verstehen zu können.

Alle bewegungsanalytischen Fachbegriffe sind kursiv geschrieben, um sie leichter von anderen Bedeutungen unterscheiden zu können.

Beim Gendern verwenden wir beim Plural das Binnen-I und beim Singular wechseln wir die Geschlechter ab.

Entwicklungspsychologie

Susanne Bender und Else Diederichs

1 Einleitung

Motorik oder Bewegung stellt die erste und wichtigste Möglichkeit des menschlichen Organismus dar, auf seine Umwelt zu reagieren und auf die Umwelt einzuwirken, also seine Umwelt zu verändern, zu gestalten oder auch ungünstige Umwelten zu verlassen oder günstige aufzusuchen. Auch der Psychologe Krombholz (2005) vom Institut für Frühpädagogik stellt fest, dass beim Menschen die Motorik die Voraussetzung für Entwicklungsfortschritte auf allen Gebieten ist. Bestehen Auffälligkeiten in der motorischen Entwicklung eines Kindes, kann davon ausgegangen werden, dass es sowohl im Kontakt mit anderen als auch in der individuellen Ich-Entwicklung Schwierigkeiten hat.

Wenn das Kind auf die Welt kommt, hat es nur seine Körpersprache: Bedürfnisse, Emotionen, Spannungen usw. können nur über Mimik, Laute und körperlichen Ausdruck mitgeteilt werden. Wird es „hinreichend gut" (Winnicott, 2005) verstanden und gehen die Bezugspersonen entsprechend mit ihm um, kann es Entspannung und Wohlbefinden erfahren, Bindung, Vertrauen und Resilienz aufbauen und sich gut entwickeln. Aber was heißt das, sich entwickeln?

Es gibt keine Entwicklung ohne Erbanlagen, deren Gesamtheit als Genotyp bezeichnet wird. Erbanlagen brauchen für ihre Entwicklung von der Befruchtung an in allen Lebensperioden eine geeignete Umwelt. Entwickeln sich Fähigkeiten, persönliche Merkmale oder Störungen, taucht oft die Frage auf: Anlage oder Umwelt? Die Koaktionen zwischen Anlage und Umwelt sind sicher vielfältig. Aufgabe entwicklungspsychologischer Forschung ist es, die Art des Zusammenwirkens zu erkunden (Oerter & Montada, 1995).

Für Tschacher (Storch, Cantieni, Hüther, & Tschacher, 2017) ist Kognition, d. h. die Entwicklung von Fähigkeiten und menschlicher Intelligenz, durch die Körperzustände und Gefühle verkörpert und durch die Umwelt situiert. Das heißt auch, er betont die Wechselwirkung von Mensch und Umwelt.

„Verkörperung" bedeutet, dass die Kognition in ständiger Wechselwirkung mit dem Zustand des Körpers stattfindet, in den die Kognition eingebettet ist. Körperzustände sind z. B. Körperausdruck, -haltung, -spannung. Gefühle (also Affekte und Emotionen) sind ebenfalls wesentliche Körperzustände. Die Wechselwirkung Kognition-Körper ist zirkulär-kausal. Der Körper wirkt als Kontrollparameter auf die Kognition ein und verursacht so die Bildung von kognitiven Mustern. „Situiert" bedeutet, dass die Kognition auch in die weitere Umwelt eingebettet ist. Auch Umweltzustände können als Kontrollparameter auf die Kognition einwirken und Musterbildung verursachen. Verkörperung und Situiertheit sind damit motivational wirksame Einbettungen. Intelligenz und Entwicklung ist ohne Einbettung nicht möglich (Storch et al., 2017).

2 Reifestand

In der Entwicklungspsychologie spielt der Reifestand eine wichtige Rolle. Beobachtete Veränderungen, die universell in einer Altersperiode und weitgehend ohne Lernen in einem weiteren Sinn auftreten, werden auf Reifung zurückgeführt. Wir beobachten universell selbstständiges Gehen um den 15.–18. Lebensmonat, Zwei-Wort-Sätze um den 18. Lebensmonat, erste logische Operationen um das sechste Lebensjahr (Oerter & Montada, 1995). Wenn Erfahrungs-, Übungs- und Lernmöglichkeiten ausgeschaltet sind und trotzdem keine deutliche Verzögerung im Erwerb eines Merkmals eintritt, wird auf das Erklärungskonstrukt „Reifung" zurückgegriffen. Aber wie sind Reifungsprozesse gesteuert und welche Minimalopportunitäten müssen in der Umwelt gegeben sein?

Das Konzept Reifestand besagt, dass ein bestimmter Entwicklungsstand gegeben sein muss, um bestimmte Fähigkeiten zu erlernen. Z. B. ist das Erlernen der Kontrolle über die Blasenentleerung erst dann erfolgreich, wenn es zum richtigen Zeitpunkt der Entwicklung erfolgt, und die muskuläre Entwicklung ausgereift ist. Ähnliches gilt für das Lernen des Sprechens, Lesens u. ä. Aufgrund der Phasenlehre werden jedoch die Anforderungen entsprechend angepasst und außer Acht gelassen, dass es auch hier Abweichungen geben kann, wie z. B. früheres Lesenlernen oder gute Gedächtnisleistung im höheren Alter bei entsprechendem Training.

2.1 Sensible Phasen

In der Entwicklung des Menschen treten in bestimmten Entwicklungsphasen sensible Perioden auf. Das Konzept der sensiblen Periode wurde in der Embryologie entwickelt, um Entwicklungsabschnitte zu beschreiben, in denen bestimmte Organe ausgebildet werden: Erlebt der Embryo in dieser Periode pathogene Einflüsse, werden insbesondere jene Organe geschädigt, die gerade in der Entstehung begriffen sind.

In der Entwicklungspsychologie beschreiben sensible Perioden Entwicklungsabschnitte, in denen spezifische Erfahrungen maximalen positiven oder negativen Einfluss haben. So zeigten die Theorien von Spitz (1945) und Bowlby (1944) die frühkindliche Notwendigkeit und damit Verletzlichkeit der Bindung zu den Bezugspersonen. Trennung und Deprivation wirken sich schädigend auf die Persönlichkeitsentwicklung aus.

Haben sich in den sensiblen Perioden hinderliche bis pathologische Verhaltensweisen entwickelt, kann in der Tanztherapie nochmals auf diese Phasen eingegangen werden. Wichtig ist der Beziehungsaufbau, sodass der Tanztherapeut zu einer Bindungsperson wird und über Spiegelung und Reflektion diese Phase wiederbelebt und neu erlebt werden kann. Das Kind kann Fehlendes nachholen, sich nachnähren, neue Verhaltens-, Beziehungs- und Reaktionsmuster auf eigenes Verhalten kennenlernen und Bindung neu erfahren. Eine sensible Phase stellt z. B. das „Trotz-Alter“ dar, in der Widerstandsverhalten und „Nein-Sagen“ geübt wird. Dies kann in der Tanztherapie als Fähigkeit der positiven Grenzsetzung erlebt werden, anstatt für „trotziges“ Verhalten getadelt zu werden.

2.2 Sukzessive Konstruktion

Entwicklung ist also ein Prozess, der mittels Reifung und Lernschritten in einem fühlenden Körper stattfindet und einer frühkindlichen Verletzlichkeit mit sensiblen Phasen und äußeren Einflüssen unterliegt. Wie baut sich dieser Prozess auf? In der Entwicklungspsychologie wird das Modell der sukzessiven Konstruktion herangezogen, bei dem angenommen wird, dass jedes Stadium auf dem vorausgehenden aufbaut und selbst eine Voraussetzung für das nächsthöhere Stadium darstellt. Entwicklung ist also eine logisch geordnete Folge von Konstruktionsschritten. Für Piaget (1969) erfolgt der Erkenntnisfortschritt in Sequenzen von einfachen zu komplexen Strukturen. Das Kind ist aktiv, erkundet seine Umwelt, strukturiert sie, sucht nach Informationen und verarbeitet diese auf nonverbale oder verbale Weise nach Maßgabe des jeweils erreichten Entwicklungsstandes.

Im Kapitel über Bewegungsanalyse wird deutlich, dass dies auch für die die Entwicklung begleitenden und bedingenden menschlichen Bewegungsmuster gilt.

3 Erziehung und Sozialisation

Nicht zuletzt beeinflussen Erziehung und Sozialisation den sich entwickelnden Menschen (Belsky et al., 2020).

Die Familie, die Schule, die Gruppe der Freunde, die Medien sind an dem Prozess der Sozialisation beteiligt, indem sie Anleitung und Anforderung, Information und Belehrung, Beobachtung und Nachahmung, Strafen und Belohnungen usw. anbieten. Dieses Lernen ist nie zu Ende, weil Gesellschaften und ihre Kulturen ständig im Wandel begriffen sind. Wenn die Auswirkungen von Sozialisationseinflüssen in verschiedenen Altersgruppen untersucht werden, wird die entwicklungspsychologische Perspektive deutlich. Dabei ist eine Wechselwirkung zwischen Sozialisationseinflüssen und dem Entwicklungsstand immer als Hypothese in Betracht zu ziehen.

Unmittelbare und langfristige Wirkungen verschiedener Erziehungsstile (z. B. einschränkend-regulierendes, protektives, unterstützendes, fordernd-akzelerierendes oder abweisendes Verhalten der Mutter) auf die Entwicklung von Merkmalen des Kindes ändern sich deutlich von der frühen Kindheit bis zur Adoleszenz (Belsky et al., 2020).

4 Entwicklungskrisen

All dies geschieht nicht ohne Krisen. Probleme und belastende Ereignisse wurden in der Entwicklungspsychologie häufig als Erklärungen für Entwicklungsstörungen betrachtet. Die Überforderung durch ein Problem oder Ereignis stand im Vordergrund. Die Belastung bleibt hoch, wenn keine angemessene Lösung oder Anpassung an die veränderte oder herausfordernde Situation gefunden wird.

Probleme, Krisen, Verluste, Niederlagen und belastende Ereignisse können auch positive Entwicklungsfolgen haben, wenn sie als Anforderungen und Herausforderungen wirken, deren Bewältigung ein Gewinn an Kompetenz und Selbstvertrauen bedeutet. Hierzu ist es notwendig, auf der körperlichen Ebene Stressbewältigung präverbal im sicheren Rahmen der Tanztherapie erfahrbar zu machen, zu lösen bzw. umzudeuten, und damit in jedem Alter einen Entwicklungsschub zu bewirken.

5 Systemisch-orientierte Entwicklungstheorien

Nach neueren systemisch-orientierten Entwicklungstheorien kann man Entwicklung als einen Prozess qualitativer Neuorganisationen innerhalb und zwischen verschiedenen Systemen betrachten. Dieser Prozess beinhaltet dynamische Interaktionen vielfältiger (biopsychosozialer) Faktoren auf unterschiedlichen (System-)Ebenen. Veränderungen auf einer Ebene sind reziprok verknüpft mit Veränderungen auf einer anderen Ebene, z. B. kognitive Entwicklungsfortschritte sind zirkulär verknüpft mit verändertem Erziehungsverhalten, dies hat weitere Veränderungen auf anderen Systemebenen zur Folge – Lehrer-Schüler, Vereine, Peer-Group – und wirkt sich wiederum zuhause aus. Bisherige Muster brechen auf und neue treten in Erscheinung. Dabei erreichen die Systeme zunehmend eine höhere Komplexität.

Die systemische Arbeit in der Tanztherapie sowohl mit Gruppen als auch mit Einzelnen ermöglicht eine Musterunterbrechung, indem neue Bewegungsmuster auch die Denkmuster beeinflussen und modifizieren (Bender, 2021b).

6 Objektbeziehungstheorie nach Margret Mahler

Die Objektbeziehungstheorie nach Margret Mahler hat eine besondere Relevanz für die motorische Entwicklung des Kindes und ist daher auch für die Tanztherapie aufgrund des körperlichen und vorsprachlichen Erlebens von Bedeutung. Die Theorie von Mahler, Pine & Bergman (1980) geht von der Vorstellung aus, dass die biologische und psychische Geburt des Menschen nicht gleichzeitig stattfinden. Während die biologische Geburt ein zeitlich genau umrissenes Ereignis ist, sieht Mahler die psychische Geburt als einen Prozess, der sich langsam entfaltet. Die psychische Geburt des Individuums bezeichnet sie als den Loslösungs- und Individuationsprozess. Sie meint damit „die Entstehung eines Gefühls des Getrenntseins von einer realen Welt und einer Verbundenheit mit ihr“ (Mahler et al., 1980, S. 13), besonders in Bezug auf das Erleben des eigenen Körpers und des „primären Liebesobjekts“ (Mahler et al., 1980, S. 13). Dieser Prozess soll das Kind befähigen, „in Gegenwart der Mutter und mit Hilfe ihrer emotionalen Verfügbarkeit“ (Mahler et al., 1980, S. 13) als getrenntes Individuum zu funktionieren.

Aufgrund ihrer wissenschaftlichen Studien entwickelte Mahler ihre Theorie von vier Subphasen eines Loslösungs- und Individuationsprozesses in den ersten drei Lebensjahren, in denen die erste Entwicklung einer Selbstidentität stattfindet – die psychische Geburt. Es gibt zwei Vorphasen – die normale autistische und die normale symbiotische Phase, danach folgen die vier Subphasen:

1. Differenzierung,
2. Üben,
3. Wiederannäherung und
4. Konsolidierung der Individualität und die Anfänge der emotionalen Objektkonstanz.

6.1 Normale autistische Phase

Die Aufgabe der autistischen Phase liegt in der Erlangung des homöostatischen Gleichgewichts des Organismus in der neuen, nicht mehr begrenzten Umgebung des Neugeborenen. Arme und Beine bewegen sich unkontrolliert im Bewegungs- und Formfluss. Das heißt, es sind noch keine zielgerichteten Bewegungen möglich, der Säugling ist noch absolut hilflos. Auf das Neugeborene strömen viele Reize ein, die nur unzureichend verarbeitet werden können. So blockt der Organismus bestimmte Reize aus, damit keine Reizüberflutung stattfindet. Der Säugling benötigt Körperkontakt und das Stillen, um überleben zu können. Jüngere Säuglingsstudien gehen davon aus, dass das Kind von Beginn an in der Lage ist, auf äußere soziale Vorgänge zu reagieren und keine autistische Phase durchmacht. Es habe ein optimales Stimulierungsbedürfnis und ein Selbstempfinden, d.h. ein einfaches Wahrnehmen einer primären subjektiven Perspektive, unter der das soziale Erleben organisiert wird (Stern, 2020a). Dies zeigt sich in der Fähigkeit, den Blick der Bezugsperson zu suchen, aber auch den Kontakt durch Abwenden des Kopfes zu beenden.

6.2 Symbiotische Phase

In der beginnenden symbiotischen Phase, um die vierte Lebenswoche etwa, zeigt sich beim Säugling eine Reifungskrise, die sich in einem Anstieg der Sensibilität gegenüber äußeren Reizen zeigt, das „Aufbrechen der autistischen Phase" (Mahler et al., 1980, S. 62). Der Säugling neigt zu vermehrtem Schreien, wenn es von Außenreizen überwältigt wird und benötigt die Mutter zur Spannungsregulierung. Dies geht einher mit erhöhter motorischer Unruhe, Beugen und Strecken der Arme und Beine sind koordinierter und regelmäßiger als vorher. Mit ca. zwei Monaten erkennt er das bedürfnisbefriedigende Objekt, durch die

Energieverschiebung vom Körperinneren zur Körperperipherie bildet sich ein positiv besetztes Reizschild, das den symbiotischen Umkreis der Mutter-Kind-Zweiheit umgibt. Das Kind ist von der Mutter völlig abhängig. Der Säugling kann nicht zwischen „Ich“ und „Nicht-Ich“ unterscheiden und innen und außen werden erst allmählich als verschieden empfunden. Es wird vermutlich eher ein noch recht konturloses Innen und „Woanders“ erahnen. Das innere Gleichgewicht wird dadurch gehalten, dass das Kind die „schützende“ Bezugsperson und sich selbst als eine Einheit wahrnimmt. Das Kind kann in dieser Phase allmählich zwischen verschiedenen Bedürfnissen unterscheiden, aber es kann noch kein Bedürfnis, sei es nun körperlicher oder psychischer Natur (z. B. Langeweile) alleine befriedigen.

„Mit dem verschwommenen Gewahrwerden des bedürfnisbefriedigenden Objektes beginnt die Phase der normalen Symbiose“ (Mahler et al., 1980, S. 62).

In der frühen Symbiose erlebt der Säugling Innen und Außen, sich selbst und die Mutter als ich-zugehörig, als Ich und Auch-Ich. Das Kind erlebt die Mutter als Teilobjekt, nimmt sie als dem eigenen Körper zugehörig wahr. Dieser symbiotische Umkreis der Mutter-Kind-Zweiheit wird vom Säugling als konsistente Einheit erlebt. Innerhalb dieser gemeinsamen Grenze macht das Kind intensive kontakt-perzeptuelle Erfahrungen mit seinem tatsächlichen eigenen Körper. Für die Entwicklung des Körperschemas besonders wichtig ist dabei das Erleben der Tiefensensibilität der gesamten Körperoberfläche: der Säugling bildet Erinnerungen an Druckempfindungen von den eigenen Körpergrenzen her. Sein Traum-Ich erwirbt erste Konturen, es geht über in das Körper-Ich (Mahler et al., 1980).

Der wache Säugling wird seine Aufmerksamkeit vermehrt der visuellen Wahrnehmung zuwenden. Intensiv erforscht er seine eigenen Hände und seine dingliche Umwelt. Sein zunächst reflexhaftes Lächeln wird zum Mittel der Kontaktaufnahme. Er beginnt, mit dem Gesicht der Mutter zu interagieren, reagiert auf ihre mimischen und lautlichen Signale. In der frühen Face-to-face-Interaktion erfährt der Säugling Spiegelung, Beantwortung und Strukturierung seiner Lebensäußerungen. Durch

- die Verschiebung seiner Aufmerksamkeit vom Körperinneren zur Peripherie,
- das Gewahrwerden der Mutter und ihrer positiven Besetzung als Teilobjekt,
- die Ausbildung von Repräsentanzen des eigenen Körpers und
- den Aufbau von Face-to-face-Interaktionen

schreitet die Ich-Entwicklung des Säuglings voran.

Entwicklungsforscher wie Meltzoff und Moore (Stern, 2020a) stellten im Gegensatz zu Mahlers Theorie fest, dass Säuglinge schon im Alter von drei Wochen die Mimik Erwachsener imitieren können und somit über die Fähigkeit verfügen, einen anderen Menschen zu erfahren. Haith (Stern, 2020a) stellte fest, dass Babys im Alter von sechs Wochen die Gesichter sprechender Personen aufmerksamer betrachten und mit acht Wochen einen direkten Blickkontakt aufnehmen. Anhand dieser Forschungsergebnisse lässt sich feststellen, dass Säuglinge „über eine präformierte Fähigkeit verfügen, bestimmte Interaktionen herzustellen" und „nicht auf wiederholte Erfahrungen angewiesen sind" (Stern, 2020a, S. 81).

Verläuft die Symbiose normal, ist eine spezifische Bindung zwischen Mutter und Kind entstanden. Diese Entwicklung wird besonders im Lächeln deutlich. Im 2./3. Lebensmonat wird das Lächeln reflexhaft durch ein Gesicht oder eine Stimme ausgelöst. Am Ende der symbiotischen Phase wird das Lächeln langsam zur spezifischen Reaktion auf die Bezugsperson. Diese Grenzverschmelzung gibt dem Kind das omnipotente Gefühl, dass die ganze Welt um es kreist, aber auch gleichzeitig die Fähigkeit, sich in den darauffolgenden Phasen mit einer realen Welt auseinanderzusetzen. Der dritte und vierte Monat gilt ganz intensiv der Erforschung der Hände, was als Vorbereitung für die bevorstehende Differenzierungsphase zu sehen ist.

Das Kind wird mit dem zweiten Quartal des ersten Lebensjahres in der Lage sein, seinen Rumpf zu bewegen, sodass es sich etwa im sechsten Monat vom Rücken auf den Bauch drehen kann, und damit erstmals in der Lage ist, sich selbstständig fortzubewegen bzw. fortzurollen.

In der symbiotischen Phase wechselt das Kind von einer intensiven Hörphase, die ihren Höhepunkt etwa im dritten Monat hat, zu einer Sehphase. Im 4./5. Monat gilt die Aufmerksamkeit vermehrt optischen Reizen. Der vierte Monat ist auch durch die starke Mundwahrnehmung gekennzeichnet. Das Kind erforscht jeden Gegenstand mit dem Mund. Diese vermehrte Zuwendung zur Umwelt geht einher mit einer ansteigenden Wachzeit des Kindes. Die Schlaf- und Wachzeit sind nun etwa gleich.

Mit der ersten sozialen Lächelreaktion beginnt das Stadium der bedürfnisbefriedigenden Objektbeziehung. Der Säugling beginnt nun allmählich wahrzunehmen, dass seine Bedürfnisse von einem Teilobjekt befriedigt werden, aber noch innerhalb der allmächtigen symbiotischen Zweieinheit mit dem noch nicht klar umrissenen, abgegrenzten und erlebten Selbst. Das Kind wendet sich dieser mütterlichen Quelle lustvoll zu. Mahler bezeichnet die „emotionale Bereitschaft" (Mahler et al., 1980, S. 69) der Mutter als den „symbiotischen Organisator" (Mahler et al., 1980, S. 69), als die Hebamme der Individuation, der psychischen Geburt.

Stern sagt im Gegensatz zu Mahler, dass es keine Phase gibt, die man als symbiotisch bezeichnen könnte. Zwischen dem zweiten und sechsten Lebensmonat entwickelt der Säugling mit der Wahrnehmung der eigenen Handlungsfähigkeit und Affektivität „die Empfindung eines Kern-Selbst als getrennter, abgegrenzter körperlicher Einheit“ (Stern, 2020a, S. 24). Bereits mit vier Monaten tragen Säuglinge zur Steuerung des Kontakts bei, indem sie den Blick abwenden, die Augen schließen, an etwas vorbei oder durch etwas „hindurchsehen“ *(kanalisieren)*. Indem sie dieses Blickverhalten gezielt einsetzen, können sie „das Niveau und Ausmaß der sozialen Stimulation, der sie ausgesetzt sind“ (Stern, 2020a, S. 40) kontrollieren.

6.3 Loslösung und Individuation

Während der Symbiose galt die Aufmerksamkeit des Kindes hauptsächlich der Mutter. Aber allmählich verbindet sich damit ein wachsender Vorrat von Kommen und Gehen der Mutter, von „guten“ und „schlechten“ Erfahrungen. Das Kind ist dabei noch nicht in der Lage, letzteres ohne Beziehung zu beseitigen, aber differenziert immer mehr zwischen Selbst und Anderem.

6.3.1 Differenzierung

Nach der symbiotischen Phase beginnt die erste Subphase von Loslösung und Individuation: die Differenzierung.

Im Verlauf der intensiven Auseinandersetzung mit dem Gesicht der Mutter wird das Lächeln des Säuglings zur spezifischen Reaktion auf die Bezugsperson. Der Säugling wendet seine Aufmerksamkeit vermehrt der oralen und visuellen Wahrnehmung zu. Intensiv erforscht er seine eigenen Hände sowie Teile seiner dinglichen Umwelt. Mit der erhöhten sensorischen Bewusstheit einher geht eine Ausdehnung seiner Wachzeiten: Der Säugling schläft nur noch etwa die Hälfte seiner Zeit.

Das Kind durchläuft nun die sogenannte Brutzeit (Mahler et al., 1980). Zwar ist die Aufmerksamkeit des Säuglings noch immer vorrangig auf die symbiotische Zwei-Einheit gerichtet, zunehmende Wachphasen und die gesteigerte Bewusstheit seines Sensoriums begünstigen aber ein allmähliches Anwachsen seiner nach außen gerichteten Wahrnehmungstätigkeit. Immer häufiger wird der Säugling nun auch solche Zeiten wach erleben, in denen er sich ohne direkten Kontakt zu seinen Bezugspersonen befindet. Das Kind beginnt, Erinnerungen an die Zuwendung der Mutter zu bilden. Damit verbunden erwirbt es die Fähigkeit, die Befriedigung seiner Bedürfnisspannung abzuwarten, ihr vertrauensvoll entgegenzusehen. Daraus resultiert ein „optimaler symbiotischer Zustand, [...], von dem aus eine reibungslose Differenzierung und Ausdehnung über den symbiotischen Umkreis hinaus erfolgen kann“ (Mahler et al., 1980, S. 73).

Etwa im Alter von sechs Monaten zeigt das Kind erste Anzeichen der einsetzenden Differenzierung. Interessiert und neugierig wird der Säugling mit lustvoll aggressivem Eifer das Gesicht der Mutter erforschen, steckt ihr die Finger in Nase und Mund, Ohren und Augen, kneift ihr ins Gesicht, es steckt ihr Nahrung in den Mund, es stemmt seinen Körper von der Mutter weg, um sie besser sehen zu können. Gleichzeitig verschafft er sich so einen weniger eingeschränkten visuellen Zugang zu seiner nicht mütterlichen Umgebung. Allmählich löst sich der Säugling aus der symbiotischen Zwei-Einheit und beginnt, den eigenen Körper von der Mutter zu unterscheiden, die Mutter als nicht ich-zugehörig wahrzunehmen. Bevor das Kind aber sich selbst wahrnehmen kann, nimmt es die Mutter als „Nicht-Ich“ wahr. Die physiologische Voraussetzung für die Körpererforschung ist die Augen-Hand Koordination. Das Kind kann nun bewusst das in die Hand nehmen, was es sieht, und das ansehen, was in seiner Hand ist. Die Permanenz des Objekts ist in diesem frühen Stadium jedoch noch nicht erreicht. Sobald das Objekt aus dem Gesichtsfeld des Kindes verschwindet, ist es auch für das Kind nicht mehr vorhanden.

Eine Intensivierung der visuellen Aufmerksamkeit des Kindes ist von zentraler Bedeutung für die Stabilisierung seiner Abgrenzung vom „Anderen“, wie auch für die Entwicklung seines Körperschemas: mithilfe des Sehens kann das Kind sich in wechselseitiger Spiegelung mit der Mutter als agierend und reagierend erleben. Mit den Augen erfasst es darüber hinaus die gesamte Gestalt des eigenen Körpers sowie dessen Getrenntsein vom Körper der Mutter (Greenacre, 1960).

Das Eintreten gesteigerter und zielgerichteter visueller Aufmerksamkeit für das Außen bezeichnet Mahler als „Ausschlüpfen“ (Mahler et al., 1980). Der Säugling wird zunehmend Gesicht und Gestalt der Mutter mit den Augen abtasten (scannen) sowie mit anderen, unbekannten Gesichtern und Gestalten vergleichen. Das Kind lernt, die Mutter von anderen und sich selbst von der Mutter zu unterscheiden. Der erste und grundlegende Schritt zur Individuation ist getan.

Um die Differenzierung vom mütterlichen Teilobjekt erfolgreich bewältigen zu können, muss der Säugling

- zielgerichtetes, insbesondere visuelles Interesse am Außen entfalten („ausschlüpfen“),
- Gesicht und Gestalt der Mutter aktiv erforschen sowie mit der eigenen Gestalt und anderen vergleichen,
- sich des Getrenntseins von der Mutter gewahrwerden und
- sein eigenes Körperschema auf diese Weise mithilfe seines visuellen Sinns zusammenfügen und vervollständigen.

Die Kontrolle der Rumpfmuskulatur ermöglicht es dem Kind nun, in einer stabilen Position zu sitzen. Dieser stabile Bewegungsbereich des Sitzens und die Augen-Hand Koordination bringen einen affektiven Wechsel. Die äußere Welt bekommt immer mehr Bedeutung. Von da an möchte das Kind aus den Armen der Mutter. Es bleibt jedoch noch in der unmittelbaren Nähe der Mutter. In dieser Phase ist auch das Muster des Nachprüfens zu beobachten. Vom 7./8. Monat an beginnt das Baby mit dem vergleichenden „Abtasten" („scanning") der Mutter. Es fängt an, sich für die Mutter zu interessieren und scheint sie mit anderen zu vergleichen, das Unbekannte mit dem Bekannten.

In dieser Zeit wird auch häufig die „Fremdenangst" beobachtet. Diese ist nicht nur eine Angst, sondern vor allem auch eine Neugier. Sobald die Individuation des Kindes genügend fortgeschritten ist, um das Gesicht der Mutter emotional zu erkennen, wendet es sich mehr oder weniger verwundert oder ängstlich einer weitergehenden visuellen und taktilen Erforschung der Gesichter und der „Gestalt" anderer zu. Ist die symbiotische Phase optimal verlaufen, hat das Kind eine sichere Bindung entwickelt. Kann es die Entfernung eigenständig bestimmen, aus der heraus es erforschen kann, überwiegen Neugier und Verwunderung gegenüber Fremden. Konnte das Kind kein optimales Urvertrauen herstellen, zeigt sich akute Fremdenangst oder aber eine längere Periode abgemilderter Reaktionen auf Fremde, die lustvolles Erforschen vorübergehend beeinträchtigen können. Das Ende der Differenzierungsphase wird als „Ausschlüpfen" bezeichnet. Das Kind ist nun in der Lage, die Mutter von anderen und sich selbst von der Mutter zu unterscheiden.

Vom siebten bis achten Monat an beginnt das Kind als wichtigstes Anzeichen somatopsychischer Differenzierung mit dem Muster des visuellen Nachprüfens bei der Mutter („checking back"). Das Kind beginnt den eigenen Körper von der Mutter zu unterscheiden. Aus diesem Forschungsverhalten entwickelt sich bei den Kindern die kognitive Fähigkeit und Wahrnehmungsfähigkeit, Unbekanntes mit bereits Bekanntem zu vergleichen. Das Körperbild des Kindes differenziert und erweitert sich nun über die erste primitive Hand-Mund-Ich-Einheit hinaus (Siegel, 1997).

Mahler beobachtete zu diesem Entwicklungszeitpunkt, dass das von der Mutter bevorzugte Besänftigungs- oder Stimulierungsmuster vom Kind auf seine Weise übernommen wird und ihm als „Übergangsobjekt" dient. Ein solches Übergangsobjekt dient dem Kind als Art Bezugsperson, um sich von der Mutter zu lösen. Das kann der Zipfel einer Decke, ein Stofftier oder eine Melodie sein. Das Kind erkennt das Objekt noch nicht völlig als zur Außenwelt gehörig und hat die Illusion, dass es eine äußere Realität gibt, die den inneren Bedürfnissen entgegenkommt und befriedigen kann.

In diesem Zeitraum lässt sich auch beobachten, dass das Kind nun häufig mit Gegenständen spielt, die es zwischen seinen Händen dreht und wendet, es erprobt das Festhalten von Spielzeugen in beiden Händen, bevor es zum selbstständigen Loslassen in der Lage ist. Verschwindet der Gegenstand aus seinem Gesichtsfeld, ist er für das Kind nicht mehr vorhanden, da noch keine Objektkonstanz besteht.

Mahler hebt hervor, dass der Loslösungs- und Individuationsprozess auf zwei nicht immer gleichmäßigen Entwicklungsgleisen verläuft. Das eine Gleis ist die Individuation, die Entwicklung von intrapsychischer Autonomie, Wahrnehmung, Gedächtnis, Erkennungsvermögen und Realitätsprüfung. Das andere Gleis ist die Loslösung, auf dem Differenzierung, Distanzierung, Abgrenzung und Abwendung von der Mutter fortschreiten. Das Kind entwickelt sich optimal, wenn beide Prozesse gleichzeitig verlaufen.

6.3.2 Übungsphase

Das Ende der Differenzierungsphase überschneidet sich mit der frühen Übungsphase, die dadurch eingeleitet wird, dass das Kind krabbelt, klettert und sich an Gegenständen aufrichten kann (10./11. Monat). Es ist damit in der Lage, sich selbstständig von der Mutter zu entfernen. Die wachsende Fortbewegungsfähigkeit erweitert die Welt des Kindes. Im 9./10. Monat hat sich auch die Permanenz von Objekten entwickelt. Das Kind sucht nun nach Gegenständen, wo diese versteckt worden sind. Parallel zur Entwicklung der eigenen Lokomotion steigt die Erinnerungsleistung an. Das Kind kann sich entfernen und die Erinnerungen mitnehmen. Zusätzlich dazu ist das Kind mit dem neunten Monat nun in der Lage, Gegenstände willentlich loszulassen, während es schon im sechsten Monat in der Lage war, willentlich etwas zu ergreifen. Der Mensch ist also zunächst in der Lage motorisch festzuhalten, bevor er motorisch loslassen kann. Es zeigt sich in diesem Prozess immer wieder, wie eng die motorische und psychische Entwicklung miteinander verbunden sind.

Das Kind entfernt sich weiter von der Mutter, benötigt weniger nahen Körperkontakt und möchte diesen selbst bestimmen. Das Kind kommt von seinen Entdeckungsreisen in regelmäßigen Abständen zum Zweck des „emotionalen Auftankens“ zur Mutter zurück, um sich dann wieder den motorischen Funktionen und anderen autonomen Ich-Funktionen zuzuwenden. Die Mutter als Homebase durch physischen Kontakt hat große Bedeutung. Die Tatsache, dass das Kind sich selbstständig fortbewegt und doch mit der Mutter durch den Gesichts- und Gehörsinn in Kontakt bleiben kann (hier wird die Problematik für blinde und gehörlose Kinder deutlich), lässt den sinnvollen Gebrauch von Entfernungsmodalitäten für eine Weile außerordentlich wichtig erscheinen.

Mit der aufrechten Bewegung beginnt das „Liebesverhältnis mit der Welt“, alles wird untersucht, geöffnet, geschlossen, reingesteckt, herausgeholt. Das Kind ist begeistert, Dinge manipulieren zu können. Es scheint von seinen neuen Fähigkeiten und der Größe der Welt wie berauscht, ist unempfindlich gegenüber Püffen, Hinfallen und Frustrationen, versucht noch ungeübte motorische Fähigkeiten immer wieder. Es entwickelt Frustrationstoleranz.

> *„Die Übungsperiode erreicht ihren Höhepunkt um die Mitte des zweiten Lebensjahres beim frei laufenden Kleinkind, das sich auf dem Gipfel eines Gefühls stolzer Freude zu befinden scheint. Es hat den Anschein, als habe es den Höhepunkt des Glaubens an die eigene magische Omnipotenz erklommen, der allerdings noch immer in beträchtlichem Ausmaß von dem Gefühl hergeleitet wird, dass es die magischen Kräfte seiner Mutter teile.“ (Mahler 1986, S. 26)*

Mahler stellte fest, dass Kinder in dem Monat, der unmittelbar auf den Erwerb der aktiven, freien Fortbewegung folgte, große Fortschritte hinsichtlich Sicherung ihrer Individualität machten. Dies scheint der erste wichtige Schritt zur Identitätsbildung zu sein. Das Kind läuft allein, während die Augen auf die Mutter gerichtet sind und nicht auf die Schwierigkeiten, die auf seinem Weg liegen.

Vorübungen bahnen den Weg zu den neuen Fertigkeiten. Ab dem siebten Monat macht sich das Kind mit seinen Füßen vertraut, bevor es diese einsetzt, um darauf zu stehen und zu gehen. Wenn das Kind auf dem Rücken liegt, spielt es gerne mit seinen Füßen und erforscht sie mit seinem Mund. Die Tanztherapie bietet durch das Erforschen von Körperteilen die Gelegenheit des Nachreifens, wenn der Forschungsdrang unterdrückt wurde. Über das Drehen um die eigene Achse, das Robben, Vor- und Zurückschaukeln entsteht ein Krabbeln und die Füße und Beine kommen ins Spiel, bis schließlich das Hochziehen und Balanceübungen das Stehen und Gehen einleiten.

Mahler unterscheidet zwischen der frühen (10./11. Monat) und der eigentlichen Übungsphase. Die eigentliche Übungsphase ist durch die freie Fortbewegung gekennzeichnet. Durch das Erlernen der Sprache wird jetzt Kommunikation auf Distanz möglich. Das Zurückkehren zur Mutter als Heimatbasis ist eine Art Ich-Bestätigung, die neben Trost und Körperkontakt auch das Gefühl des Verstandenwerdens vermittelt.

Die Perspektive zur Welt verändert sich durch den aufrechten Gang, der Narzissmus erreicht in dieser übermütigen Flucht aus der Verschmelzung mit der Mutter seinen Höhepunkt. Ein Stimmungsabfall erfolgt nur, wenn die Mutter sich nicht in der Nähe befindet und endet bei Wiedervereinigung. War die symbiotische Phase gestört, kann dieses Verlangen nach Einheit mit der Mutter ausbleiben oder reduziert sein.

Stern (2020a) spricht davon, dass sich zwischen dem siebten und dem fünfzehnten Monat das Empfinden eines intersubjektiven Selbst heranbildet, das in erster Linie den Entwicklungsaufgaben des Selbstständigwerdens und dem Abrücken von den primären Bezugspersonen dient. Diese Intersubjektivität geht nun über die Kernbezogenheit hinaus. Dieser Prozess schließt die Erfahrung ein, dass die eigenen psychischen Vorgänge und Gefühlsqualitäten mit einem anderen Menschen geteilt werden können. Dazu gehört auch die Fähigkeit, einen gemeinsamen Fokus der Aufmerksamkeit zu entwickeln, anderen Personen Gefühle zuzuschreiben und zu spüren, ob diese mit den eigenen Gefühlen übereinstimmen oder nicht.

6.3.3 Wiederannäherung

In der beginnenden Phase der Wiederannäherung wird sich das Kind der Getrenntheit von der Mutter bewusster und muss Hindernisse überwinden – es kann die Cremedose nicht alleine öffnen, es kann bestimmte Gegenstände nicht erreichen, weil sie zu hoch liegen, die Mutter hat gerade keine Zeit oder möchte seine Wünsche nicht erfüllen. Das Gefühl der Omnipotenz erfährt eine Erschütterung. In den nächsten 18 Monaten muss dieser „ideale Zustand des Selbst“ seiner Illusion beraubt werden, sodass dies eine Zeitspanne der Verletzbarkeit ist und das kindliche Selbstwertgefühl einen abrupten Niedergang erleiden kann (Mahler, 1986).

Zur Überbrückung dieser narzisstischen Bedrohung möchte das Kind nun, dass die Bezugsperson an jeder neu erworbenen Geschicklichkeit oder Erfahrung Anteil nimmt. Auch nach der Liebe des Objekts besteht ein starkes Bedürfnis. Es fühlt sich unsicher in der Beziehung zur Bezugsperson und kann die neugewonnene Autonomie nicht aufgeben. Daher möchte es alles, was es auf seinen Erkundungen findet und erlebt, mit dieser teilen. Spiele des Versteckens, Weglaufens, Gefunden- oder Gefangenwerdens treten in den Vordergrund. Das Interesse an sozialen Kontakten steigt.

Für die meisten Kinder erreicht die frühe Wiederannäherungsphase im Alter von 17 bis 18 Monaten mit einer vorübergehenden Konsolidierung (Sicherung, Festigung) und Akzeptierung des Getrenntseins ihren Höhepunkt. Nach Mahler erreicht das Kleinkind nun die erste Identitätsstufe. Es erfährt sich als eine getrennte individuelle Einheit.

Während in der beginnenden Wiederannäherungsphase (um den 15. bis 17./18. Lebensmonat) die Individuation stark fortschreitet und sich das Kind seiner Getrenntheit immer bewusster wird, beginnt es sich nun gegen sein Getrenntsein von der Mutter zu wehren. War in der Übungsphase das Bedürfnis nach der Mutter relativ gering, so erfordert das Kind nun in gesteigertem Maße die Anteilnahme und Aufmerksamkeit der Mutter.

Mahler beobachtete das „Beschatten“ der Mutter und das entgegengesetzte Phänomen des „Weglaufens“ (Mahler et al., 1980, S. 105). Das Kind will „nach der Mutter sehen“, doch nicht in der Absicht, bei ihr zu bleiben, sondern es läuft an ihr vorbei, schlägt dann eine andere Richtung ein und kehrt zur Beschäftigung zurück. Dieses Verhalten lässt sich auch häufig in der Tanztherapie beobachten. Das Kind geht einer Beschäftigung nach, die Tanztherapeutin soll es dabei beobachten. Es läuft unvermittelt los, nähert sich räumlich der Therapeutin, um dann wieder zu seiner Beschäftigung zurückzukehren.

Von Seiten der Mutter ist eine „kontinuierliche emotionale Verfügbarkeit“ (Mahler et al., 1980, S. 104) für den positiven Verlauf in dieser Phase erforderlich. Gleichzeitig spricht Mahler vom sogenannten „sanften Schubs“ (Mahler et al., 1980, S. 105), der gefühlsmäßigen Bereitschaft der Mutter, das Kind loszulassen und es zur Unabhängigkeit zu ermutigen, um eine gesunde Individuation zu ermöglichen.

Dies führt im Normalfall mit etwa 2½ Jahren zu einem gewissen Maß an Objektkonstanz (die Fähigkeit, eine Beziehung zur Bezugsperson aufrecht zu erhalten, unabhängig von der Bedürfnisbefriedigung oder Frustration der Bedürfnisse durch diese). Mangelte es dem Kind in der Zeit der Wiederannäherung an emotionaler Verfügbarkeit der Mutter, wirbt es umso beharrlicher um die Aufmerksamkeit der Mutter. Dies erfordert vom Kind so viel Energie, dass ihm nicht genug bleibt, um die Ich-Funktionen zu entfalten.

Allmählich erkennt das Kind, dass seine Eltern getrennte Individuen mit eigenen Interessen und Wünschen sind, die nicht immer mit seinen eigenen übereinstimmen. Folglich wird das Gefühl der eigenen Größe und Allmacht (Omnipotenz) infrage gestellt. Hieraus entsteht die Wiederannäherungskrise (in der Zeit vom 18. bis 24. Lebensmonat und darüber hinaus).

Trotz der nun ausgebildeten Objektpermanenz in der Wiederannäherungskrise haben die Kinder im Allgemeinen Schwierigkeiten beim Abschiednehmen. Dies zeigt sich in Trennungsreaktionen wie z. B. Anklammern an die Mutter, depressiven Verstimmungen und einer anfänglichen Unfähigkeit zu spielen, sobald sich die Mutter entfernt hat.

Allgemein ist im Alter von ca. 21 Monaten ein Nachlassen der Wiederannäherungskämpfe zu beobachten. Das Kind scheint die „optimale Entfernung“ (Mahler et al., 1980, S. 132) zur Mutter zu finden. Folgende sich entfaltende Individuationsmerkmale ermöglichen diese Entwicklung:

- Die Sprachentwicklung, die es dem Kind ermöglicht, Wünsche verbal zu äußern oder Objekte zu benennen, bestärken das Kind in seinem Gefühl, seine Umgebung kontrollieren zu können.
- Der Verinnerlichungsprozess ist daran zu erkennen, dass das Kind fähig ist, sich mit den Eltern zu identifizieren. Erste Über-Ich-Anfänge lassen sich aus dem Verinnerlichen von Regeln und Vorschriften ableiten.
- Das Kind zeigt inzwischen eine gesteigerte Fähigkeit, Wünsche und Fantasien durch symbolisches Spielen zu äußern.

In manchen Fällen kann die Wiederannäherungskrise zu einem ungelösten psychischen Konflikt werden und bleiben. Die Fixierung auf der Wiederannäherungsstufe äußert sich bei Kindern im weiteren Verlauf ihrer Entwicklung und auch noch bei Erwachsenen durch starke Trennungsängste und erhöhter Ambivalenz.

Die Wiederannäherungskrise drückt sich in dem Wunsch aus, neugewonnene Fähigkeiten zur Autonomie zu üben. Die gleichzeitige Abhängigkeit von der Bezugsperson führt zu Stimmungsschwankungen und Wutausbrüchen. Anklammern und Wegstoßen können die Folge sein, sog. Ambitendenz – widerstreitende Tendenzen – können nicht vereinigt werden. Je konstanter die Bezugsperson emotional verfügbar ist, desto eher ist das Kind in der Lage, die sich widerstreitenden Energien des Lösenwollens und der Angst vor dem Getrenntsein auszuhalten.

Zur Überbrückung von Trennung bedient sich das Kind sogenannter Übergangsphänomene (Flasche herumtragen, an der Garderobe sitzen bleiben etc.) die es ihm ermöglichen, die Trennung auszuhalten. Zwar müssen die Kinder in dieser Periode wissen, wo die Bezugsperson ist, und sie mögen es im allgemein nicht, untätig zurückgelassen zu werden, doch gelingt es ihnen in steigendem Maße, die Bezugsperson ihrerseits zu verlassen.

6.3.4 Konsolidierung der Individualität und Anfänge der emotionalen Objektkonstanz

Die Stabilisierung der libidinösen Objektkonstanz (konstante Bindung des Kindes an die Bezugsperson) braucht wesentlich länger als die Erreichung der Objektpermanenz (Wissen, dass ein Gegenstand oder Mensch weiterhin existiert, auch wenn er gerade nicht wahrgenommen werden kann). Bis zum Alter von etwa 30 Monaten ist sie weitgehend von den Stimmungsschwankungen und Ich-Zuständen des Kleinkindes sowie von der tatsächlichen aktuellen Situation von Bezugsperson und Kind abhängig (Mahler, 1986). Durch die Internalisierung elterlicher Anforderungen zeigt sich das beginnende Über-Ich und damit auch die Angst, die Liebe des Objektes zu verlieren, was mit hochempfindlichen Reaktionen auf Anerkennung und Ablehnung von Vater und Mutter parallel läuft.

Die Hauptaufgabe der vierten Subphase ist eine zweifache: Im dritten Lebensjahr muss das Kind die Erlangung

1. eines gewissen Maßes an Objektkonstanz und
2. einer bestimmten Individualität erreicht haben.

Die Errichtung der affektiven Objektkonstanz hängt von der allmählichen Verinnerlichung eines beständigen, positiv besetzten, innerlichen Mutterbildes ab.

Im Normalfall führt das Beschatten der Mutter in der zweiten Hälfte des 3. Lebensjahres zu einem gewissen Maß an Objektkonstanz. Doch je weniger emotional verfügbar die Mutter zur Zeit der Wiederannäherung ist, desto beharrlicher versucht das Kind, um sie zu werben. Objektkonstanz wird dann erreicht, wenn das Kind demselben Objekt sowohl Hass als auch Liebe entgegenbringen kann (Vereinigung von „gutem“ und „bösem“ Objekt zu einer Gesamtrepräsentanz). Weiter beinhaltet Objektkonstanz die Bewahrung der Repräsentanz (innere psychische Vorstellungsbilder) des abwesenden Liebesobjektes.

Im Stadium der Objektkonstanz wird das Liebesobjekt nicht zurückgewiesen oder gegen ein anderes ausgetauscht, wenn es keine Befriedigung mehr gewähren kann (wie wir es bei einer Borderline-Störung sehen). „In diesem Stadium wird das Objekt auch noch ersehnt und nicht einfach als unbefriedigend abgelehnt, weil es abwesend ist“ (Mahler et al., 1980, S. 143). Dieser Entwicklungsstand ist etwa im Alter von drei Jahren erreicht. Dies ist im Normalfall das Eintrittsalter in den Kindergarten.

Diese wichtige intrapsychische Entwicklungsphase beinhaltet den Erwerb eines stabilen Gefühls der Einheitlichkeit. Das Kind kennt seine eigenen und fremde Körpergrenzen, ist interessiert an der Anatomie und Funktionalität des Körpers, kann eigene Gefühle benennen und im Ansatz Gefühle in anderen Menschen erkennen.

Kinder, deren Mütter während der frühen Subphasen in „optimaler Weise“ zur Verfügung standen, sind hinsichtlich der Objektkonstanz weiterentwickelt als andere. Aufgrund der verlässlichen Erfahrung besitzen sie ein positives inneres Bild der Bezugsperson, das nicht ambivalent besetzt ist. Im Gegensatz dazu wurden Kinder beobachtet, die sich so verhielten, als besäßen sie ein zwiespältiges inneres Bild der Mutter. Bei starker Ambivalenz der Beziehung löst das Verlassenwerden von der Mutter beim Kind Wut und gleichzeitig Sehnsucht aus.

Diese Entwicklungsphasen, die die Themen Verschmelzung, Differenzierung, Nähe und Distanz, Abgrenzung und Anpassung, Abhängigkeit und Autonomie beinhalten, können in der Tanztherapie bewegt und bewegungsanalytisch diagnostiziert und behandelt werden. In den Spannungsflussrhythmen sehen wir die motorische Entwicklung in Phasen der Anpassung und Abgrenzung und zunehmenden Entwicklung von Komplexität und Autonomie (Bender, 2021a).

Trennung und Bedürfnisaufschub gelingen besser mit gleichzeitiger Entwicklung komplexer kognitiver Funktionen wie Sprache, Fantasie und Realitätsprüfung. Es entstehen seelische Repräsentanzen des Selbst (Vorstellung vom Selbst), die sich deutlich von Repräsentanzen des Objekts unterscheiden.

Mit dem Spracherwerb wird Neues möglich und unsere Fähigkeit, innere Bilder zu schaffen, vollzieht einen gewaltigen Entwicklungssprung. Die Sprache erzwingt einen Zwischenraum. Das Leben kann ab diesem Moment nicht nur erlebt und erfahren, sondern nun auch erzählt werden. Die Fantasietätigkeit beginnt, der Realität kann sich ein Wunsch entgegenstellen, Wunschbilder entstehen. Das Kind wird nun zum Geschichtenerzähler, zum Erzähler seiner eigenen Geschichte und zum Schöpfer seines Selbstbildes. Als Folge davon repräsentieren die inneren Bilder nun nicht mehr nur die realen, zwischenmenschlichen Interaktionen. Wünsche und Bedürfnisse können von nun an die inneren Abbilder umgestalten. Es entsteht die Fähigkeit zum symbolischen Spiel, zur exzentrischen Position und zur Metaebene.

Dieses Wechselspiel zwischen Körpergedächtnis, Wahrnehmung, inneren Bildern und Sprache wird in der Tanztherapie genutzt. Präverbal Erlebtes, das sich in Wahrnehmungen und Bildern eingraviert hat, kann nacherlebt und nun sprachlich formuliert und besser verstanden werden und führt zu einem besseren Selbst-Verständnis. Daran gebundenes Verhalten kann durch den neu erlebten Ausdruck modifiziert werden.

7 Moderne Säuglingsforschung

Die modernen Möglichkeiten der Mikroanalyse von Bewegung enthüllen Erstaunliches und Verblüffendes aus der kleinen Welt der Säuglinge. Mithilfe von Direkt- und Videobeobachtungen in der natürlichen Umgebung des Neugeborenen wurde das Säuglingsbild revolutioniert. Beim Neugeborenen und Kleinstkind ist die Verbindung von Psyche und Körper noch so eng, dass sich das innere Erleben unmittelbar ausdrückt und im motorischen Verhalten (z. B. Kopf drehen, hinschauen etc.) zeigt. Die Selbstwerdung des Kindes kann nur in der Auseinandersetzung mit anderen Menschen geschehen (Jaffe, Beebe, Feldstein, Crown, Jasnow, Rochat, & Stern, 2001; Beebe, Jaffe, Markese, Cohen, Andrews, & Feldstein 2010; Beebe, B., Messinger, D., Bahrick, L., Margolis, A., Buck, K., & Chen, 2016).

Neugeborene suchen aktiv nach Reizen und können verschiedene Reize voneinander unterscheiden. Gegenstände in der vertikalen Achse werden vorgezogen gegenüber solchen in der horizontalen. Ovale Formen werden bevorzugt, was den Anfang der Vorliebe für Gesichter bedeuten könnte. Mit ca. drei Monaten werden richtige Gesichter von solchen unterschieden, in denen Mund, Auge, Nase falsch angeordnet sind (Dornes, 2001).

Von Geburt an werden verschiedene Muster unterschieden und jeweils eines davon bevorzugt. Heute wissen wir, dass bereits während der Schwangerschaft akustische Zeichen mit bemerkenswerter Genauigkeit registriert werden. Das Gehör ist im fünften Schwangerschaftsmonat ausgebildet. Säuglinge erkennen ihre Mütter am Geruch (Dornes, 2001).

Auch beim Geschmackssinn bestehen Präferenzen: Süß schmeckt besser als salzig oder sauer, bitter wird aktiv gemieden und verschiedene Arten von süß werden von Anfang an unterschieden.

Auch ein reichhaltig differenziertes Gefühlsleben gehört zur Ausstattung des Neugeborenen: Ekel, Schmerz, Überraschung, Interesse, Neugier werden von Geburt an, respektive im Alter eines Monats ausgedrückt; spätestens mit 4 – 6 Wochen kommt Freude dazu, ab 3 – 4 Monaten sind klare Äußerungen von Traurigkeit und Ärger, ab 6 – 8 Monaten solche von Furcht wahrnehmbar (Dornes, 2001).

Durch die Geburt kommt ein Menschenwesen auf die Erde, das von Beginn an in sehr differenzierter Weise am Leben teilhat. Als aktives Individuum steht es von Anfang an mit seinen Eltern und seiner Umgebung in Beziehung. Der Austausch und die Beeinflussung erfolgen gegenseitig. In der Regel verfügen Eltern über eine intuitive elterliche Kompetenz. Sie besteht darin, die Signale eines besonderen, eben des eigenen Kindes lesen zu lernen und angemessene Reaktionen gemeinsam herauszufinden (Beebe et al., 2016).

Kommt es zu keinem funktionierenden, interaktiven Zusammenwirken zwischen dem Säugling und der Bezugsperson, weil die Mutter z. B. die Signale des Kindes übersieht oder falsch interpretiert, reagiert der Säugling mit Rückzug und Vermeidung. Die Interaktionssequenzen verkürzen sich und die Phase, in denen sich das Kind aus der Interaktion zurückzieht, werden wesentlich länger. Hier liegt somit eine frühe Form des vermeidenden Verhaltens vor.

Steht dem Kind ein soziales, seinen Bedürfnissen entsprechendes Bezugssystem zur Verfügung, verlängern sich die Interaktionssequenzen und trägt zur Entwicklung einer sicheren Bindung des Kindes an seine Eltern bei. Dies führt zu einem gesunden Explorationsverhalten, das das Kind hinaus in die Welt führt, und die Eltern sind die sichere Basis, zu der es zurückkehren kann. Gebundene Kinder zeigen bei Problembewältigungssituationen eine größere Begeisterung und ein größeres Durchhaltevermögen. Unsicher gebundene Kinder zeigten sich frustrierter, zorniger und lustloser. Für eine gesunde Entwicklung sind wie hier beschrieben das Spiegeln und das Einstimmen der Bezugspersonen sehr wichtig. Diese Interventionstechniken werden in der Tanztherapie vielfältig eingesetzt.

8 Bindungstheorie nach Bowlby und Ainsworth

John Bowlby (2010) und Mary Ainsworth (Ainsworth & Wittig, 1969; Ainsworth, Blehar, Waters, & Wall, 1978) untersuchten das Bindungsverhalten von Kindern und entwickelten daraus die Bindungstheorie, die ein Konzept bereithält, um die menschliche Neigung zu enger emotionaler Beziehung zu erklären. Bowlby (2010) untersuchte die Auswirkungen von Trennungen von Mutter und Kind. Die Untersuchungen mündeten in der Erkenntnis, dass die langandauernde Trennung des Kindes von der Mutter bei ungenügendem Ersatz ein erstrangiger Risikofaktor für die weitere psychische Entwicklung ist (Endres & Hauser, 2002). Mary Ainsworth (Ainsworth et al., 1978) untersuchte bei 27 Eltern-Kind-Paaren folgende Aspekte:

- die Face-to-face-Interaktion,
- die Häufigkeit kindlichen Weinens,
- der kindliche Gehorsam,
- das Begrüßen der Mutter und
- das Nachfolgen bei Trennungen.

Es wurde festgestellt, dass es große Unterschiede beim Verhalten der Kinder in Abhängigkeit vom feinfühligen Verhalten der Mutter gab. Feinfühliges Verhalten bedeutet, dass die Mutter die kindlichen Verhaltensweisen wahrnimmt, die Signale des Kindes richtig interpretiert und angemessen und prompt, entsprechend dem Alter des Kindes, auf seine Bedürfnisse reagiert. Tanztherapeutisch ausgedrückt bedeutet das ein Einstimmen auf den Spannungs- und Formfluss des Kindes. Das Konzept des Spannungsflusses, d.h. der körperlichen Spannungszustände des Kindes und des Formflusses, d.h. des körperlichen Ausdrucks von Wohl- und Unwohlsein, Zuwendung und Ablehnung wird im folgenden Kapitel vorgestellt. Das so versorgte Kind entwickelt allmählich ein Gefühl der Selbstbestimmung, weil seine Bindungswünsche als auch seine Neugierimpulse verstanden und akzeptiert werden. Eine feinfühlige Bindungsperson ist also in der Lage, die teilweise sehr unspezifischen kindlichen Signale, die in diesem frühen Alter nur über Spannungsflusseigenschaften und Formfluss ausgedrückt werden können, wahrzunehmen und unabhängig von der eigenen Bedürfnislage zu erschließen. Da die intrapsychische Regulierungsfähigkeit des Kindes mit dem Alter kontinuierlich zunimmt, muss sich das elterliche Unterstützungsverhalten beständig daran anpassen. Unter diesen Voraussetzungen entwickelt das Kind eine sichere Bindung an die Bezugsperson.

Hier spielt das „affect attunement" (Stern, 2020b) eine Rolle: Mutter und Kind stimmen sich affektiv aufeinander ein. In der Tanztherapie werden die Spannungsflusseigenschaften eines Menschen unterschieden, die angeboren sind und stabil das Temperament einer Person ausdrücken. Sie zeigen, ob ein Mensch eher in einem Affekt bleibt oder sich Veränderungen anpassen kann, ob er eher eine hohe oder niedrige Intensität der Muskelspannung zeigt, oder ob bei Veränderung der Affekte er diese eher *abrupt* oder *graduell* wechselt. Die Formflusseigenschaften zeigen sich verändernde Wahrnehmungen an – z. B. ist etwas angenehm, wächst der Säugling dorthin, ist etwas unangenehm, schrumpft er davon weg. Da er von seiner Entwicklung noch nicht die Möglichkeit hat, sich selbst hin- und wegzubewegen, ist er auf die einfühlsame Einstimmung der Bezugspersonen angewiesen.

Je näher die Mutter dabei dem Eigenrhythmus des Kindes kommt, desto eher erlebt es seine eigene Effektanz. Dabei kommt es auch bei gut eingespielten Mutter-Kind-Paaren laufend zu „mismatching", die dann permanent „repariert" werden (Köhler, 2016). In Still-Face-Anordnungen wurden die Copingmechanismen, deren sich bereits drei bis sechs Monate alte Kinder bedienen, untersucht. Es konnte gezeigt werden, dass in dem Ausmaß, wie es dem Säugling gelingt, den unterbrochenen Dialog zur Bindungsperson wieder herzustellen, sein Effektanzerleben steigt und dies in der Folge zur Ausbildung eines positiv getönten affektiven Kerns beiträgt (Tronick, 2007).

Ein Kind, dem es wiederholt nicht gelingt, den affektiven, dyadischen Austausch mit seiner Bindungsperson wieder herzustellen, erfährt seine Wirkungslosigkeit und erlebt negative Effektanz. Die zielgerichteten Versuche, die Beziehung zu regulieren, werden schließlich aufgegeben und die Selbstregulation stabilisiert. Es entsteht in der Folge ein negativ getönter affektiver Kern, der die Erwartung des Kindes bestimmt. Schlimmstenfalls werden die früheren Copingmechanismen nun zur habitualisierten Abwehrstruktur (Köhler, 1996).

Die metaanalytischen Ergebnisse von Wolff & Ijzendoorn (1997) zeigen, dass Feinfühligkeit für die Entwicklung einer sicheren Bindung wichtig ist, aber keine Voraussetzung darstellt. Auch Interaktionsverhaltensweisen wie „Gemeinsamkeit" und „Synchronizität" (Spiegeln in der Tanztherapie) deuten auf einen Einfluss hin. „Elterliche Wärme" und „Akzeptanz" wurden am häufigsten erwähnt.

8.1 Die „Fremde Situation“

Ainsworth (Ainsworth & Wittig, 1969) ergänzte ihre Studien um eine weitere Variante, die sogenannte „Fremde Situation“. Hierbei ging es darum zu untersuchen, welchen Einfluss die An- oder Abwesenheit der Mutter oder einer fremden Person auf das Explorationsverhalten des Kindes hat. Mithilfe dieser Methode kann die kindliche Bindungsqualität untersucht werden (Endres & Hauser, 2002).

In der Mitte des ersten Lebensjahres hat das Kind die Fähigkeit entwickelt, seine Bindungsperson zu vermissen und nach ihr zu suchen. Im täglichen Austausch mit der Bezugsperson entwickelt es bereits ein inneres Modell von Bindung. Je nach Qualität der Responsivität, die ein Kind auf sein Bindungsverhalten erfährt, werden unterschiedliche Vorstellungsmodelle über die erwartete Reaktionsweise der Bindungsfiguren ausgebildet und gespeichert.

Ausgehend von dem Konzept der sicheren Basis, wonach eine feinfühlige Bezugsperson für das Kind eine sichere Ausgangsbasis darstellt, von der aus es seine Umwelt erkunden und bei Angst oder Unwohlsein zu ihr zurückkehren kann, entwickelten Ainsworth & Wittig (1969) den sog. Fremde-Situations-Test, eine standardisierte Laborsituation (Videobeispiel siehe: https://www.youtube.com/watch?v=QTsewNrHUHU, 24.05.2022 oder https://www.youtube.com/watch?v=DH1m_ZMO7GU).

In acht Episoden zu je drei Minuten wurde das Bindungsverhalten des 12 bis 18 Monate alten Kindes durch eine zweimalige kurze Trennung von der Mutter in fremder Umgebung aktiviert und nach der Wiedervereinigung mit der Mutter untersucht (Ainsworth et al., 1978):

1. Mutter und Kind betreten das Spielzimmer.
2. Sie akklimatisieren sich, und das Kind kann den ungewohnten Raum erkunden.
3. Eine fremde Person tritt ein und nimmt mit der Mutter und dem Kind Kontakt auf.
4. Die Mutter geht, und die Fremde bleibt mit dem Kind zurück.
5. Die Mutter kehrt zurück, und die Fremde geht.
6. Die Mutter verlässt wieder den Raum, das Kind bleibt allein zurück.
7. Die fremde Person kommt hinzu.
8. Die Mutter erscheint, und die Fremde geht.

Dabei wurde die Balance zwischen Bindungs- und Explorationsverhalten des Kleinkindes beobachtet. Die Kinder explorierten in Anwesenheit der Mutter deutlich mehr. Ainsworth faszinierte die unterschiedlichen Verhaltensweisen der Kinder unter zunehmendem Trennungsstress sowie bei der Begrüßung der rückkehrenden Mutter, wobei sie zwischen den drei Bindungsverhaltensstrategien „sicher“, „unsicher-vermeidend“ und „unsicher-ambivalent“ differenzierte.

Erst 1986 fügten Main & Salomon (1990) noch eine vierte Kategorie hinzu, die als „desorganisiertes und desorientiertes Muster“ bezeichnet wurde. Diese Kinder zeigen sehr auffällige, in sich widersprüchliche Verhaltensweisen, die zuvor als nicht klassifizierbar galten.

8.2 Bindungsklassifikationen

Die Bindungsklassifikationen von Bowlby und Ainsworth bieten in der Arbeit mit Kindern eine gute Orientierung, um das Beziehungsverhalten des Kindes und die sich daraus ableitenden therapeutischen Interventionen zu erkennen.

8.2.1 Sicheres Bindungsmuster

Das sicher gebundene Kind hat Vertrauen in die Zuverlässigkeit und Verfügbarkeit der Bindungsperson und exploriert in deren Anwesenheit ungestört. Die Bindungsperson wird als sichere Ausgangsbasis zur Erkundung der Umwelt wahrgenommen. Bei der Trennung von ihr zeigt das Kind deutliches Bindungsverhalten mit Rufen, Suchen und Weinen. Es wirkt sehr gestresst. Das Kind differenziert deutlich zwischen der Bindungsperson und der fremden Person und lässt sich von der fremden Person nicht trösten. Bei Rückkehr der Bindungsperson demonstriert das Kind Freude und sucht sofort den körperlichen Kontakt. Infolge der Erfahrung von vorhersagbarer Beruhigung durch die Bindungsfigur kann es sich schnell wieder explorierend seiner Umwelt zuwenden. Das sicher gebundene Kind verfügt über ein inneres Arbeitsmodell, in dem die Bezugsperson als zuverlässig repräsentiert ist. Im Erwachsenenalter entspricht dies einem sicher-autonomen Bindungsstil.

8.2.2 Unsicher-vermeidendes Bindungsmuster

Das unsicher-vermeidende Kind zeigt bei Abwesenheit der Bindungsperson kein Anzeichen der Beunruhigung oder des Vermissens. Es exploriert scheinbar ohne Einschränkung weiter, zeigt nur wenig Bindungsverhalten und akzeptiert die fremde Person als Ersatz. Innerlich ist das Kind sehr aufgewühlt. Spätere Untersuchungen konnten belegen, dass die Deaktivierung und Unterdrückung des Bindungsverhaltens mit einer hohen emotionalen Belastung einhergehen. Bei Rückkehr der Bindungsperson wird diese ignoriert und Körperkontakt abgelehnt. Das unsicher-vermeidend gebundene Kind hat die Bindungsperson als zurückweisend verinnerlicht. Um diese Zurückweisung nicht permanent erfahren zu müssen, wird der Kontakt vermieden und möglichst keine Verunsicherung gezeigt. Die Bindungsperson zeichnet sich durch einen Mangel an Affektäußerung, durch Ablehnung und Aversion gegen Körperkontakt sowie häufige Zeichen von Ärger aus. Das Kind kann kein Vertrauen auf Unterstützung entwickeln, sondern erwartet Zurückweisung. Infolgedessen unterdrückt das Kind seine Annäherungsneigung, um zumindest in einer tolerierbaren Nähe zur Mutter zu bleiben. Negative Gefühle werden unterdrückt.

Als Erwachsene äußert sich dieser Bindungsstil in einer hohen Distanz zu Bindungsthemen. Beziehungen werden idealisiert und Widersprüche schwer erkannt.

8.2.3 Unsicher-ambivalentes Bindungsmuster

Das unsicher-ambivalent gebundene Kind ist stark auf die Bindungsperson fixiert. Durch seine chronische Aktivierung des Bindungssystems ist es auch bei Anwesenheit der Bindungsperson stark in seinem Explorationsverhalten eingeschränkt. In seinem inneren Arbeitsmodell ist die Bindungsperson nicht berechenbar. Die unvorhersagbaren Interaktionserfahrungen mit der Bindungsperson führen zu Ärger und Widerstand beim Versuch der Bindungsperson, das Kind zu trösten. In mehrmaliger Aufeinanderfolge scheint das Kind aggressiv und ärgerlich auf die Bindungsperson, allerdings sucht es im nächsten Moment Kontakt und Nähe. Negative Gefühle können nicht integriert werden.

Erwachsene scheinen in früheren Beziehungen gefangen. Sie berichten über diese Beziehungen inkohärent und mit negativer affektiver Besetzung. Dieser Bindungsstil von Erwachsenen wird auch als unsicher-präokkupiert bzw. bindungsverstrickt bezeichnet.

8.2.4 Unsicher-desorganisiertes Bindungsmuster

Das unsicher-desorganisiert gebundene Kind zeigt im Vergleich zu den anderen Bindungsmustern keine durchgängige Verhaltensstrategie, sondern zeichnet sich durch emotional widersprüchliches und inkonsistentes Bindungsverhalten aus. Diese Verhaltensweisen sind insbesondere motorische Sequenzen von stereotypen Verhaltensweisen, oder die Kinder halten im Ablauf ihrer Bewegungen inne und erstarren („freezing") für die Dauer von einigen Sekunden. Es lässt sich generell kein bestimmtes Verhalten bei Trennung und Rückkehr der Bindungsperson festmachen. Gleichzeitig kommt es zu genauso erhöhten Stresswerten wie beim unsicher gebundenen Kind (Brisch, 1999). Dieses Bindungsmuster ist ein Steckenbleiben zwischen zwei Verhaltenstendenzen – der Nähe zur Bindungsperson und der Abwendung von ihr. Die emotionale Kommunikation ist gestört, weil die Bezugsperson gleichzeitig Quelle und Auflösung der Angst ist. Das desorganisierte Bindungsmuster kann als Zusammenbrechen von organisierten Strategien in bindungsrelevanten Situationen bezeichnet werden.

Als Ursache wird von einem unverarbeiteten Trauma der Bindungsperson ausgegangen. Es ist völlig normal, dass in der täglichen Pflege- und Spielerfahrung der Bezugsperson mit ihrem Kind Erinnerungen und Gefühle aus der eigenen Kindheit und der Bindungserfahrung mit den eigenen Eltern wachgerufen werden. Die damit verbundenen angenehmen, aber auch die emotional belastenden Gefühle und Bilder können durch Projektionen die Beziehung zum eigenen Kind bereichern, aber auch schwerwiegend behindern und verzerren. Die Wahrnehmung der aktuellen Situation ist überlagert von den Erinnerungen. Dies kann sogar dazu führen, dass im schlimmsten Fall wiederbelebte Erinnerungen – etwa einer Missbrauchssituation oder einer Verlassenheitserfahrung – mit dem eigenen Kind wiederholt werden müssen (Brisch, 1999). Diese „frightening-frightened"-Kollusion entsteht somit, wenn bei der Bindungsperson durch die Interaktion mit dem Kind traumatische Erfahrungen reaktiviert werden, die bedrohlich und ängstigend sind und die unbewusst bleiben.

Das Kind erlebt eine Unterbrechung seiner Bindungsstrategie. Trotz realer Anwesenheit ist die Bindungsperson emotional unerreichbar. Kinder, die misshandelt wurden oder deren Bezugspersonen unter eigenen unverarbeiteten Traumatisierungen leiden, zeigen häufig dieses Bindungsmuster. Es besteht ein enger Zusammenhang mit familiären Risikofaktoren wie Misshandlung, psychischen Störungen und Suchtverhalten (Main & Solomon, 1990; Main, 1995).

Beim Erwachsenen zeigt sich eine gedankliche Inkohärenz und Irrationalität bei bestimmten Themen wie Tod oder Trennung, während bei anderen Themen Elemente anderer Arbeitsmodelle gezeigt werden.

Die Einteilung in die vier genannten Bindungskategorien birgt jedoch die Gefahr in sich, die komplexen Strukturen in der Eltern-Kind-Interaktion durch ein zu hohes Abstraktionsniveau sehr vereinfacht zu betrachten, was vor allem im klinischen Kontext zu Problemen führen kann (Buchheim, 2005). Darüber hinaus bleibt zu betonen, dass ein Kind zu seinen unterschiedlichen Bezugspersonen unterschiedliche Bindungsstile entwickeln kann. Die Bindungsmuster sind darüber hinaus situations- und kontextgebunden.

8.3 Innere Arbeitsmodelle

Gegen Ende des ersten Lebensjahres ist das Verhalten des Kindes zielgerichtet und beruht auf spezifischen Erwartungen. Seine früheren Erfahrungen mit der Bezugsperson werden zu repräsentationalen Systemen zusammengefasst, die Bowlby (2010) als „innere Arbeitsmodelle" (IWM = Internal Working Models) bezeichnete. Diese inneren Arbeitsmodelle regulieren das Verhalten des Kindes zur Bezugsperson und strukturieren später das Verhalten und Erleben in allen emotional relevanten Beziehungen, einschließlich der zu sich selbst.

Nach neueren Erkenntnissen neigen diese Muster zu deutlicher Stabilität, sind aber nicht festgelegt. Forschungsergebnisse deuten darauf hin, dass Kinder aufgrund solcher fehlenden Abstimmungsprozesse ganze Empfindungsbereiche im Repertoire für intime Beziehungen tilgen. Streeck-Fischer (2014) spricht von einem „Neglekt" insbesondere bei Kindern mit Aufmerksamkeitsdefizit- und Hyperaktivitätsstörung, der durch die Entwicklungsdefizite im Spracherwerb sowie in den exekutiven Funktionen zustande kommt und sich als mangelnde Selbstregulation äußert.

Ein positiv einstimmendes, emotionales Grundpolster im Leben eines Menschen gibt eine solide Basis, den konflikthaften Entwicklungen in seiner weiteren Sozialität besser gewachsen zu sein. Konnte dieses Grundpolster nicht entwickelt werden, können die bewegungsanalytischen Interventionen in der Tanztherapie Selbstregulation erforschen und einüben.

In der emotionalen Ausgestaltung der Mutter-Kind-Dyade wird der Grundstein gelegt für die Ausformulierung des persönlichen Selbst als Ergebnis der vom Willen gesteuerten Überwindung jener anfänglich scheinbaren Verschmelzung mit der primären Bezugsperson. Positive Empfindungen fördern diesen Prozess, negative wirken hinderlich oder bremsen ihn völlig. Die Loslösung gelingt also umso leichter und konfliktfreier, je mehr ursprüngliche negative Gefühle in positive umgewandelt werden konnten. Das glücklichere Kind ist das freiere, das gelöstere im wahrsten Sinne des Wortes. Dieses Kleinkind, das wir als sicher gebunden in der Fremde-Situation erkennen, wird mehr von seinen Charakteranlagen zeigen können, wird authentischer sein und wird stabilere Selbstanteile entwickeln.

Zwischen Säugling und Mutter in einer durchschnittlichen (Tages-)Episode mit Face-to-face-Interaktion (mimisch-gestischer Gefühlstransfer) werden pro Minute etwa 8,5 emotional relevante, mimische Veränderungen und Affektsignale ausgetauscht (Lemche, 2003). Der „Appropriations-Interaktions-Modus" bezeichnet den regulierenden Affektaustausch zwischen Mutter und Kind unter dem Aspekt des Spannungsauf- und -abbaus (Spannungs- und Formfluss).

Auf dieses weitgehend unbewusste Geschehen im ersten Lebensjahr folgt dann das mimisch, gestische Rückversichern bei der Mutter (sichere Basis) aus der Distanz heraus des sich fortbewegenden einjährigen Kleinkindes als Referenzierungs-Interaktionsmodus der Rückversicherungsverständigung. Die sich daraus entwickelnden Richtungsbewegungen werden im Kapitel über Bewegungsanalyse genauer erklärt.

Das Selbst eines Menschen entfaltet sich auf dem Boden eines genetischen Programms, und zwar ausgehend von der schlichten Grundempfindung zu existieren hin zu einer individuellen, persönlichen Daseinswahrnehmung. Das Konzept des Selbst fußt auf der Körperempfindung und gipfelt in den „Fantasien“ zur eigenen persönlichen und sozialen Existenz. So betrachtet geht in die Selbstentwicklung jener sehr persönliche Anteil eines Menschen ein, den wir seine charakterliche Anlage nennen, die sich bewegungsanalytisch in seinen Spannungsflusseigenschaften zeigt. Wie dessen Ausgestaltung jedoch ausfällt, das hängt größtenteils wiederum von seinen individuellen Bindungserfahrungen und seiner persönlichen emotionalen Integration ab.

8.4 Neurowissenschaften und Bindung

Die Bedeutung des Bindungsverhaltens kann inzwischen durch neurowissenschaftliche Untersuchungen untermauert werden. Neurowissenschaftler und Neurobiologen konnten in Untersuchungen teilweise massive Störungen an Ratten, Mäusen und Haushuhnküken nachweisen, wenn die Jungtiere und Elterntiere längeren Trennungen ausgesetzt waren. Bei Untersuchungen an Ratten zeigten diese motorische Unruhe und Desorientiertheit. Im Gehirn waren besonders Strukturen beeinträchtigt, die mit der Steuerung der Emotionen in Verbindung zu bringen sind (Teile des Limbischen System, v.a. Mandelkern/Amygdala, Teile der cingulären und frontalen Cortex/Hirnrinde). Neurotransmitter, Botenstoffe im Gehirn, welche an den synaptischen Verbindungen operieren, erschienen gleichfalls gestört, v.a. die Neurotransmitter Serotonin und Dopamin. Beide Neurotransmitter beeinflussen auch beim Menschen sehr stark die psychischen Empfindungen (Universität Magdeburg, 2013).

In Grundzügen gibt es beim Menschen verblüffende Analogien. Auch die Säuglinge reagieren mit Angst auf die Trennung von ihrer primären Bezugsperson. Auch das Fremdeln kann dazugezählt werden, es besteht zwar keine Trennung von der Primärperson, jedoch scheint vom Blick eines Fremden eine gewisse Trennungsmacht auszugehen. Wendet dieser den Blick wieder ab, beruhigt sich das Kind. Parallel mit den ersten gezielten motorischen Bewegungen im Greifen ist die Fähigkeit zur Gesichtserkennung und -unterscheidung entwickelt. Die Natur scheint dies als notwendige Voraussetzung zum frühen Eingehen der primären Bindung zu sein. Denn diese ist die Grundvoraussetzung im menschlichen Leben für eine gesunde emotionale und fortan funktionierende soziale Entwicklung.

Es zeigt sich sogar, dass Kinder später in die Pubertät kommen, wenn sie in Sicherheit aufwachsen. Der Körper nimmt sich Zeit für alle verfügbaren Ressourcen wie Ernährung, psychische Unterstützung und ökonomische Sicherheit. Wenn das Kind jedoch erfährt, dass es der Welt nicht vertrauen kann, und die Wahrscheinlichkeit, lange und gesund zu leben, gering ist, findet eine frühe Geschlechtsreifung statt, um möglichst schnell Nachkommen zu zeugen (Belsky et al., 2020).

9 Trotz oder die Entwicklung des Willens

Mit der Loslösung und Autonomie-Entwicklung entwickelt sich auch der erste Trotz oder das Gefühl des Willens. Überstarke Einschränkung dieser Willensbekundungen sind ebenso schädlich für die Entwicklung des noch brüchigen Selbst wie stetes Gewährenlassen. Die fehlende oder fehlgeleitete Selbstentwicklung ist immer wieder Thema in der Tanztherapie. Die Erforschung der inneren und äußeren Grenzen ermöglicht es dem Kind (und dem Erwachsenen), eine korrigierende Eigenwahrnehmung und Selbstwirksamkeit zu entwickeln.

9.1 Trotzerscheinungen und Selbstbewusstsein

Der Trotz dient auf natürliche Weise der Erstellung, Erhaltung und Verteidigung des werdenden Selbst.

Trotzen ist Selbstbehauptung, Selbstschutz und Selbstverteidigung an scheinbar falscher Stelle, weil die Vernunft und die Körperlichkeit zur Regulation der Emotionen noch nicht ausreichen. Das Selbst ist zugleich aber noch so zerbrechlich und verletzbar, dass es dieser Verteidigungsmaßnahmen unbedingt bedarf. Das hohe Risiko des Kontaktabbruchs zur Bezugsperson geht ein Kind normalerweise nur recht kurze Zeit ein, und über kurz oder lang meldet sich jedes trotzende Kind bei seinen Eltern wieder zurück, um sich neu zu vereinigen, und um sich ihrer Zuneigung und Liebe wieder zu versichern. Solche Momente sind wichtig in der Entwicklung, weil hier eine neue Form von Zärtlichkeit in der Beziehung und Kommunikation aufgebaut wird, welche das wesentliche Erfahrungsmoment der Vergebung und des Verzeihens enthält.

10 Pubertät

Während die in den beschriebenen Entwicklungsphasen erworbenen grundlegenden Fähigkeiten geübt, verfeinert und in der Welt erprobt werden, stellt der Eintritt in die Pubertät und die damit einhergehenden körperlich-geistig-emotionalen Veränderungen einen weiteren enormen Entwicklungsschub dar. Das Finden der eigenen Identität, das Erwerben von Autonomie, die ins Erwachsen-

und Unabhängigsein führen, verläuft nicht ohne Reibung. Die gleichzeitig noch bestehende Abhängigkeit von den Eltern führt zu Ambivalenzen, Spannungen und Machtkämpfen, die auf einer anderen Ebene dem Trotzalter ähneln.

Frühere Konflikte können reaktiviert und dadurch erneut bewältigt werden. Die Adoleszenz ist eine Individuationskrise, die zu einer Rekapitulation wesentlicher Entwicklungsschritte der frühen Kindheit führt. Der Jugendliche regrediert in seinen Objektbeziehungen auf die Phase von Loslösung und Individuation, wie sie von Mahler in ihrer Dynamik beschrieben wurde (Wiese, 1983).

Bewegungsanalyse – Kestenberg Movement Profile

Susanne Bender

1 Einleitung

Für Kinder ist der körperliche Ausdruck ein fundamentaler Aspekt ihres Seins. Der Säugling ist darauf angewiesen, dass die Bezugspersonen die körperlichen Zeichen seiner Bedürftigkeit richtig deuten.

Die Tanztherapie verfügt über ein differenziertes Bewegungsanalyseinstrumentarium, dass es TherapeutInnen und PädagogInnen ermöglicht, die psychophysische Aussage einer Bewegung zu erkennen und für die therapeutische oder pädagogische Intervention zu nutzen (Bender, 2021a; Laban, 1981, 1988). So lassen sich scheinbar seltsame Verhaltensweisen des Kindes in neuen Bedeutungszusammenhängen erkennen, werden verständlich und können in einen Behandlungsplan integriert werden. Eine Vertiefung dieser Theorie findet sich in Bender (2021a).

In diesem Kapitel werden kurz die acht Kategorien des Kestenberg Movement Profiles vorgestellt und für die Arbeit mit Kindern und Jugendlichen interpretiert. Die nachfolgenden praktischen Beispiele der tanztherapeutischen Arbeit mit Kindern und Jugendlichen nimmt auf diese Theorie Bezug. Das Kestenberg Movement Profile setzt sich aus acht verschiedenen Kategorien zusammen:

1. Spannungsflusseigenschaften (Wie reguliert das Kind sein Temperament und seine Gefühle?),
2. Spannungsflussrhythmen (Mit welchen Themen verkörpert das Kind die psychische Energie und die momentane Bedürfnislage?),
3. Vorantriebe (Wie sind die Lernstrategien des Kindes?),
4. Antriebe (Wie zeigt das Kind seine Kompetenz?),
5. bipolarer Formfluss (Wie reguliert das Kind seine allgemeine Bedürftigkeit?),
6. unipolarer Formfluss (Wie reguliert das Kind seine gerichtete Bedürftigkeit?),
7. Richtungsbewegungen (Welche Verbindungen zur Umwelt stellt das Kind her?) und
8. Formen (Wie gestaltet das Kind die Beziehung?).

Die Abkürzungen für die Kategorien sind:

- SFR Spannungsflussrhythmen,
- SFE Spannungsflusseigenschaften,
- VAN Vorantriebe,
- ANT Antriebe,
- BFF bipolarer Formfluss,
- UFF unipolarer Formfluss,
- RIB Richtungsbewegungen, und
- FOR Formen.

2 Temperament des Kindes – Spannungsflusseigenschaften (SFE)

Wenn sich das Kind bewegt, muss es entweder die Bewegung zurückhalten und die Muskelkontraktion kontrollieren, oder es kann die Bewegung *frei* fließen lassen und wenig Kontraktionen in der Muskulatur haben. Jede Bewegung hat eine bestimmte Art von muskulärer Kontrolle, die den typischen Fluss einer Bewegung ausmacht.

> Das Kind hält den Becher in der Hand und kontrolliert alle Muskeln, damit nichts überschwappt. Das Kind springt auf dem Sofa herum und lässt sich lustvoll in Entspannung fallen.

Wir sehen also einen Wechsel von Muskelspannung im Körper, der aus *gebundenen*, kontrollierten und *freien*, unkontrollierten Bewegungen entsteht.

Bei einer *gebundenen* Bewegung kontrahieren der Agonist und der Antagonist gleichzeitig, sodass die Energie *gebunden* und im Körper festgehalten wird. Da Bewegung geführt, planvoll und kontrolliert ist, kann sie auch jederzeit gestoppt werden (Bender, 2021a). „*Gebundener* Fluss kann eine Reaktion auf Gefühle sein, die sich aus Bedingungen ergeben, die entweder als gefährlich, bedrohlich oder zu kontrollierend erlebt werden“ (Bender, 2021a, S. 10).

> Das Kind steht zum ersten Mal auf den Skiern. Es ist sehr verunsichert und bindet den ganzen Körper und hält sich im *gebundenen* Fluss an der Mutter fest in der Hoffnung, damit das rutschige Gerät kontrollieren zu können.

„Wenn die Energie der Bewegung frei durch den Körper und sogar aus dem Körper herausfließt, sprechen wir von einem freien Fluss. Die Bewegung kann nicht unbedingt gestoppt werden, der Agonist funktioniert allein ohne große Kontrolle des antagonistischen Muskels" (Bender, 2021a, S. 10).

Freier Bewegungsfluss zeigt sich bei innerer Sicherheit und Wohlbefinden, erhöht lustvolle Empfindungen und kann bei Spontaneität, Sorglosigkeit und Leichtigkeit beobachtet werden. „*Freier* Fluss kann eine Reaktion auf Gefühle sein, die sich aus Bedingungen ergeben, die als sicher und beruhigend erlebt werden" (Bender, 2021a, S. 11).

> Das Kind sieht den Vater und freut sich so, ihn zu sehen, dass es auf ihn zurennt, sodass er die Arme öffnet, um das Kind aufzufangen, und es lässt sich im *freien* Fluss jauchzend durch die Luft wirbeln.

Da der Mensch in jedem Augenblick entscheiden muss, ob eine Situation der Kontrolle oder des Loslassens bedarf, sind Bewegungen im *gebundenen* und *freien* Fluss eine Reaktion auf die Konstruktion und Interpretation der äußeren Realität. Kulturelle, gesellschaftliche, familiäre und individuelle Bedürfnisse beeinflussen die Wahrnehmung von Sicherheit und Gefahr (Bender, 2021a).

Bereits sehr früh zeigen sich beim Kind individuelle Unterschiede im Wechselspiel von *gebundenem* und *freiem* Fluss als Reaktion auf psychische oder biologische Bedürfnisse. Es drückt damit sein Temperament aus. Aus ruhigen Kindern werden auch ruhige Erwachsene, ein temperamentvolles Kind wird auch ein temperamentvoller Erwachsener (Bender, 2021a; Belsky et al., 2020).

Harmonische oder widersprüchliche Spannungsflusseigenschaften zwischen dem Kind und der Bezugsperson spielen eine wichtige Rolle in dem Empfinden, ob eine Beziehung als positiv oder negativ erlebt wird und ob sich das Kind gesehen fühlt. Von daher ist das Beobachten der Spannungsflusseigenschaften besonders wichtig, um die interpersonellen Beziehungen innerhalb der Familie einzuschätzen. Bereits intrauterin zeigen Kinder ein sehr spezifisches Wechselspiel der Muskelspannung (Loman, 1992).

Diese Spannungsflusseigenschaften werden in drei Paare mit jeweils zwei gegensätzlichen Eigenschaften beschrieben:

- adaptierend – gleichbleibend
- niedrige Intensität – hohe Intensität
- graduell – abrupt

2.1 Ich will, dass alles so bleibt, wie es ist – gleichbleibender Spannungsfluss

Werden die Muskeln beständig auf einem gleichen Spannungsniveau gehalten, entsteht ein *gleichbleibender* Spannungsfluss. Die Muskelspannung wird bei jeder Bewegung weder angespannter noch entspannter, sondern bleibt gleich. *Gleichbleibender* Spannungsfluss wird als Anstrengungseigenschaft gesehen, weil jemand trotz Ablenkung und Unterbrechungen bei seiner Arbeit bleiben kann. Das Spannungsniveau zu halten, unterstützt die Fähigkeit, sich zu konzentrieren und in einem emotionalen Zustand zu verweilen (Bender, 2021a). Dies gelingt Kindern mit ADHS nicht.

Schaut ein Baby ruhig und lange auf ein Objekt oder eine Person, benutzt es den *gleichbleibenden* Spannungsfluss. Aber auch beim Schreien kann man bei manchen Kindern ein *gleichbleibendes* Halten des Tons und des Schmerzes beobachten (Bender, 2021a).

Kinder mit viel *gleichbleibendem* Fluss erscheinen sowohl in den Bewegungen als auch in den Gefühlen stabil, ausgeglichen, nicht besonders spontan, können sich trotz Störungen konzentrieren und empfinden Unterbrechungen als störend. Auch Emotionen bleiben lange unverändert.

Gleichbleibend freier Fluss zeigt ein Bild eines gelassenen Gleichmuts. Das Kind kann sich entspannt auf eine Aufgabe konzentrieren und fühlt sich in seinem Umfeld sicher. Im Gegensatz dazu ist *gleichbleibend gebundener* Fluss das beständige Halten von Kontrolle. Eine solche Grundhaltung sehen wir bei Kindern, die aus potenziell bedrohlichen Familiensituationen kommen. Als Überlebensmechanismus versucht das Kind, Überraschungen zu vermeiden und nicht aufzufallen.

2.2 Ich will Veränderung – Adaptierung

Das Gegenteil vom Halten der Muskelspannung auf einem bestimmten Level sind kleine, subtile Wechsel der Muskelspannung durch ständige Anpassung und *Adaptierung* an die Umgebung.

Im ersten Lebensjahr macht ein Kind durch Anschmiegen und Einkuscheln häufig kleine Anpassungen an die Person, die es hält, oder es wird unruhig und windet sich, um sich von der Person zu befreien. Durch die *Adaptierung* verändert das Kind seine Gefühlsintensität beständig. Es bleibt selten lange in einem Gefühl, sondern ist lieber emotional vielfältig. Kinder mit viel *freier Adaptierung* haben ein anpassendes Temperament. Sie können sich leicht in eine neue Situation einfügen (Bender, 2021a).

Der Sohn hat am Muttertagmorgen heimlich den Tisch gedeckt. Als er die Freude der Mutter sieht, zeigt sich ein *freier, adaptierender* Spannungsfluss im ganzen Körper, indem er lacht und sich windet und immer wieder von der Mutter hören will, dass sie sich freut.

Kinder benutzen *gebundene Adaptierung,* wenn es ihnen schwerfällt, sich anzupassen und einzufügen, sie sich aber dazu gezwungen fühlen.

Zwei Schüler sind vom Direktor einberufen worden, weil sie sich geprügelt haben. Beide rutschen windend in *gebundener Adaptierung* auf dem Stuhl herum und nesteln an ihren Fingern, weil sie nicht wissen, welche Konsequenzen auf sie zukommen.

Wenn ein Kind sehr viel *adaptierenden* Spannungsfluss zeigt, passt es sich übermäßig an die Bedürfnisse anderer an und erfüllt zuerst deren Bedürfnisse, bevor es an seine eigenen denkt. Dies kann dazu führen, dass das Kind gar nicht mehr weiß, was es selbst will.

2.3 Ich brauche Intensität – hohe Intensität

Wenn das Kind von intensiven Gefühlen erfasst wird, entsteht eine *hohe Intensität* des Spannungsflusses. Das Kind ist in der Lage, seine Gefühle und Bedürfnisse intensiv auszudrücken und möchte dies auch tun.

Gefühle und Bewegungen in *freier, hoher Intensität* sind überschwänglich, manchmal wild und außer Kontrolle. Ein Kind, das einen laufenden Purzelbaum im *freien* Fluss schlägt, erzeugt viel Spaß, aber gleichzeitig ist man um die Sicherheit des Kindes besorgt. Kinder mit viel *freier, hoher Intensität* (wie z. B. viele Kinder mit ADHS oder Verhaltensauffälligkeiten) sind schnell erregt, können körperlich und verbal entgleisen und die Kontrolle verlieren. Es gibt Kinder, deren Gefühlsleben von ekstatisch und überglücklich bis zum wilden Schlagen und Außer-Kontrolle-Sein variiert. „Diese Kombination kann zu fehlender Impulskontrolle und antisozialem Verhalten führen“ (Bender, 2021a, 20).

Bei einer *gebundenen hohen Intensität* (starkes Anspannen der Muskeln) wirkt das Kind angespannt und manchmal sogar völlig bewegungslos. Dieser Zustand erzeugt intensiv gefühlten Ärger, Angst, Schmerz oder Furcht (Bender, 2021a).

Das Kind verzweifelt zusehends über die Unlösbarkeit der Hausaufgaben und spannt sich immer mehr an, bis es nur noch starr auf das Blatt blickt, aber nicht mehr handlungsfähig ist.

Kinder mit viel *gebundener hoher Intensität* zeigen in dieser Intensität Leidenschaft, aber auch Wut, Angst und Beunruhigung. Sie schaffen es nur schwer, sich herunterzuregulieren und sind anstrengend im Umgang (Bender, 2021a).

Der Drogenabhängige ist rückfällig geworden, hat seine „Therapie statt Strafe" verwirkt und muss nun die verhängte Gefängnisstrafe absitzen. Er sitzt vor der Leiterin der Einrichtung in *gebundenem, gleichbleibendem* Fluss in *hoher Intensität*, indem er seine Hände um das Handy presst, weil er einerseits Suchtdruck hat und andererseits das Gefängnis fürchtet.

2.4 Ich brauche es zart – niedrige Intensität

Wenn ein Kind die *gebundene* Spannung oder das *freie* Loslassen runterregulieren kann, sehen wir eine *niedrige Intensität* im Spannungsfluss. Das Kind zeigt ein sanftes, stilles, reserviertes und scheues Verhalten. Es ist typisch für das ein- bis zweijährige Kind, das sich an der Zartheit von Dingen erfreuen kann, gerne mit kleinem Spielzeug spielt oder Flusen vom Teppich aufhebt und damit die Muskelkontrolle auch in der *niedrigen Intensität* übt (Bender, 2021a).

Zeigt das Kind viel *freie* Bewegungen in *niedriger Intensität,* drückt es ein sanftes und entspanntes Gefühl aus. Es spürt keine starken, tiefen Gefühle, sondern nimmt die Dinge eher leicht und ruhig („Ist schon o. k.").

Bewegt sich das Kind viel in *gebundener niedriger Intensität,* zeigt es eine Vorsicht und Hemmung. Kinder mit *niedriger Intensität* fühlen sich oft von sehr emotionalen Menschen bedroht. Die Intensität des Ausdrucks ist ihnen fremd und sie ziehen sich zurück. Dies führt dann häufig dazu, dass man sie in einer lebhaften Gruppe übersieht.

Ist ein Kind gefährlichen Situationen ausgesetzt, so nutzt es die niedrige Intensität als Überlebenstechnik. Es versucht damit alle Gefühle so wenig wie möglich zu spüren und die Heftigkeit der Ereignisse herunterzuspielen („Ist doch nicht so schlimm.").

„Wenn es sich z.B. um das Aufdecken einer missbrauchenden Situation handelt, erzählt das Kind in niedriger Intensität von den Ereignissen, was die helfende Person meist dazu veranlasst, mit hoher Intensität auf das Schreckliche zu reagieren. Dies hat allerdings zur Folge, dass sich das Kind nicht verstanden fühlt, durch die hohe Intensität der anderen Person noch mehr verängstigt wird und kompensatorisch in eine noch niedrigere Intensität kommen muss, um die Situation auszuhalten" (Bender, 2021a, S. 21).

2.5 Ich mag schnelle Wechsel – Abruptheit

Wenn sich das Kind in schnell wechselnden Spannungsintensitäten bewegt (von *frei* zu *gebunden*, von *hoher* zu *niedriger Intensität*), sehen wir einen *abrupten* Spannungsfluss. Der Spannungswechsel kommt sehr unvermittelt. Das Kind zeigt sich verblüfft, überrascht, dynamisch, undiplomatisch (platzt mit allem sofort heraus) und wechselt schnell die Gefühle.

Wenn ein Kind *Abruptheit* als Überlebenstechnik anwendet, glaubt es, sehr wachsam und reaktionsschnell sein zu müssen. Es wirkt sehr unbeständig, labil, hat eine geringe Impulskontrolle und ist nicht in der Lage, seine Aufmerksamkeit zu halten. Viele Drogenabhängige nutzen *Abruptheit* als Überlebensstrategie, sodass sie *abrupt* Vereinbarungen brechen, denen sie noch vor Kurzem zugestimmt hatten. Auch Kinder mit einer Aufmerksamkeits-Defizit-Hyperaktivitäts-Störung (ADHS) zeigen in ihrem sprunghaften Verhalten ebenfalls viel *Abruptheit* (Bender, 2021a).

2.6 Ich brauche meine Zeit – Gradualität

Während das *abrupte* Kind schnelle Wechsel liebt, zeigt ein Kind, das Zeit für Veränderung braucht, eine *graduelle* Veränderung des Spannungsflussniveaus. Wenn es für eine Aktivität einen kontrollierten *gebundenen* Spannungsfluss braucht (z.B. beim Angelspiel), so geht das Kind *graduell* dazu über, immer *gebundener* zu werden. Bewegt sich das Kind *gebunden*, so wechselt es nur langsam zu *frei*. *Gradualität* sieht man häufig beim Zweijährigen, der sich in der Zeit verliert und vor sich hin trödelt (Bender, 2021a).

Emotional zeigt sich die *Gradualität* in einem langsamen Auf- oder Abbau von Gefühlen. Das Kind braucht für neue Gefühle, Gedanken und Aktivitäten einen allmählichen Übergang („In fünf Minuten müssen wir gehen."). Das Kind braucht z.B. lange, bis es sich ärgert oder enttäuscht ist (*gebundener* Fluss), aber auch lange, bis es wieder darüber hinwegkommt. Es kann sich nur langsam von Frustrationen lösen und einer neuen Situation zuwenden. Gleichzeitig braucht es ebenfalls lange, bis es ganz glücklich ist (*freier* Fluss), aber das Gefühl verflüchtigt sich auch nur langsam (Bender, 2021a).

Die Kindergartengruppe hat sich im Kreis zusammengefunden und beginnt zu afrikanischer Musik zu tanzen. Aus dem anfänglichen Schlenkern der Arme wird *graduell* ein kraftvolles Schwingen in die Kreismitte, das von freudvollen Tönen der Kinder begleitet wird.

Nach einer angespannten Zeit braucht das Kind eine Weile, bis es sich wieder entspannen kann. Setzt das Kind die *Gradualität* als Überlebenstechnik ein, so weiß es, dass jeder schnelle Wechsel Gefahr bedeutet, und es hofft, so nicht von der eigenen oder der Spontaneität der anderen überrascht zu werden. Im Therapiesetting reagiert es irritiert auf jede Art von Veränderung im Raum, weil dies Ängste der Unberechenbarkeit stimulieren kann (Bender, 2021a).

Individuelle Kombinationen der sechs Spannungsflusseigenschaften sind die stabilsten von allen Bewegungsmustern und zeigen die Persönlichkeit oder das Temperament der Person. Lediglich frühe Traumata oder das Nicht-Spiegeln der Spannungsflusseigenschaften führen zu einem Verdecken des eigentlichen Temperaments (Bender, 2021a).

Spannungsflusseigenschaften dienen auch der Stimmungsregulation, weil dadurch Emotionen beeinflusst werden können, die der willentlichen Kontrolle normalerweise nur bedingt zugänglich sind (Storch, 2006). Wut zeigt sich in *hoher Intensität*, aber mit Bewegungen in *niedriger Intensität* kann sie herunterreguliert werden. Mit *gleichbleibendem Fluss* kann ein Kind lernen, Gefühle bei sich zu behalten, mit *Abruptheit* kann es schnell Gefühle wechseln (Bender, 2021a).

Durch die Spannungsflusseigenschaften (Tabelle 1), also das Zusammenspiel der Muskeln, lernt das Kind Selbstkontrolle und damit Selbstwirksamkeit. In Langzeitstudien konnte gezeigt werden, dass fehlende Selbstkontrolle in frühen Jahren erhebliche Auswirkungen auf das Erwachsenenleben hat. Die Personen zeigten mehr Herz-, Atmungs-, Zahn-, und sexuelle Beschwerden sowie mehr entzündliche Erkrankungen. Ebenfalls konnte nachgewiesen werden, dass es wahrscheinlicher ist, dass sie substanzabhängig werden. Auch die sozioökonomische Stellung wurde durch die frühe Selbstkontrolle beeinflusst. Kinder, die bis ins Jugendalter ihre Selbstkontrolle verbesserten, konnten ihr Leben im Alter von 32 Jahren besser bewerkstelligen (Belsky et al., 2020). Von daher spielen sie für die Tanztherapie mit Kindern eine wichtige Rolle:

1. Das Spiegeln der Spannungsflusseigenschaften des Kindes zeigt ihm, dass es in seiner Persönlichkeit und seinem Temperament angenommen und verstanden wird.
2. Das Einüben aller Spannungsflusseigenschaften lässt das Kind emotional kompetent werden und fördert das Selbstbewusstsein.

Tabelle 1: Spannungsflusseigenschaften (Bender 2021a)

	Spannungsflusseigenschaften	**zeigen Bedürfnisse, Gefühle, Temperament**
1. Lebensjahr	Gleichbleibender Fluss	Indifferenz, Gleichheit, kraftlos, nett, echt, heiter, höflich, getragen, nicht in Verbindung mit anderen, harmonisch, ausgeglichen, ohne Ende, nicht intensiv
	Adaptierung	Gefühlsmodulation, Spaß, Lust, auszuprobieren
2. Lebensjahr	Hohe Intensität	Intensive Gefühle, anstrengend, theatralisch, überwältigend, kraftvoll, Energie freisetzen, stark, geerdet
	Niedrige Intensität	Wenig intensive Gefühle, entspannend, wie ein Blatt im Wind, läppisch, extrem, von außen, Zusammenhang geht verloren, abgerissen, getrennt
3. Lebensjahr	Abrupter Wechsel von Spannung	Impulsivität, Ungeduld, dramatisch
	Gradueller Wechsel von Spannung	Geduld, gefühlvoll, viel Ausdruck, traurig, mehr Raum einnehmen, weich, berührt

3 Ich zeige dir, was ich brauche – Spannungsflussrhythmen (SFR)

„Der Säugling saugt an der Brust der Mutter, die Dreijährige wiegt selbstvergessen ihre Puppe im Arm, der Sechsjährige ist in seiner Fantasie ein großer Karatemeister und tritt in die Luft. All diese Bewegungen weisen bestimmte Rhythmen auf“ (Bender, 2021a, S. 93).

Die Rhythmisierung der Bewegung lässt sich anhand der Bewegungs- und Emotionsentwicklung in den ersten sechs Lebensjahren in fünf Rhythmuspaare unterteilen, die jeweils eine psychophysische Aufgabe entsprechend dem Entwicklungsalter erfüllen. Diese fünf Rhythmuspaare haben jeweils einen lustvollen und einen trennenden, ablösenden Rhythmus, der in die nächste Entwicklungsstufe führt (Johnson, 2018; Bender, 2021a).

3.1 Bedürftigkeit und Trennung – Saug- und Beißrhythmus

Wenn das Kind auf die Welt kommt, ist es bereits in der Lage, in gleichmäßigen, sanften Zügen ähnlich der Herzschlagfrequenz an der Brust oder aus der Flasche zu saugen. Auch wenn sich dieser *Saugrhythmus* in den ersten 5 – 6 Lebensmonaten am häufigsten zeigt, bleibt er im Bewegungsverhalten eines Menschen in verschiedenen Körperbereichen (z. B. sanftes Nicken mit dem Kopf zur Beruhigung, beim liebevollen Streicheln und beim Schaukeln) bestehen. Dieser symbiotische Rhythmus dient der Einstimmung auf den anderen und ist ein Ausdruck von Bedürftigkeit (Bender, 2021a). Es ist der Rhythmus der **Einverleibung.**

Der *Beißrhythmus* entwickelt sich mit den Zähnen. Durch das Zahnen findet das Baby Entlastung, indem es auf Gegenständen herumbeißt (4.-9. Monat). Meist geht dies einher mit dem Abstillen. Der *Beißrhythmus* ist dem *Saugrhythmus* ähnlich, die Übergänge sind aber schärfer. Neben dem Kauen sehen wir diesen Rhythmus auch beim Kneifen, Schnappen, Wippen oder Kratzen. Durch das sanfte Abklopfen des Körpers beginnt das Baby, sich von den anderen zu unterscheiden (Bender, 2021a). Es ist der Rhythmus der **Trennung.**

3.2 Ambivalenz und Autonomie – Verdreh- und Pressrhythmus

Durch die zunehmende Beweglichmachung der Wirbelsäule fängt das Baby mit ungefähr 9 – 10 Monaten an, sich aus dem Schoß der Mutter zu winden oder sich vom Bauch ins Sitzen zu drehen. Nicht der ganze Körper, sondern auch einzelne Körperteile bewegen sich im *Verdrehrhythmus* in einer *adaptierenden* Spannungsflusseigenschaft. „Das Kind hat aber auch häufig eine weinerliche Stimme, versucht den Zugriffen der Erwachsenen durch diesen Rhythmus auszuweichen, dreht sich aus dem Kontakt und lernt die Verführung" (Bender, 2021a, S. 95). Es ist der Rhythmus des **Ausweichens.**

Damit das Kind im zweiten Lebensjahr in einen sicheren Stand kann, muss es sich vom Boden abdrücken. Es spannt *abrupt* (SFE) den Körper an, zieht sich hoch, hält die Spannung eine Zeit *gleichbleibend* und lässt dann *abrupt* los, indem es entweder wieder auf den Boden fällt oder aber in einen entspannten Stand kommt. Dieser komplexe *Pressrhythmus* (*abruptes* Anspannen, *gleichbleibendes* Halten, *abruptes* Loslassen) wird beim Klettern, Drücken und Marschieren eingesetzt. Die Kinder haben viel Spaß daran, schwere Gegenstände hochzuheben und zu halten, um ihre Kraft zu erproben. Spaß, Stolz und Produktivität werden mit diesem Rhythmus erlebt. Der Wunsch nach mehr Autonomie führt zu einem klar definierten und strukturierten Verhalten. Es ist der Rhythmus der **Autonomie.**

Wenn ein Kind zu früh zur Autonomie gebracht wird oder diese unterdrückt wurde, kann es sein, dass sich die Starrheit des *Pressrhythmus* zeigt, aber nicht die Flexibilität des *Verdrehrhythmus*. Nur in der verkörperlichten Kombination dieser beiden Rhythmen erlangt das Kind wirkliche Autonomie. Wenn der *Verdrehrhythmus* gut integriert ist, kann das Kind sich mental beweglich auf eine Situation einstellen, ohne das Gefühl zu haben, sich selbst zu verlieren.

3.3 Trödelei und Ungeduld – Fließ- und Stopprhythmus

Im dritten Lebensjahr steht das Kind nun sicher auf den Beinen, und die Bewegungen werden mobiler. Es läuft viel in einer eher fließenden Qualität durch den Raum und kann die Bewegung schlecht anhalten, es fällt viel hin und lässt sich treiben. Schnelle und langsame Bewegungen, ohne wirklich ein Ende zu setzen, gehören zu diesem Rhythmus und dieser Entwicklungsphase. Der *Fließrhythmus* zeigt sich auch in der Begeisterung der Kinder, mit Wasser oder Sand zu spielen und dies von einem Gefäß ins andere laufen zu lassen. Auch mit Ideen und Wörtern läuft das Kind über. Das Kind braucht Begrenzungen von außen. Das Kind liebt es, in seiner eigenen Zeit und in seiner unstrukturierten Art zu denken und zu handeln. Es ist der Rhythmus des **Laufenlassens.**

Durch die motorische Reifung können Kindern mit ungefähr zweieinhalb Jahren das Laufen anhalten und erlangen Kontrolle über das Starten und Stoppen. Beim *Stopprhythmus* sind daher die Übergänge kurz, scharf und *abrupt* (SFE). Der Rhythmus ähnelt sehr dem *Beißrhythmus*, ist aber *abrupt* (SFE) und zeigt daher Ungeduld. Wenn die Kinder den *Stopprhythmus* beherrschen, lieben sie Spiele, wo dieses plötzliche Stoppen von ihnen gefordert wird (Figurenwerfen, bei Musikstopp einfrieren etc.). Es ist der Rhythmus des **Unterbrechens.**

Der *Fließ-* und *Stopprhythmus* sind notwendig, um ein Vorhaben anzufangen und es auch zu beenden. Bei vielen orientierungslosen Jugendlichen sehen wir ein Ungleichgewicht dieser beiden Rhythmen. Sie haben kein Problem damit, am Nachtmittag auf die Couch „zu fließen“ und dort vor der Spielkonsole zu „versacken“, schaffen es aber nicht, sich zu einer sinnvollen Aktion „aufzuraffen“.

3.4 Innenwelt und Anstrengung – Wiege- und Wogerhythmus

Im vierten Lebensjahr wendet sich das Kind wieder vermehrt seinem Körper und seinen Funktionen zu. Häufig singend wiegt das Kind *graduell* (SFE) im *Wiegerhythmus* hin und her. Die Kinder interessieren sich vermehrt für alles, was in ihrem Körper ist, aber auch Schwangerschaft ist von großem Interesse und sie schauen sich gerne Fotos oder Videos von sich selbst an, als sie noch Babys waren. In Kinderzeichnungen wird der Bauch einer Person häufig mit Gegenständen oder anderen Personen „befüllt“ und der Bauchnabel besonders betont. In dieser Phase entwickelt sich die geschlechtliche als auch die gesamtpersönliche Identität. Das Kind braucht Gelegenheit, sich ungestört mit sich selbst zu beschäftigen. Es versteckt gerne Gegenstände, hat Geheimnisse und entwickelt Fantasie und imaginatives Spiel (Bender, 2021a).

Bei vielen engagierten Eltern und Erzieherinnen wird der innere Rückzug des Kindes häufig verkannt. Liebevoll oder kontrollierend wollen sie wissen, was das Kind gerade spielt. Dadurch wird das Kind ständig in seinem inneren Prozess gestört. Auch wird die Identitätsbildung immer wieder unterbrochen und es weiß in späteren Jahren ohne Außenimpulse nicht, was es machen will (Bender, 2021a). Es ist der Rhythmus des **Ausbrütens.**

Wenn bei einem Kind die tiefsitzenden Gefühle und Gedanken an die Oberfläche kommen, sehen wir *graduelles* (SFE) Ansteigen und Abflachen von Wellen mit *hoher Intensität* (SFE). Dieser *Wogerhythmus* zeigt sich nicht häufig, sondern wenn etwas sehr Persönliches, etwas, das tief im Inneren liegt, nach außen drängt.

BEISPIEL

Die Tochter ist von der Mutter enttäuscht, weil sie ein Versprechen wieder einmal nicht einhalten kann. Sie versucht, die Mutter zu verstehen, aber die Enttäuschung übernimmt *graduell* immer mehr Kontrolle über ihren Körper, bis sie schließlich heftig weint und sich auch nur schwer beruhigen lässt. Es dauert eine ganze Weile, bis sie sich wieder beruhigt hat.

Die Fähigkeit, die Intensität über einen längeren Zeitraum zu steigern, ist unbedingt notwendig, wenn wir etwas „Großartiges“ vollbringen wollen. Sie verhilft dem Kind zur Ausdauer und zum Durchhalten in frustrierenden Zeiten. Wenn die Eltern dem Kind jede Schwierigkeit und Anstrengung aus dem Weg räumen, bringen sie es um das Erlebnis, durch eine schwierige Phase durchgegangen zu sein, aus der etwas entsteht, auf das es stolz sein kann. Es ist der Rhythmus des **Gebärens.**

3.5 Begeisterung und Stolz – Hüpf- und Stoßrhythmus

Sind die Kinder durch diese Phase des Ausbrütens und Gebärens gegangen, die den Grundstock ihrer Ich-Stabilität bildet, wenden sie sich im fünften Lebensjahr wieder vermehrt dem Außen zu. Ihre motorische Entwicklung ist weit fortgeschritten, und es gilt die Mehrdimensionalität des Raumes zu erkunden. Keine Bordsteinkante, kein Treppenabsatz wird ausgelassen, um davon herunterzuhüpfen. Das Bett wird zum Trampolin umfunktioniert und der Freude auf das Eis muss hüpfend Ausdruck verliehen werden. Beim *Hüpfrhythmus* sind *abrupte* (SFE), runde Übergänge bis hin zu *hoher Intensität* (SFE) zu beobachten. „Der Rhythmus zeigt sich bei Aufregung, beim Angeben und beim Heraussprudeln neuer Ideen“ (Bender, 2021a, S. 102). Die Kinder möchten zeigen, was sie können, steigen gerne auf Erhöhungen (Bühne), um gesehen zu werden und sind stolz auf sich (sich auf die Brust klopfen). Es ist der Rhythmus der **Begeisterung.**

Im sechsten Lebensjahr lieben die Kinder Schneeballschlachten, es wird sich angerempelt, Karateschläge imitiert, geboxt und geschubst. Das Spielzeugauto wird schwungvoll gegen die Wand gefahren. Ein Kind geht friedlich auf der Straße, muss aber immer wieder völlig unvermittelt gegen einen Zaun oder eine Hecke schlagen. Die Vorschulkinder können nicht einfach vom Stuhl aufstehen, sondern stoßen ihn mit Schwung nach hinten. In diesem Alter steigert sich der intensive, aber weiche *Hüpfrhythmus* zu einem aggressiven *Stoßrhythmus.* Dieser Rhythmus ist gekennzeichnet durch ein *abruptes* (SFE) Ansteigen und Abfallen der Spannung mit scharfen Übergängen in *hoher Intensität* (SFE). Dieser Rhythmus ist fokussiert, kontrolliert, aggressiv, scharf, *direkt* und koordiniert.

Besonders die Jungen suchen nach Gelegenheiten, diesen Rhythmus auszuleben. Wird von Erziehenden dieser Rhythmus aufgrund seiner Intensität unterdrückt, sucht er sich häufig eine Entladung in gesellschaftlich wenig akzeptierten Formen. Dieser Rhythmus ist der aggressivste Rhythmus und kann zur Gewalttätigkeit führen. Es ist der Rhythmus der **Explosion.**

Je mehr ein Kind einen Rhythmus wiederholt, also z. B. sehr viele *Saugrhythmen* hintereinander zeigt, desto weniger sind seine Impulse und Emotionen kontrolliert. Je mehr es die Rhythmen wechselt, desto mehr moduliert es seine Impulse als Anpassung zu sich wechselnden Bedingungen. Jedoch kann es nur im Kontext beurteilt werden, ob es ein angepasstes oder intelligentes Muster der Regulation ist (Bender, 2021a). Werden den Kindern jedoch vielfältige Angebote in den 10 Spannungsflussrhythmen gemacht (-> Kapitel „Hier bin ich!") lernen sie, ihre Bedürfnisse bewusst wahrzunehmen und zu modulieren.

Tabelle 2: Spannungsflussrhythmen (Bender, 2021a, S. 105)

Körperregion	**Rhythmus**	**Thema**	**Spannungs-flusseigenschaften**
Oral Libidinös	Saugrhythmus	Einverleiben – Bedürftigkeit	
Oral Aggressiv	Beißrhythmus	Trennung	
Anal Libidinös	Verdrehrhythmus	Ausweichen	Adaptierend
Anal Aggressiv	Pressrhythmus	Autonomie	Abrupt, hohe Intensität
Urethral Libidinös	Fließrhythmus	Laufenlassen	Niedrige Intensität, graduell
Urethral Aggressiv	Stopprhythmus	Unterbrechung	Abrupt, niedrige Intensität
Innergenital Libidinös	Wiegerhythmus	Ausbrüten	Graduell, niedrige Intensität
Innergenital Aggressiv	Wogerhythmus	Gebären	Graduell, hohe Intensität
Außergenital Libidinös	Hüpfrhythmus	Begeisterung	Abrupt, hohe Intensität
Außergenital Aggressiv	Stoßrhythmus	Explosion	Abrupt, hohe Intensität

Tabelle 3: Kommunikationsaspekt der Spannungsflussrhythmen (Bender, 2021a, S. 116)

Rhythmus	**Interpersoneller Bezug**		**Aussage**
Saugrhythmus	Menschen sind dazu da, um mich zu versorgen.	➢	Ich brauche dich.
Beißrhythmus	Menschen sollten voneinander unterschieden werden.	➢	Ich bin anders als du.
Verdrehrhythmus	Menschen sind zum Spielen da.	➢	Ich möchte mit dir spielen.
Pressrhythmus	Menschen sind da, um mich zu bewundern oder mich herauszufordern.	➢	Ich möchte herausgefordert werden.
Fließrhythmus	Menschen sind da, um mir Impulse zu geben.	➢	Ich brauche deinen Impuls.
Stopprhythmus	Menschen sind da, um unterbrochen und umgeleitet zu werden.	➢	Ich möchte dich stoppen.
Wiegerhythmus	Menschen sind da, um versorgt zu werden.	➢	Ich kümmere mich um dich.
Wogerhythmus	Menschen sind da, um mir viel zuzumuten.	➢	Ich möchte, dass du mir hilfst mich anzustrengen.
Hüpfrhythmus	Menschen sind da, um mich an ihnen zu reiben, zu stärken, sie zu provozieren.	➢	Ich möchte dich begeistern.
Stoßrhythmus	Menschen sind da, um erobert und besiegt zu werden.	➢	Ich möchte dich erobern.

4 Ich erprobe die Welt – Vorantriebe (VAN)

Für Judith Kestenberg stellte sich bei der Beobachtung von Säuglingen und Kleinkindern die Frage, wie das Kind zu einer sicheren Interaktion und Bewältigung mit der Umwelt gelangt. Die Vorantriebe bilden diese Brücke zwischen dem inneren Fokus auf die Muskeltätigkeit (Spannungsflusseigenschaften) und der sich entwickelnden Fähigkeit, mit den Realitäten der Außenwelt umzugehen (Antriebe). Wir sehen immer dann einen Vorantrieb, wenn die Bewegung mit einer inneren Anstrengung, Besorgnis oder Vermeidung hinsichtlich der Aufmerksamkeit, der Absicht und der Intuition ausgeführt wird (Bender, 2021a).

Kleine Kinder bewegen sich viel in den Vorantrieben, weil sie beständig neuen, unbekannten Aufgaben begegnen, die sie zu meistern lernen müssen. Vorantriebe sind immer in einem Prozess des Lernens zu beobachten. Das Kind muss viel Konzentration auf das richtige Funktionieren der Bewegung richten. Durch diesen inneren Fokus reguliert das Kind das Üben, bis die neue Bewegung automatisiert ist (Bender, 2021a).

Ein ca. 2-jähriges Mädchen läuft auf einer großen Terrasse herum, die an einer Stelle eine leichte Rampe hat. Zunächst fällt es hin, geht zurück und geht unsicher die Rampe hinauf. Es wiederholt diesen Vorgang so lange, bis es sicher die Rampe hinauflaufen kann.

Da die Vorantriebe auch der Bewältigung von Angst und Unsicherheit dienen, können sie das Lernen behindern. So kann z.B. ein Kind durch eine Aufgabe hetzen aus Angst, sie zu spät abzuliefern (Bender, 2021a).

4.1 Einüben von Raumaufmerksamkeit

Um in der Welt zu operieren und in Interaktion zu treten, brauchen wir Aufmerksamkeit für unsere Umgebung. Die vielfältigen Formen der Aufmerksamkeit (z.B. ein Gespräch führen, in der Schule aufpassen, im Straßenverkehr zurechtkommen) müssen aber erst eingeübt werden. Ist die Aufmerksamkeitsfähigkeit noch nicht sicher verankert, verliert das Kind immer wieder den Fokus auf die Umwelt und geht nach innen (Bender, 2021a).

Wir kommen mit der Fähigkeit zum Kontakt auf die Welt. Der Säugling kann bereits seinen Blick kurz halten, dann geht die Aufmerksamkeit allerdings weg und er starrt nur noch *kanalisierend* in die Gegend (Bender, 2021a).

Wenn das Kind übt, eine volle Tasse Kaffee zu tragen, starrt es gebannt auf die Tasse und *kanalisiert* dabei. Will ein Schüler vorgeben, sich auf eine Sache zu konzentrieren, *kanalisiert* er seinen Blick, schaut aber nicht wirklich auf die Aufgabe, sondern durch sie „hindurch“ (Bender, 2021a).

Beim *flexiblen* Vorantrieb zeigt die Person Bewegungen (der Augen oder des ganzen Körpers) in alle Richtungen, ohne wirklich das Umfeld wahrzunehmen. Das Kind soll sein Turnzeug finden und „tut so, als ob“ es sich umsieht, um dann sofort die Mutter um Hilfe zu bitten. Es hilft dem Kind also, unangenehmen und frustrierenden Situationen oder Gefühlen auszuweichen oder zu vermeiden, mit dem fortzufahren, mit dem es angefangen hat (Bender, 2021a).

4.2 Einüben von Kraftintention

Im zweiten Lebensjahr möchte das Kind immer mehr Einfluss auf die Welt ausüben und wird sich zunehmend seiner eigenen Intention bewusst, um zu entscheiden, wie es ein Vorhaben angehen möchte. Das Mädchen muss den inneren Willen haben, die Spielzeugkiste zu transportieren, ansonsten erscheint sie ihr zu schwer. Der Junge muss die Intention haben, in filigraner Sorgfalt die Tasse anzuheben, ansonsten wird er sie zerstören. Da beim Kind diese Intention oft noch nicht ausgereift ist, sehen wir die Vorantriebe *ungestüm/angestrengt* und *vorsichtig* (Bender, 2021a).

Das Kind versucht, mit *hoher Intensität* (SFE) an *freiem* (ungestüm) oder *gebundenem* (angestrengt) Spannungsfluss, seinem Willen Ausdruck zu verleihen. Das zweijährige Kind schmeißt sich *ungestüm* auf den Boden, um seiner Wut Ausdruck zu verleihen. In einem anderen Moment drückt das Kind beim Formsortierspiel ein Kreuz *angestrengt* auf die Öffnung mit dem Stern, um es dort hineinzudrücken (Bender, 2021a).

Wenn das Kind mit *niedriger Intensität* (SFE) versucht, die kleine Schwester behutsam zu streicheln, dies aber ungeschickt wirkt, sehen wir den Vorantrieb *vorsichtig.* Es will ihm nicht so recht gelingen, sie mit der notwendigen Sanftheit zu streicheln, weshalb auch die Mutter ein wachsames Auge auf die Liebkosungen wirft. Wir sehen auch *vorsichtig,* wenn das Kind versucht, mit einem anderen Kontakt aufzunehmen, aber unsicher ist, wie es das machen soll, ohne dass das andere Kind direkt zurückschreckt. Es wirkt unsicher (Bender, 2021a).

Ein gutes Gleichgewicht von *ungestüm/angestrengt* und *vorsichtig* ermöglicht es dem Kind, eigene aggressive Impulse „im Zaum zu halten", sich aber auch nicht zu schwach oder angepasst zu verhalten (Bender, 2021a).

4.3 Einüben von Zeitintention

Die Frage nach dem richtigen Timing einer Aktion ist eine große Herausforderung ab dem 3. Lebensjahr. Das Kind muss lernen, wann es beschleunigen muss, um die richtige Entscheidung zu treffen (z. B. beim Überqueren der Straße) und wann es besser ist, das Tempo zu drosseln, um z. B. den Saft sicher in das Glas zu gießen. Zum Einüben des richtigen Timings hat das Kind eine besondere Freude, sich diametral zum Zeitverhalten der Eltern zu bewegen. Es trödelt dann besonders, wenn die Mutter es eilig hat. Will der Vater jedoch in Ruhe ein Buch lesen, drängelt es, damit der Vater mit ihm spielt. Immer dann, wenn das Kind bei der Einschätzung des richtigen Timings verunsichert ist, sehen wir die Vorantriebe *plötzlich* und/oder *zögerlich* (Bender, 2021a; Tabelle 4).

Plötzlich ist häufig in aufgeregten Situationen zu beobachten. Das Kind „wuselt“ vor Weihnachten herum, ohne wirklich etwas zu erledigen. Es fühlt sich mehr innerlich getrieben, trifft aber nicht wirklich die Entscheidung, die Geschwindigkeit zu erhöhen. Wir sehen es auch als kontraphobische Reaktion („Flucht nach vorn“; Bender, 2021a).

Hat das Kind innere Bedenken, wie es den Ball werfen muss, wird es nur *zögerlich* den Wurf vorbereiten, der dann auch nicht gelingt. *Zögerlich* zeigt sich bei einem *graduellen* Wechsel des Spannungsflussniveaus mit dem Versuch einer Verlangsamung. Der Jugendliche hat eine schlechte Schulnote geschrieben und trödelt *zögerlich* nach Hause, um die häusliche Diskussion noch etwas hinauszuzögern (Bender, 2021a).

Tabelle 4: Vorantriebe und ihre Funktionen (Aus Bender, 2021a, S. 45)

Erlernen von	**Mit Vorantrieb**	**Lernmodus**	**Bewältigungsstrategie**
Raumaufmerksamkeit 1. Lebensjahr	kanalisieren	▪ ungestörter Fokus ▪ Basis für gute Aufmerksamkeit ▪ feststellen ▪ verfeinern ▪ unterscheiden ▪ definieren	▪ Isolation ▪ Ausgeschlossenheit
	flexibel	▪ Durchsuchen der „inneren Datenbank“ ▪ Generalisierung	▪ Intellektualisierung ▪ Rationalisierung ▪ Generalisierung ▪ Dichotomie ▪ Verschiebung ▪ Projektion
Kraftintention 2. Lebensjahr	ungestüm / angestrengt	▪ Überwindung der Frustration durch Anstrengung ▪ Angriff auf das zu Lernende	▪ Übertreibung ▪ Identifikation mit dem Aggressor ▪ Verleugnung ▪ Kontrolle ▪ Repression
	vorsichtig	▪ ohne Widerstand neuen Dingen zuwenden ▪ Mühelosigkeit	▪ Reaktionsbildung ▪ Verleugnung
Zeitintuition 3. Lebensjahr	plötzlich	▪ intuitive Einfälle	▪ kontraphobische Reaktionen
	zögerlich	▪ Pause ▪ Ungewissheit ▪ Zeit zum Nachdenken	▪ Entscheidungen und Aktionen hinauszögern ▪ zwanghaftes Denken und Handeln

5 Ich meistere die Welt – Antriebe (ANT)

Die Antriebe sind die finale Entwicklungsstufe der zunehmenden Kontrolle über die Bewegung. Das Kind hat die Spannungsflussregulation hinreichend eingeübt und braucht dafür keine bewusste Aufmerksamkeit mehr. Dadurch kann es sich ganz auf die Umwelt konzentrieren und die innere Motivation zur Problemlösung und Konzentration auf die äußere Realität nutzen. Ist das Kind nicht mit seiner inneren Motivation bei der Sache, so ist auch kein Antrieb in der Bewegung sichtbar. Für Laban (1988) gibt es vier Antriebsfaktoren:

1. der Bewegungsfluss,
2. der Raum,
3. die Schwerkraft und
4. die Zeit.

Wenn ein Kind über vielfältige Bewegungsangebote die Möglichkeit bekommt, die ganze Bandbreite der Antriebselemente zu erproben und zu festigen, kann es selbstwirksam die Herausforderungen der Umwelt bewältigen.

5.1 Ich kontrolliere meine Bewegung – Der Bewegungsfluss

Dieser Antriebsfaktor ist bereits in Kapitel 2 bei den Spannungsflusseigenschaften genauer beschrieben worden. Der Bewegungs- oder Spannungsfluss (wie Kestenberg ihn nennt) ist wie ein Fluss, auf den die Schiffe Raum, Schwerkraft und Zeit gesetzt werden.

5.2 Ich sehe was, was du nicht siehst – Der Raum

Zeigt das Kind Interesse an seiner Außenwelt, sehen wir entweder fokussierte *direkte* oder allumfängliche *indirekte* Bewegungen im Antriebsfaktor Raum. Das Kind ist in der Lage, mit Aufmerksamkeit am Geschehen teilzunehmen, sich zu orientieren und einen Bezug zum Objekt des Interesses herzustellen.

Direkt: Ein *direkter* Raumbezug besteht dann, wenn das Kind die innere Konzentration auf ein Ziel richtet (z.B. das Zeigen auf ein Objekt im Buch, das Computerspielen). Die *direkte* Aufmerksamkeit ist räumlich durchquerend und durchdringend. Alles was außerhalb des Fokus ist, wird nicht wahrgenommen.

Es besteht eine volle Konzentration auf einen Zielpunkt hin und Details des Objektes werden genau wahrgenommen (Bender, 2021a).

Für das Raumantriebselement *direkt* muss das Kind durch den Vorantrieb *kanalisieren* gegangen sein und in der *gleichbleibenden* Spannungsflusseigenschaft bleiben können (Bender, 2021a).

Indirekt: Wenn das Kind im Raum etwas sucht, braucht es eine *indirekte* Aufmerksamkeit, einen umherschweifenden Blick, um den Gegenstand zu finden. Bei einem *indirekten* Raumbezug wird die ganze Umgebung wahrgenommen, ohne sich dabei auf bestimmte Details zu konzentrieren. *Indirekte* Bewegungen neigen mehr dazu, den Raum auszufüllen, als ihn gezielt zu durchqueren (Bender, 2021a).

Für das Raumelement *indirekt* muss das Kind durch den Vorantrieb *flexibel* gegangen sein und in einer *adaptierenden* Spannungsflusseigenschaft bleiben können (Bender, 2021a).

Die Aufmerksamkeit im Raum ist abhängig von der Anforderung und wechselt häufig schnell. Wenn das Kind die Klasse betritt, sucht es zunächst *indirekt* den besten Freund. Hat es ihn gefunden, so wird es sich *direkt* auf ihn zubewegen. Mannschaftsspiele zeigen immer wieder, wie anspruchsvoll dieser ständige Wechsel ist. Vielen Grundschulkindern fällt der *indirekte* Überblick über das Spielfeld noch schwer, aber ein *direkter* Schuss oder ein Wurf gelingt schon ganz gut. ErzieherInnen oder Eltern müssen zwischen einer Unaufmerksamkeit (keine Aufmerksamkeit zum Raum) und einer *indirekten*, frei flottierenden Aufmerksamkeit unterscheiden. Das erste zeugt von Desinteresse oder Unfähigkeit, aufmerksam zu sein, während das zweite ein assoziatives, bildliches Denken nahelegt. Kinder, die sehr agil zwischen beiden Raumfaktoren situationsgerecht wechseln können, sind meist intelligente, denkschnelle Lerner. Umgekehrt finden wir bei fast allen Lernstörungen (Legasthenie, Dyskalkulie, Hyperaktivität) ein Fehlen oder eine Störung des Antriebsfaktors Raum (Bender, 2021a).

5.3 Ich weiß, was ich will – Die Schwerkraft

Im zweiten Lebensjahr setzt die Auseinandersetzung mit der Schwerkraft ein. Das Kind sucht sich eine schwere Kiste und versucht diese kraftvoll und *stark* zu heben oder zu schieben. Nimmt es dann die Puppe in den Arm, wird es achtsam seinen Muskeleinsatz reduzieren und zart und *leicht* die Puppe halten und streicheln.

Stark: Beim Antrieb *stark* nutzt das Kind die Schwerkraft aktiv zum Einsatz der eigenen Körperkraft. Es hebt oder schiebt ein schweres Objekt, haut energisch auf den Tisch, wirft ein schweres Objekt, ist aufsässig oder stampft mit den Füßen. Zentrum der Stärke oder der Gravitation (Schwerkraft) ist das Becken. Für die Initiierung der Gewichtsverlagerung braucht das Kind einen guten Stand und ein Gespür für das Gleichgewicht (Bender, 2021a).

Für das Schwerkraftelement *stark* muss das Kind durch den Vorantrieb *ungestüm/angestrengt* gegangen sein und in der Spannungsflusseigenschaft *hohe Intensität* bleiben können (Bender, 2021a).

Leicht: Wenn sich das Kind auf die Überwindung der Schwerkraft konzentriert, wird das eigene Körpergewicht eingesetzt, um in das Schwerkraftelement *leicht* (Bewegungen wie eine Feder) zu kommen. Das Kind lernt, bei vorsichtigen Handlungen seine Muskeln so zu kontrollieren, dass es behutsam in der Welt agieren kann. Das Kind streichelt sanft seine Mutter, es klopft *leicht* mit dem Finger auf den Tisch. In Kombination mit *freiem* Bewegungsfluss kann ein Kind mit viel *Leichtigkeit* andere Menschen unterhalten und sie amüsieren. Ein Kind, das *Leichtigkeit* mit einem *gebundenen* Bewegungsfluss kombiniert, wirkt zart und kontrolliert, ist meist sehr vorsichtig und möchte nichts falsch machen. Das Zentrum der Levitation (freies Schweben) ist am Brustbein und initiiert häufig die *Leichtigkeit* (Bender, 2021a).

Für das Schwerkraftelement *leicht* muss das Kind durch den Vorantrieb *vorsichtig* gegangen sein und in der Spannungsflusseigenschaft *niedrige Intensität* bleiben können (Bender, 2021a).

Mit einer aktiven Auseinandersetzung mit der Schwerkraft zum eigenen Gewicht (des ganzen Körpers oder einzelner Körperteile) entwickelt das Kind ein Gespür für seine Intention. Es kann sanft und vorsichtig seinen Schwerkrafteinsatz zurücknehmen, um eine *Leichtigkeit* zu erreichen, oder für eine Bewegung sein Gewicht voll einsetzen, um durch *starke* Bewegungen das zu erreichen, was es sich vorgenommen hat. Das Kind muss also in der Lage sein, sein eigenes Körpergewicht wahrzunehmen, um aktiv die Qualität des Schwerkrafteinsatzes zu ändern (Bender, 2021a).

Im adäquaten Einsatz von *Stärke* und *Leichtigkeit* zeigt das Kind eine gut entwickelte Intentionalität, Festigkeit des Vorsatzes und Willensstärke. Häufig wird nur die *Stärke* als Willenskraft erkannt, aber mit *Leichtigkeit* kann das Kind seine Ideen oder Vorhaben diplomatisch, charmant und sanftmütig durchsetzen (Bender, 2021a).

5.4 Ich spüre den richtigen Zeitpunkt – Die Zeit

Durch die kognitive Reifung im dritten Lebensjahr können Kinder erste Zeiteinteilungen vornehmen. Das Kind kann schon etwas zählen, es kann zwischen gleich und später unterscheiden und entwickelt dadurch ein Zeitverständnis. Wettrennen ist genauso interessant wie Herumtrödeln, wenn die Erwachsenen sie antreiben wollen. Die Kinder interessieren sich dafür, wann Dinge passieren. Beim Antriebsfaktor Zeit geht es um die innere Einstellung zur Zeit.

Wenn das Kind auf das Christkind wartet, wird es unruhig viele *schnelle* Bewegungen machen, weil es ungeduldig ist. Wenn es jedoch mit der Freundin versunken und gemächlich ein Spiel spielt, vergeht die Zeit wie im Fluge und es will gar nicht aufhören.

Wenn ein Kind in ein verlängerndes oder ausgedehntes Zeitgefühl kommt, bewegt es sich *getragen,* ist es jedoch in einem antreibenden, drängelnden Zeitgefühl, bewegt es sich *schnell. Getragen* und *schnell* sind die Elemente des Antriebsfaktors Zeit.

Schnell: Das Kind will ein anderes Spiel spielen und räumt *schnell* die anderen Spielsachen weg. Beim Fangenspielen läuft das Kind *schnell* vom Fänger weg und windet sich *schnell* aus dem Zugriff. Das Kind muss also, um eine rechtzeitige Kontrolle über die Bewegung zu erreichen, mit Beschleunigung reagieren und entschieden sein. Durch die beschleunigte Aktion kann das Kind Dinge oder sich selbst rascher bewegen. Das Kind beschleunigt nicht nur durch das Tempo der Bewegung, sondern es hat die innere Einstellung, gegen die Zeit anzukämpfen (Bender, 2021a).

Beim Zeitelement *schnell* muss das Kind durch den Vorantrieb *plötzlich* gegangen sein und die *abrupte* Spannungsflusseigenschaft einsetzen (Bender, 2021a).

Getragen: Kommt das Kind in einen inneren Zustand von *Getragenheit,* so hat es innerlich „alle Zeit der Welt" und kann sich Zeit nehmen, um seine Bewegung und sein Vorhaben zu vollenden. Es ist in einer Bewegungsempfindung der Langzeitigkeit. Im *getragenen* Spiel kann das Kind dem Lauf der Zeit nachgeben. Es lässt sich auf die angenehme Empfindung ein, in Zeit zu schwelgen und nicht im Kampf gegen die Zeit gefangen zu sein (Bender, 2021a).

Beim Zeitelement *getragen* muss das Kind durch den Vorantrieb *zögerlich* gegangen sein und die *graduelle* Spannungsflusseigenschaft einsetzen (Bender, 2021a).

Durch das Erforschen des Antriebsfaktors Zeit entwickelt das Kind seine Intuition und Entscheidungsfähigkeit. Entschlüsse können entweder *schnell* gefasst werden, sodass eine Aktion *schnell* durchgeführt, fallen gelassen oder durch eine andere ersetzt wird, oder sie werden behutsam und *getragen* abgewägt. Wenn das Kind innerlich ruhig seine Entscheidung intuitiv reifen lässt, ist dies ein großer Unterschied zu einem *zögerlichen* (Vorantrieb) Hinausschieben von Entscheidungen aus Angst, die falsche Entscheidung zu treffen.

Es nicht immer leicht, zwischen einem *Zögern* und einem sorgfältigen Abwägen zu unterscheiden. Das *zögerliche* Kind hat Angst vor der falschen Entscheidung, während das *getragene* Kind Zeit für das Hinspüren in die Intuition einfordert (Tabelle 5).

Tabelle 5: Bedeutung der Antriebe (Bender, 2021a, S. 69)

Antrieb	Raum	Schwerkraft	Zeit	Fluss
Innere Beteiligung	Aufmerksam-keit	Intention Absicht	Entscheidung	Genauigkeit Verlauf
Betrifft das	wo	was	wann	wie
Beeinflusst	Denken	Bewusstsein	Intuition	Gefühl

6 Das Modell der konzentrischen Weltbeeinflussung

Das Kind hat ein großes Bedürfnis, die Welt durch sein Tun zu beeinflussen. Für diese Fähigkeit muss die Bewegungsentwicklung von den Spannungsflusseigenschaften (als muskuläre Vorbereitung) über die Vorantriebe (als Lernqualitäten) bis hin zu den Antrieben durchlaufen werden. Der Spannungsfluss reguliert die innere Welt des Kindes, indem er die Gefühle und Triebe steuert (Tabelle 6). Bewegungen in den Antrieben verändern die externe Umgebung, indem sie durch Raum-, Schwerkraft- und Zeitaktionen beeinflusst wird (Bender, 2021a).

Tabelle 6: Entwicklung der Weltbeeinflussung (Bender, 2021a, S. 90)

Lebens-jahr	**Spannungsfluss-eigenschaften**		**Vorantriebe**		**Antrieb**
1.	Gleichbleibend	⇒	Kanalisieren	⇒	Direkt
1.	Adaptierend	⇒	Flexibel	⇒	Indirekt
2.	Hohe Intensität	⇒	Ungestüm Angestrengt	⇒	Stark
2.	Niedrige Intensität	⇒	Vorsichtig	⇒	Leicht
3.	Abrupt	⇒	Plötzlich	⇒	Schnell
3.	Graduell	⇒	Zögerlich	⇒	Getragen

Ist bei einem Kind zwar ein Antrieb vorhanden, aber die entwicklungsmäßigen Grundlagen der entsprechenden Spannungsflusseigenschaft und des Vorantriebes fehlen, so gibt diese Diskontinuität Anlass zur Sorge. Meist musste das Kind zu schnell in eine reifere Bewegungsqualität hineinwachsen, ohne die vorangegangenen Faktoren integriert zu haben. Kinder, die früh Verantwortung übernommen haben und keine Zeit fanden, ihren Entwicklungsprozess in angemessener Zeit zu durchlaufen, zeigen dieses Phänomen. Nur die Integration aller Faktoren ermöglicht die Weltbeeinflussung auf der Basis einer integrierten Persönlichkeit. Hier kann die Tanztherapie gute Nachreifungsangebote machen.

7 Ich erobere den Raum

Das Kind muss nicht nur die körperlich-motorischen Vorgänge beherrschen lernen, sondern muss sich auch mit dem ihn umgebenden dreidimensionalen Raum und dessen Nutzung vertraut machen:

- *horizontale* Dimension: Bewegungen, die seitlich vom Körper weggehen,
- *vertikale* Dimension: Bewegungen, die hoch- oder tiefgehen und
- *sagittale* Dimension: Bewegungen, die vor- und zurückgehen.

Wird eine Bewegung nur in einer Dimension ausgeführt, ist die Raumnutzung einfach und klar.

Werden zwei Dimensionen in einer Bewegung miteinander verbunden, so entsteht eine Fläche. Die *horizontale* Fläche kombiniert die *horizontale* (seit/seit) mit der *sagittalen* (vor/rück) Dimension. Die Wirbelsäulenrotation, die die Vorder- und Rückseite differenziert und integriert (wie wir es im *Verdrehrhythmus* sehen) ist das primäre neurologische Muster, das der Entwicklung der *horizontalen* Fläche zugrunde liegt. Die *horizontale* Fläche entwickelt sich im ersten Lebensjahr (Kopfdrehen, Umdrehen auf den Bauch oder Rücken), weil sie die Kommunikation zwischen Kind und Bezugsperson unterstützt. Es ist die „Fütterfläche" und erzeugt Bindung (Bender, 2021a).

Die *vertikale* Fläche verbindet die *horizontale* (seit/seit) mit der *vertikalen* (hoch/tief) Dimension und ist im zweiten bis dritten Lebensjahr viel zu beobachten, weil sie dem Kind Stabilität gibt, die es zum Laufen entwickeln muss. Einseitige, homolaterale Bewegungen (d.h. rechter Arm und Bein oder linker Arm und Bein) differenzieren und integrieren das primäre neurologische Muster der rechten und linken Hälfte des Körpers. Typische Bewegungen in der *vertikalen* Fläche sind seitwärts gehen und Rad schlagen. Es ist die Fläche der Präsentation (Bender, 2021a).

Die *sagittale* Fläche verbindet im dritten und vierten Lebensjahr die *sagittale* (vor/rück) mit der *vertikalen* (hoch/tief) Dimension, wenn sich das Kind im Laufen und Klettern erprobt. Homologe Bewegungen (beide Arme und/oder beide Beine gleichzeitig) differenzieren und integrieren das primäre neurologische Muster der oberen und unteren Hälfte des Körpers. Eine typische Bewegung in der *sagittalen* Fläche ist das Purzelbaumschlagen. Es ist die Fläche der Konfrontation (Bender, 2021a; Tabelle 7).

Tabelle 7: Flächen (Bender, 2021a, S. 121)

Lebensjahr		Dimensionen	Bedeutung
1.	Horizontal	Seit-seit (horizontal) vor-rück (sagittal)	Kommunikation
2.	Vertikal	Hoch-tief (vertikal) seit-seit (horizontal)	Präsentation
3.	Sagittal	Vor-rück (sagittal) hoch-tief (vertikal)	Konfrontation, Handlung

7.1 Ich zeige mein Wohl- oder Unwohlsein – Formfluss

Bereits direkt nach der Geburt verändert sich durch das Ein- und Ausatmen mehr oder weniger stark die Form unseres Körpers. Atmet der Säugling ein, wird der Brustkorb weit und die Körperform ein bisschen runder. Wenn er ausatmet, *schrumpft* der Brustkorb zusammen und die Körperform wird ein bisschen flacher. Dieses Grundprinzip des Formflusses durch *Wachsen* und *Schrumpfen* sehen wir in vielen Teilen des Körpers, auch unabhängig von der Atmung. Der Formfluss ist die kommunikative Grundlage für die Beziehungsentwicklung und zeigt in der Interaktion Bedürfnisbefriedigung oder Frustration in Bezug zu Objekten, Menschen oder Stimuli (Bender, 2021a).

Schrumpfen: *Schrumpfende* Bewegungen (Ausatmen, Baucheinziehen, Stirnrunzeln) reduzieren den Kontakt nach außen. Bei Kälte zieht sich alles in uns zusammen, um somit der Kälte so wenig Angriffsfläche wie möglich zu geben. Auch bei psychischem Unwohlsein zieht sich der Körper zusammen (Bender, 2021a).

Wachsen: *Wachsende* Bewegungen (Lachen, Bauch herausstrecken, Augen aufreißen) setzen den Körper der Umgebung aus. Wenn sich das Kind mit sich selbst und seiner Umwelt wohlfühlt, wird es *wachsen,* tief einatmen und die Körpergrenzen vergrößern. Es stellt damit eine Offenheit zur Umwelt her, die die

Bezugnahme erhöht. Wird der Säugling in ein warmes Bad gelegt, weiten sich seine Körpergrenzen, indem er sich wohlig räkelt, um die Wärme an alle Körperstellen zu lassen (Bender, 2021a).

Da der Formfluss das erste rudimentäre Kommunikationsmittel ist, muss sich die Bezugsperson auf den Formfluss des Kindes einstellen und bildet damit die ursprünglichste Form des Spiegelns in mitmenschlichen Beziehungen. Hier zeigt sich, ob die Bezugsperson in der Lage ist, zu erkennen, wann sich das Kind wohl *(wachsen)* und wann es sich unwohl *(schrumpfen)* fühlt, und ihre Interaktionen und Handlungen entsprechend anpasst. Ein Kind mit einem ausgeglichenen Maß an *Wachsen* und *Schrumpfen* hat das Gefühl, von der Welt und seinen Mitmenschen geliebt zu werden, kann sich aber auch auf sich selbst zurückziehen (Bender, 2021a).

Die Untersuchung von Wirth-Storch (-> Kapitel „Formfluss-Interaktionen“) der Mutter-Kind-Interaktion von zu früh Geborenen zeigt sehr deutlich die Bedeutung des Formflusses für eine gelingende Interaktion.

7.1.1 Mein Gefühl zur Welt – Bipolarer (beidseitiger) Formfluss

Wenn ein Kind auf die Welt kommt, hat es nur begrenzte Möglichkeiten seine Befindlichkeit auszudrücken. Im beidseitigen, bipolaren Formfluss *wächst* oder *schrumpft* der Körper symmetrisch, d. h. er *schrumpft* oder *wächst* gleichzeitig jeweils in beide Richtungen:

1. nach rechts und links (horizontal) *verbreitern (wachsen)* oder *verschmälern (schrumpfen)* = Basis für Vertrauensbildung;
2. nach oben und unten (vertikal) *verlängern (wachsen)* oder *verkürzen (schrumpfen)* = Stolz vs. Scham;
3. nach vorne und hinten *(sagittal) auswölben (wachsen)* oder *aushöhlen (schrumpfen)* Erfüllung vs. Leere.

Das Kind drückt damit ein generalisiertes Bedürfnis an die Umwelt aus. Mit zunehmender motorischer und kommunikativer Entwicklung entwickelt das Kind auch den unipolaren, d. h. einseitigen, gerichteten Formfluss. Da die Veränderungen beim bipolaren Formfluss symmetrisch sind, entsteht ein inneres Gefühl von Zentrierung, Gleichgewicht und Stabilität (Tabelle 8). Erst mit der weiteren motorischen Entwicklung und der Bindung zur Bezugsperson entwickelt sich ein gerichtetes *Wachsen* oder *Schrumpfen* – der unipolare Formfluss (Bender, 2021a).

Tabelle 8: Bipolarer Formfluss (Bender, 2021a, S. 139)

Bipolarer Formfluss		
Wachsen	Schrumpfen	Bedeutung
	Verschmälern	Beengtheit, Schüchternheit, Misstrauen
Verbreitern		Expansion, Suchen, Einverleibung, Vertrauen
	Verkürzen	Kleiner werden, niedergedrückt, Stabilität, Ärger
Verlängern		Größer werden, Begeisterung, Stolz, Kompetenz, Omnipotenz
	Aushöhlen	Leere, Hunger, Gefühl von Ablehnung
Auswölben		Gefühl von Fülle, Befriedigung, Sättigung, Zutrauen

7.1.2 Mein Gefühl zu dir – unipolarer (einseitiger) Formfluss

Das Kind kommt mit der kommunikativen Fähigkeit zum bipolaren *Wachsen* und *Schrumpfen* auf die Welt, sodass die Bezugspersonen die Möglichkeit haben, Wohl- oder Unwohlsein, Vorlieben oder Abneigungen zu erkennen und entsprechend darauf zu reagieren. Mit zunehmender Bindungssicherheit und Kommunikationsfähigkeit beziehen sich die Bedürfnisäußerungen körpersprachlich direkter auf eine Person. Der Formfluss wird einseitig, d. h. unipolar, zu einer Person oder einem Objekt gerichtet. Im unipolaren Formfluss *wächst* oder *schrumpft* der Körper asymmetrisch, d. h. entweder auf der Horizontalen nach links oder rechts, auf der Vertikalen nach oben oder unten und auf der Sagittalen nach vorne oder hinten (Tabelle 9).

Tabelle 9: Unipolarer Formfluss (Bender, 2021a)

Spiegelung erzeugt Vertrauen				
	Bewegungsqualität		**Bewegungsbeispiel**	**Bedeutung**
Dimension	***wachsen***	***schrumpfen***		
horizontal	seitlich erbreitern		Das Kind legt den Kopf auf die Schulter der Mutter.	Sicherheit, Wohlsein, Expansion, Suchen, Einverleibung, Vertrauen
		mittig Verschmälern	Das Kind zieht sich von einer unangenehmen Person oder einem Objekt an seiner Seite zurück.	Beengtheit, Schüchternheit, Misstrauen

Tabelle 9: Unipolarer Formfluss (Bender, 2021a) (Fortsetzung)

Spiegelung erzeugt Vertrauen				
	Bewegungsqualität		**Bewegungsbeispiel**	**Bedeutung**
Dimension	***wachsen***	***schrumpfen***		
vertikal	Verlängern nach oben		Im Sitztanz nur den Oberkörper in Richtung Decke strecken, Augenbraue hochziehen.	größer werden, Begeisterung, Stolz, Kompetenz, Omnipotenz Drohgebärden
	Verlängern nach unten		Vom Stuhl heruntersteigen und das Bein Richtung Boden strecken, „Schnute“ ziehen.	Anziehung, Besorgnis
		Verkürzen nach oben	Von einer Reißnadel auf dem Boden wegschrumpfen oder die Schultern nach oben ziehen.	Respektgesten, etwas nicht wissen
		Verkürzen nach unten	Die Schüler ziehen den Kopf ein, um nicht ausgefragt zu werden.	kleiner werden, niedergedrückt, Stabilität, Ärger, Respekt zeigen, Bestürzung
sagittal	Auswölben nach vorne		Das Kind zeigt stolz seinen vollen Bauch.	Gefühl von Fülle, Befriedigung, Sättigung, Zutrauen, Imponiergehabe
	Auswölben nach hinten		In den Schoß einer Bezugsperson hineinkuscheln.	Vorsicht, Vertrauen, Hingabe
		Aushöhlen nach vorne	Weg vom Körperkontakt der Eltern.	Gefühl von Ablehnung
		Aushöhlen nach hinten	Reaktion auf eine Überraschung oder einen Schreck, der von vorne kommt, schamhafte Reaktion auf einen peinlichen Kommentar	Leere, Hunger, Ablehnung

Wenn der Säugling an der Wange berührt wird, dreht er den Kopf unilateral, also einseitig, in Richtung dieser Berührung und sucht die Brust.

Da sich der Formfluss häufig in sehr kleinen Bewegungen zeigt, braucht es Bezugspersonen, die sich vertrauensvoll darauf einstellen und diese Kommunikationsangebote verstehen. Durch das Einstimmen auf die Formflussmuster des Kindes, bekommt es das Gefühl von Vertrauen, und damit ein sicheres Gefühl, dass es eine Struktur gibt, auf die es sich verlassen kann (Bender, 2021a).

Kinder, die in ihren Grundbedürfnissen nicht gesehen wurden, zeigen häufig einen bipolaren Formfluss als ungerichtete Kontaktaufnahme. Dies darf nicht als Kontaktfreudigkeit missverstanden werden, sondern begründet sich in einer tief liegenden fehlenden primären Bindung. Zeigt ein Kind hauptsächlich bipolaren *schrumpfenden* Formfluss, so misstraut es seiner Umwelt und glaubt sich schützen zu müssen. Sein grundlegendes Misstrauen macht es ihm schwer, sich anderen zu öffnen (Bender, 2021a).

Wenn das Kind in allen drei räumlichen Dimensionen *wachsen* und *schrumpfen* kann, so hat es ein realistisch entwickeltes Selbst. Auf der horizontalen Dimension *(verbreitern – verschmälern)* entwickelt sich Vertrauen, auf der vertikalen Dimension *(verlängern – verkürzen)* entwickelt sich Stabilität und auf der sagittalen Dimension *(auswölben – aushöhlen)* entwickelt sich Selbstvertrauen (Bender, 2021a).

7.2 Ich zeige dir die Welt – Richtungsbewegungen

Wenn das Kind am Ende des ersten Lebensjahres mit beginnender Lokomotion den Raum um sich herum erkundet, wird die Richtung einer Bewegung immer wichtiger. Das Kind krabbelt nach vorne, zieht sich nach oben in den Stand, legt die Flasche vor sich hin und greift nach hinten zum Bauklotz.

Mit diesen Richtungsbewegungen baut das Kind eine Beziehung zum umliegenden Raum auf und baut eine Brücke zwischen sich und den ihn umgebenden Objekten.

Diese geradlinigen oder bogenförmigen Bewegungen beschreiben eine Richtung im Raum, um entweder ein Objekt zu lokalisieren, zu definieren, zu kennzeichnen oder sich gegen Objekte oder Menschen zu verteidigen oder diese abzuwehren. Das Kleinkind verbringt viel Zeit damit, auf Objekte zu zeigen, damit sie von den Eltern benannt werden. Es braucht also Richtungsbewegungen, um sich die Welt sowohl motorisch als auch verbal zu erschließen.

Die Richtungsbewegungen beschreiben sechs Richtungen in den drei Dimensionen, die sich auf die Position des Körpers beziehen (Tabelle 10).

Tabelle 10: Übersicht Richtungsbewegungen (Bender, 2021a)

Richtungsbewegung	**Lebensjahr**	**Schutz**	**Kognition**	**Soziale Aspekte**
Quer Bewegung geht über die Körpermitte	Horizontale Dimension (1. Lj.)	Ablehnung schützend	Konzentration	Ausschluss von Kontakten
Seitwärts Bewegung geht seitlich vom Körper weg		Ausweichen, Verletzlichkeit zeigen	Assoziieren	Trennen und Aufteilen in sozialen Kontexten
Abwärts Bewegung geht nach unten	Vertikale Dimension (2. Lj.)	Abbrechen eines unangenehmen Kontaktes	Einer Sache auf den Grund gehen	Beruhigen, Unterwürfigkeitsgesten, Augenhöhe mit Kleineren herstellen

Mit der weiteren Entwicklung des Kindes werden die Richtungsbewegungen verfeinert, sofern der Wunsch nach Abgrenzung und klarem Ausdruck von Wünschen nicht sanktioniert oder durch Übergriffe geschädigt wird.

Richtungsbewegungen dienen der Abwehr äußerer Stimuli, Vorantriebe der Abwehr eigener innerer Impulse. Die Richtungsbewegungen haben verschiedene Funktionen, die vor allem für das Lernen wichtig sind:

- **Lokalisieren von Objekten im Raum:** Durch Richtungsbewegungen können Objekte oder Menschen im Raum lokalisiert werden, was wiederum hilft, sich selbst im Raum zu verorten und in Beziehung zu setzen (Bender, 2021a).
- **Abwehr gegen Objekte oder Menschen:** Mit dem unipolaren Formfluss des *Schrumpfens* kann das Kind ausdrücken, dass es einen unangenehmen Stimulus empfindet, aber nur mit einer Richtungsbewegung kann es sich gegen eine Gefahrenquelle zur Wehr setzen und diese abblocken oder wegschieben. Der Bruder will die Schwester schlagen, da sie aber ihren Arm in die Richtung des Schlages hält, wehrt sie den Schlag ab. Richtungsbewegungen sind notwendig, um sich gegen unangenehme Angriffe (körperlicher oder verbaler Art) zur Wehr setzen zu können. Von daher sind sie ein wichtiger entwicklungspsychologischer Schritt, um Selbstbewusstsein und Selbstwirksamkeit zu entwickeln (Bender, 2021a).
- **Kennzeichnung und Definition von Objekten:** Mit einer Bewegung eine Linie durch den Raum in Richtung eines Objekts oder einer Person zu ziehen, schafft einen Fokus auf einen bestimmten Punkt. Beim Kleinkind sehen wir diese erste Form der Bezugnahme zur Außenwelt, wenn es auf ein Objekt

oder eine Person zeigt und dabei „Da!“ sagt, um die Aufmerksamkeit der Bezugsperson zu erwirken (Bender, 2021a).

- **Räumliche Verbindung zu interpersonalen Beziehungen:** Die Brücke zu einer anderen Person kann durch Zeigen auf sie geschaffen werden und dient als Vorläufer komplexerer Kommunikation. Sie sind aber noch keine Kommunikation, sondern bahnen diese nur an (Bender, 2021a).
- **Entwicklung von abstraktem Denken und Sprache:** Das Kind zeigt auf das Auto, während es gleichzeitig „Auto“ sagt. Die Richtungsbewegung hilft ihm auf ein Objekt zu zeigen, Begrifflichkeiten zu erlernen und ebnet somit den Weg für den Prozess der verbalen Benennung von Objekten (Bender, 2021a).

7.3 Ich gestalte die Beziehung – Formen

BEISPIEL

Der Vater sitzt mit der Tochter auf dem Boden und rollt ihr einen Ball entgegen. Sie streckt nicht nur die Arme *vorwärts* (RIB) aus, sondern umfasst und umschließt den Ball mit den Händen. Das Mädchen rundet ihren Körper so weit, bis er fest am Ball anliegt. Sie passt sich der runden Form des Balles an. Der Junge, der eine Sandburg bauen will, muss den Sand immer wieder mit seinen Händen ausformen. Eine Mutter nimmt ihr Kind auf den Arm, indem sie sowohl mit ihren Armen als auch mit ihrem Körper die Körperform des Kindes umschließt.

Diese Beispiele beschreiben formende Bewegungen, die die Beziehung zu Menschen und Objekten gestalten. Im Formen werden Teile des Körpers oder der ganze Körper so verändert, dass sich die Person einem Objekt oder Menschen in seinem Umfang, seiner Kontur und seiner Dreidimensionalität anpassen kann. Formende Bewegungen sind komplexere Bewegungsmuster als Richtungsbewegungen und mehrdimensional. Wir unterscheiden deshalb wieder zwischen den drei Flächen, der *horizontalen, vertikalen* und *sagittalen.* Die Bewegungsentwicklung von den Richtungsbewegungen zu den komplexeren Mustern des Formens ist ein psychophysischer Entwicklungsfortschritt in der Beziehungsgestaltung.

Bewegungen der *horizontalen* Fläche schließt die Körperhaltung und umfasst ein Objekt oder einen Menschen. Es entsteht eine *einschließende* Bewegung (z. B. Umarmung). Gehen die Bewegungen zur Seite (z. B. Blumen streuen), so entsteht eine *ausbreitende* Bewegung auf der *horizontalen* Fläche. Sie fördern die **Kommunikation.**

Bewegungen der *vertikalen* Fläche sind seitlich *sinkende* (z. B. Dribbeln des Basketballs) oder seitlich *steigende* Bewegungen (den Koffer in die obere Ablage legen). Sie fördern die **Präsentation.**

In der *sagittalen* Fläche sind die Bewegungen entweder nach hinten *zurückziehend* (z. B. mehr Distanz zu einem Objekt herstellen) oder nach vorne *vorrückend* (sich einer duftenden Blume nähern). Sie fördern die **Konfrontation** (Tabelle 11).

Tabelle 11: Übersicht Formen (Bender, 2021a; Lamb 2012)

Formen	**Fläche/ Lebensjahr**	**Kognition**	**Soziale Aspekte**
Einschließend z. B. einen Menschen im Arm halten	Horizontale Fläche (seit/seit und vor/ rück) (1. Lj.)	**Erforschen** von Optionen aus verschiedenen Gesichtspunkten und das Einbeziehen ungleicher Möglichkeiten	Menschen zusammenführen, eine integrierende Geste, mit der Intimität erzeugt wird.
Ausbreitend Arme ausbreiten, um jemanden zu umarmen		**Erforschen** von allen Aspekten und Ideen eines Themas	Leicht Kontakt zu anderen Menschen finden, sich öffnen und exponieren
Sinkend seitliches Dribbeln des Balls nah am Boden	Vertikale Fläche (seit/seit und hoch/ tief) (2. Lj.)	**Auswerten** relevanter Themen, einer Sache auf den Grund gehen, ordnet die Themen nach Wichtigkeit	Fordert Kooperation ein und fragt nicht danach, Eintauchen in Kontakt
Steigend eine Feder in der Höhe einfangen		**Auswerten**, was wichtig ist für eine klar definierte Absicht, um zu höheren Zielen, einem höheren Status oder Bewusstseinszustand aufzusteigen	Präsentieren und inspirieren
Zurückziehend Eine Person zieht den Oberkörper zurück, um ein Bild auf sich wirken zu lassen.	Sagittale Dimension (hoch/tief und vor/ rück) (3. Lj.)	Mentale Zuflucht in der Vergangenheit, **Antizipation** auf der Basis vergangener Erfahrungen	Hängt gedanklich an sozialen Kontakten oder Erfolgen aus der Vergangenheit fest
Vorrückend Ein Gespräch belauschen durch Vorrücken des ganzen Oberkörpers		Suche nach Neuem, Antizipation der Zukunft, Trends erkennen, Ergebnisse vorhersehen	Übereifrig oder aggressiv

Steigen, Ausbreiten und *Vorrücken* erzeugen eine offene Körperform, während beim *Sinken, Einschließen* und *Zurückziehen* eine geschlossene Körperform entsteht (Bender, 2021a).

Selbstverständlich kann die Mehrdimensionalität mit dem Formen noch gesteigert werden, indem mehrere Flächen in einer Bewegung kombiniert werden.

BEISPIEL

Das Kind steht weinend vor der Mutter und die Mutter nähert sich dem Kind *sinkend-vorrückend*, um auf Augenhöhe zu sein. Sie nimmt das Kind zunächst *einschließend-sinkend* in den Arm, *um es erst einmal zu trösten,* und anschließend *zurückziehend*-steigend schauen, wo das Kind sich wehgetan hat.

Mit dem Einüben des Formens (Puppe im Arm halten, kuscheln, mit Knete spielen) entwickelt sich eine komplexe Beziehung zu anderen Menschen und Objekten. Formende Bewegungen im bipersonalen Raum lassen Verbundenheit und Empathie entstehen (Bender, 2021a).

Studien haben gezeigt, dass Kinder, die vielfältige soziale Beziehungen sammeln, komplexe und vielfältige Formbewegungen (eine Form: z. B. *sinkend,* zwei Formen: z. B. *sinkend-vorrückend,* drei Formen: z. B. *sinkend-vorrückend-ausbreitend*) zeigen und eine hohe soziale Intelligenz aufweisen (Kestenberg Amighi, Loman, & Sossin, 2018).

8 Ein Modell der konzentrischen Beziehungsentwicklung

„Die Entwicklung von Beziehungsfähigkeit ist kein abstrakt mentales oder psychisches Phänomen, sondern muss sich auf der Bewegungsebene manifestieren, damit es für das Gegenüber erfahrbar wird. Ein Beziehungswunsch, der lediglich innerlich erlebt wird, sich aber in der Bewegung nicht veräußerlicht, wird unbeantwortet bleiben" (Bender, 2020, S. 193).

Die früheste und rudimentärste Form der Beziehungsgestaltung ist der bipolare Formfluss, in dem das Baby symmetrisch bei allgemeinem Wohlsein *wächst* und bei Unwohlsein *schrumpft* und sich zusammenzieht. Es braucht die einfühlende Bezugsperson, die diese generellen Beziehungsäußerungen für Halten, Füttern,

Windeln wechseln oder Kontakt adäquat nonverbal beantworten kann. Dieses interaktive *Wachsen* und *Schrumpfen* legt den Grundstein für eine vertrauensvolle Beziehungsentwicklung (Bender, 2021a).

Der einseitige, unipolare Formfluss ermöglicht das absichtsvolle *Wachsen* oder *Schrumpfen* hin oder weg von einer Person bei Empfindungen von Behagen oder Unbehagen, sodass die Beziehungsäußerungen sich differenzieren und die Interpretation der Bedürfnisse leichter fällt. Das Kind kann aber noch nicht aktiv die Beziehungsgestaltung beeinflussen.

Erst mit den Richtungsbewegungen kann das Kind eine Brücke zu seinen Mitmenschen und seiner Umgebung bauen, indem es auf sie zeigt oder sie abblockt. Richtungsbewegungen haben aber eher eine anbahnende Wirkung auf die Beziehung (Bender, 2021a).

Erst im Formen entwickelt sich eine ausdifferenzierte Beziehungsgestaltung. Das Kind muss sukzessiv jede Phase in das Bewegungsrepertoire integrieren, ohne dass die vorherigen aufgegeben werden. Es ist also kein lineares Entwicklungsmodell, sondern ein konzentrisches. Aus der inneren Entwicklungsstufe reift die nächste und die nächste, ohne dass die vorherigen aufgegeben werden (Bender, 2021a).

BEISPIEL

Der Junge kommt vom Basketballtraining zurück und sieht die Feuerwehr vor seinem Haus. Als er sieht, dass ihre Wohnung brennt, *schrumpft* sein ganzer Körper bipolar zusammen und er fängt an zu weinen (bipolarer Formfluss). Er ist nicht in der Lage, auf die Frage des Feuerwehrmannes zu reagieren. Als die Nachbarin auf ihn zukommt und ihn fragt, ob sie etwas tun könne, *wächst* er mit einem verzweifelten Blick zur Nachbarin hin (unipolarer Formfluss) ohne zu wissen, wie diese ihm helfen könnte. Erst als die Feuerwehrleute seine Gitarre aus der Wohnung tragen, ist er in der Lage, auf die Gitarre zu zeigen (Richtungsbewegung) und die wiederholte Frage des Feuerwehrmannes, ob er dort wohne, mit „Ja." zu beantworten. Als er endlich die Mutter erblickt, fällt er ihr *einschließend* (Formen) in die Arme.

Erfährt die Entwicklung des Kindes massive Störungen z. B. durch frühkindliche Vernachlässigung, medizinische Eingriffe oder sonstiges, kann diese konzentrische Beziehungsentwicklung erschwert sein und das Kind hat Mühe, den nächsten Entwicklungsschritt zu explorieren. So zeigt es z. B. auch in späteren Jahren noch überproportional viel bipolaren Formfluss. Es kann seinen Wunsch nach Beziehung nur durch diese allumfassende Bedürftigkeitsäußerung ausdrücken. Nicht selten sehen wir bei frühen Traumata ein eingefrorenes bipolares *Schrumpfen*. Das Kind ist im Schreck des frühen Traumas steckengeblieben und hat Angst, sich der Welt zu öffnen. Da der Formfluss erstarrt ist (zusammengezogene Körperhaltung), sind zum einen die entsprechenden Gefühle eingefroren, zum anderen ist die seelische Not des Kindes für die Umwelt oft nur schwer zu erkennen (Bender, 2021a).

Wird dem Kind aus den verschiedensten Gründen verwehrt, sich abzugrenzen, d. h. Richtungsbewegungen zu üben und zum eigenen Schutz einzusetzen, werden diese aktiven, klaren Handlungen der Verteidigung nicht zur Verfügung stehen (Bender, 2021a).

Wenn ein Kind nur über Abgrenzung sein psychisches Überleben sichern konnte, wird es auch im Erwachsenenalter viele Richtungsbewegungen zur Beziehungsklärung einsetzen (Arme verschränken, jemanden wegschieben, herbeizitieren usw.). Das Kind befürchtet, dass beim Einlassen im Formen alle Grenzen verschwimmen und es sich nicht mehr schützen kann. Aus diesem Grund wehren sie sich auch gegen ein In-den-Arm-Nehmen (Bender, 2021a).

Die Tanztherapie kann mit dieser differenzierten Bewegungsanalyse Entwicklungsdefizite oder -verzögerungen erkennen, Reifungsschritte nachholen und die psychophysische Integration fördern.

Wenn ein höherer Reifungsgrad nicht hinreichend entwickelt ist, ist es sinnvoll, sich die vorherigen bewegungsanalytischen Entwicklungsschritte anzuschauen und Lücken der Entwicklung durch ein entsprechendes Therapieangebot zu schließen.

Fällt es z. B. einem Kind schwer, sich *direkt* zu konzentrieren, ist erst einmal zu überprüfen, ob es überhaupt in der Lage ist, einen *gleichbleibenden* Spannungsfluss einzunehmen, um die muskuläre Vorbereitung für ein konzentriertes Arbeiten zur Verfügung zu haben (Tabelle 12).

Zeigt ein Kind in seiner Depression und seinem Selbstzweifel viel *sinkende* Bewegungen, aber keine *steigenden*, so können mit dem *aufwärts* (RIB) und dem uni- und bipolaren *Verlängern* die emotionalen Anteile dieser Vorstufen des *Steigens* exploriert werden.

Tabelle 12: Konzentrische Beziehungsgestaltung (Bender, 2021a)

Bipolarer Formfluss	**Bipolarer Formfluss**	**Richtungs-bewegung**	**Formen**
verschmälern	mittig verschmälern	quer	einschließend
verbreitern	seitlich verbreitern	seitwärts	ausbreitend
verkürzen	verkürzen nach unten verkürzen nach oben	abwärts	sinkend
verlängern	verlängern nach unten verlängern nach oben	aufwärts	steigend
aushöhlen	aushöhlen nach hinten aushöhlen nach vorne	rückwärts	zurückziehend
auswölben	auswölben nach hinten auswölben nach vorne	vorwärts	vorrückend

Formfluss-Interaktionen zwischen Mutter und ihrem ehemaligem Frühgeborenen

Katrin Wirth-Storch

1 Einführung

Im Jahr 2019 wurden laut dem Statistischen Bundesamt in Deutschland 778.090 Kinder geboren, davon waren 55.552 Frühgeborene (Statista, 2022). Dies entspricht einem Prozentsatz von 7,1.

Auch wenn es aufgrund des medizinischen Fortschritts mittlerweile möglich ist, dass schon Kinder ab der 24. Schwangerschaftswoche trotz eines sehr geringen Geburtsgewichtes eine Überlebenschance von 20 – 25 % haben, so hat dieser Vorgang doch erhebliche Folgen für die betroffenen Eltern. Aus dem natürlichen Ereignis der Geburt wird ein intensiv-medizinisches, soziales und nicht zuletzt wirtschaftliches Problem, da die Frühgeburtlichkeit in all diesen Aspekten weitreichende Folgen hat. Nicht zu unterschätzen sind auch die psychologischen Folgen gerade für die Eltern von Frühchen. Das Elternglück wird oft von Sorgen und Ängsten um das Frühgeborene überschattet. Hinzu kommen Schuldgefühle seitens der Mutter, für die Frühgeburt verantwortlich zu sein. Oftmals begleiten die Sorgen und Ängste der Eltern die ehemaligen Frühchen ihre Kindheit hindurch, da jederzeit noch Spätfolgen der Frühgeburtlichkeit zum Tragen kommen könnten.

In der folgenden Vergleichsstudie wurde die Interaktion von Müttern mit ihren ehemaligen Frühchen untersucht. Im Fokus der Untersuchung stand der Formfluss (-> Kap. 2), da er die Grundlage für die Beziehungsentwicklung darstellt. Durch die Studie sollte herausgefunden werden, ob Mütter von ehemaligen Frühchen in der Interaktion mit ihren Kindern anders reagieren als Mütter mit normal-geborenen Kindern. Verglichen wurden vier Mutter-Kind-Dyaden aus jeder Zielgruppe bei einer gefilmten Spielsequenz.

2 Die Frühgeburt

Zum besseren Verständnis wird im folgenden Abschnitt erklärt, wann es sich um eine Frühgeburt handelt. Für die Frühgeburt gibt es keine juristische, gesetzlich fixierte Definition. Die entscheidende Bezugsgröße ist die Tragzeit, weniger das Geburtsgewicht. Demnach gelten alle Lebend- und Totgeborenen zwischen Beginn der 22. Schwangerschaftswoche (mehr als 154 Tage post menstruationem) und Ende der 36.Schwangerschaftswoche (weniger als 259 Tage post menstruationem) als Frühgeborene (Künzel & Wulf, 1997).

Eine Frühgeburt wird wie folgt definiert: komplette Ausstoßung oder Extraktion von Feten mit größer/gleich 500 Gramm oder größer/gleich 25 Zentimeter. Wenn weder Gewicht noch Länge vorliegen, gilt ein Gestationsalter von 22 SSW als gleichwertig mit 500 Gramm (Schneider, Husslein & Schneider, 2004). Weiterhin unterteilt man die Frühgeborenen in:

- partus praematurus: Geburt zwischen 28+0 bis 36+6 SSW,
- partus immaturus („very low birth weight", sehr kleine Frühgeburt): Geburt zwischen 22+0 bis 27+6 SSW, Gewicht kleiner/gleich 1000 Gramm.
- Lebendgeburt („life birth"): Lebenszeichen unter und nach der Geburt: Atembewegungen, Pulsation der Nabelschnur, Bewegung der willkürlichen Muskulatur.
- Totgeburt („still birth"): keine Lebenszeichen während und nach der Geburt.

In Deutschland und Österreich besteht eine Meldepflicht für alle Lebendgeborenen/Totgeborenen, die größer als 500 Gramm sind. In der Schweiz gilt die Meldepflicht für alle Lebend- sowie Totgeborenen, die kleiner als 30 Zentimeter sind.

Ein Abort ist die komplette Ausstoßung oder Extraktion eines kleiner als 500 Gramm wiegenden Fetus (bzw. kleiner als 30 Zentimeter Größe) oder eines Embryos, ohne Berücksichtigung des Gestationsalters.

Da bei Frühgeborenen jeder Tag eine Erhöhung der Überlebenschancen bedeutet, ist eine präzise Angabe des Gestationsalters notwendig. Deshalb werden international die abgeschlossene Schwangerschaftswoche (SSW) und die Tage (+) angegeben (Schneider et al., 2004).

2.1 Folgen einer Frühgeburt

In den letzten Jahren hat sich die Perinatalmedizin stetig weiterentwickelt. So werden z. B. Hochrisikogeburten in entsprechenden Zentren begleitet und überwacht. Ebenso gibt es bestätigte Fortschritte in der neonatalen Intensivmedizin. Trotzdem liegen die perinatale Mortalität und Morbidität als Folge der Frühgeburt bei 70 % (Künzel & Wulf, 1997).

Die Ursache dieser Mortalitätsrate resultiert aus der Unreife des neugeborenen Kindes und den damit verbundenen Anpassungsschwierigkeiten an das extrauterine Leben. In dieser kritischen Phase richtet sich das Augenmerk besonders auf die Lungenreife, das Herz-Kreislauf-System, die Temperaturregelung und den Glukosehaushalt (Brückmann, 2004).

2.1.1 Folgen für das Frühgeborene: Behinderungen, Krankheiten, Spätfolgen

Einige Folgen der Frühgeburtlichkeit sind direkt und unmittelbar zu erkennen. Es gibt aber auch Spätfolgen, die oft erst Jahre später zum Tragen kommen können. Folgende unmittelbare Komplikationen können beim Frühgeborenen auftreten:

- idiopathisches Atemnotsyndrom (RDS),
- Apnoe-Bradykardie-Syndrom – Pneumothorax (PTX),
- bronchopulmonare Dysplasie (BPD),
- nekrotisierende Enterokolitis (NEC),
- Hypoglykämie,
- Duktus arteriosus,
- Sepsis,
- Retinopathie,
- Hirninfarkt sowie
- Hirnblutung.

So treten zum Beispiel Hirnblutungen, Retinopathien und Duktus arteriosus nur gehäuft bei sehr unreifen Frühchen (bis zur 28./29. SSW) auf. Die anderen Krankheitssymptome können jedoch bis zur 36./37. SSW auftreten (Jorch, 2006). Insgesamt betrachtet liegt bei überlebenden Kindern, die ein Geburtsgewicht unter 1500 Gramm haben, die Behinderungsrate bei 10 %. Zu den schweren Behinderungen zählt man hochgradigen Schwachsinn, spastische Zerebralparese, Blindheit und Taubheit. Bei weiteren 20 – 25 % ist mit leichten Behinderungen zu rechnen (Künzel & Wulf, 1997). Für eine positive Spätprognose ehemaliger Frühchen ist besonders wichtig, dass eine intensive Nachbetreuung mit regelmäßigen Untersuchungen stattfindet und die Möglichkeit der Frühförderung in verschiedenen Therapien genutzt wird. Aufgrund von Langzeitfolgen können endgültige Prognosen eines unreifen Frühgeborenen erst im Alter von 6–8 Jahren getroffen werden. So können z.B. Lern-, Aufmerksamkeits- und Verhaltensstörungen Langzeitfolgen ehemaliger Frühchen sein. Laut Schneider, Husslein und Schneider bleibt eine intrauterine Wachstumsstörung auch im Kindes- und Adoleszentenalter erkennbar. Sie äußert sich durch einen Gewichts- und Größenrückstand. Weitere Langzeitfolgen können kognitive Leistungsdefizite, Legasthenie, Dyskalkulie, Epilepsie, motorische Störungen sowie Seh- und Hörstörungen sein. Auch konnte ein Zusammenhang zwischen einer Pathologie des intrauterinen Wachstums und der Morbidität im Erwachsenenalter insbesondere bei Hypertonie, Herz-Kreislauf-Erkrankungen, Hyperlipidämie und Diabetes mellitus des Typs II festgestellt werden (Künzel & Wulf, 1997; Ulfig in Brückmann, 2004; Schneider et al., 2004; Uhl, 2006; Barker 1990).

2.1.2 Folgen für die Eltern eines Frühgeborenen

Nicht nur die Kinder, sondern auch die Eltern sind „frühgeboren". Das frühe Elternwerden kommt für die meisten überraschend. Den Eltern bleibt keine Zeit, sich auf die Situation vorzubereiten. Selbst wenn Eltern aufgrund eines eher schwierigen Schwangerschaftsverlaufes mit einer Frühgeburt rechnen mussten, kann man die vorweggenommene Angst nicht mit dem real Erlebten in dieser Situation vergleichen.

Ein Großteil der Frühgeburten sind Kaiserschnittentbindungen. Auch hier fehlt den Eltern der Prozess, den eine natürliche Geburt mit sich bringt. Der Prozess, der für das Kind den Übergang vom intrauterinen zum extrauterinen Dasein darstellt, wird durch die Wehentätigkeit in Form von *Woge-* und *Pressrhythmen* begleitet und bedeutet für Mutter und Kind ein intensives gemeinsames Körpererleben und kontinuierlich spürbar sich verändernder Körperkontakt. Dieses gemeinsame Übergangsgeschehen fehlt bei einer Kaiserschnittentbindung. Besonders hervorzuheben sind die psychologischen Auswirkungen der Frühgeburtlichkeit auf die Eltern, da sie eine zentrale Rolle beim Beziehungsaufbau zum Frühgeborenen spielen.

2.2 Psychische Belastungen der Eltern eines Frühgeborenen

Eltern von Frühchen sind einer Vielzahl von Ängsten und Sorgen, aber auch Gefühlen wie Wut und Trauer ausgesetzt. Es handelt sich dabei um ganz konkrete Befürchtungen, dass ihr Kind möglicherweise nicht überlebt bzw. bleibende gesundheitliche Schäden davonträgt. Hinzu kommen Schuldgefühle, für die Frühgeburt verantwortlich zu sein oder etwas versäumt zu haben. Auch werden Eltern von Frühgeborenen häufig von einer Trauer um das erträumte, gesunde Baby erfasst.

Oftmals erleiden Eltern beim Anblick ihres Frühchens, das an Sonden und Apparaten angeschlossen ist, einen Schock. Das wiederum löst ein schlechtes Gewissen aus. Die Warntöne der Überwachungsmonitore und die Geräusche der Beatmungsgeräte beängstigen die Eltern (Strauch in Jorch, 2006).

Jotzo (2001) beschreibt in einer Studie, dass die Frühgeburt eine Traumatisierung für die Eltern ist. In dieser Studie wurden per Fragebogen dissoziative Erlebnisweisen während der Geburt, partnerschaftsbezogene, familiäre, kindbezogene und medizinische Variablen erhoben. So ergab sich, dass im ersten Monat nach der Geburt 62,5 % der untersuchten Eltern über dem Wert für ein klinisch signifikantes Trauma und 8,9 % über dem Wert für ein schweres Trauma lagen.

Wichtig ist es daher, die Eltern intensiv in die Betreuung ihrer Frühchen einzubinden. In wissenschaftlichen Studien ist belegt, dass sich regelmäßiges Handauflegen im Inkubator und späteres Känguruen (Herumtragen des Frühgeborenen) positiv auf die Entwicklung des Frühgeborenen auswirkt. So ist z. B. eine Gewichtszunahme oder bessere Sauerstoffaufnahme des Frühgeborenen zu verzeichnen (Jorch, 2006).

Da der Beziehungsaufbau durch die sofortige Trennung der Frühchen von ihrer Mutter gestört ist, ist die Einbeziehung der Eltern in die Pflege ihres Frühchens von großer Bedeutung. Durch den Körperkontakt und die Interaktion wachsen die Eltern in ihre Rolle hinein, spüren, dass sie gebraucht werden, und können eine emotionale Bindung zu ihrem Kind herstellen. Die Eltern lernen, sensibel und angemessen mit ihrem Frühgeborenen umzugehen, eine Reizoptimierung für ihr Kind herauszufinden und vor allem ihre eigene emotionale Krise nach der Frühgeburt zu überwinden (Porz, 2004).

3 Der Formfluss als Grundlage der Beziehungsentwicklung

Laut Bender (2021a) beschreibt der Formfluss die Beziehung zu sich selbst und wie diese auf andere Personen ausgeweitet wird. Deshalb ist er auch die Grundlage der frühen Mutter-Kind-Beziehung. Der Formfluss zeigt in dieser Interaktion Bedürfnisbefriedigung oder Frustration sowohl vom Säugling als auch von der Mutter.

Da dem Säugling zunächst nur der Formfluss zur Verfügung steht, und er daher auf eine einfühlsame Reaktion der Bezugspersonen angewiesen ist, ist er für die Entwicklung der Beziehungsfähigkeit von entscheidender Notwendigkeit (Bender, 2021a).

Steht die Mutter eines Frühgeborenen mit sich selbst nicht gut in Beziehung, weil sie z. B. Schuldgefühle hat, etwas in der Schwangerschaft falsch gemacht zu haben, könnte das Auswirkungen auf ihre Interaktion mit ihrem Neugeborenen zur Folge haben. Unsicherheiten bzw. Störungen in der frühen Interaktion könnten wiederum weitreichende Folgen für die Bindung zwischen Mutter und Kind haben. Um dies herauszufinden, stand der Formfluss der Mutter im Fokus der nachfolgenden Untersuchung.

4 Die Familieninteraktion

Als Interaktion bezeichnet man ein aufeinander bezogenes Handeln zweier oder mehrerer Personen und die damit eingegangene Wechselbeziehung (Bender, 2021b).

In einer Familie sind komplexe Muster an Interaktionen zu beobachten. Unter dem Begriff Muster sind regelhafte, typische Abfolgen und Konstellationen in den Interaktionen und Kommunikationen zu verstehen. Interaktionen können in Hinsicht auf verschiedene inhaltliche Ebenen und Abstraktionsniveaus analysiert werden, z. B. Körperhaltung, Mimik und Gestik, Gesprächsinhalte, Emotionen oder Kognitionen, Prozesse von Intimität und Austausch (Eberlein, 2022).

Auch in der Tanztherapie sind Interaktionen Gegenstand der Untersuchungen, besonders in der Arbeit mit Familien. Das Augenmerk liegt hier auf der nonverbalen Interaktion, da die Körpersprache oft präziser und aussagekräftiger ist als Gesprochenes. Besonders in Interaktionen finden ständig Formflussveränderungen statt. Gemeinsamkeiten im Formfluss wie z. B. gemeinsames *Wachsen* in der Freude über ein Erlebnis, bilden die Grundlage für Vertrauen (Bender, 2021a), was wiederum zur sicheren Bindung zwischen den Familienmitgliedern beiträgt.

5 Vergleichende Studie der Formflussanalyse der Mutter-Kind-Dyade

Für die folgende Studie wurden vier Familien mit ehemaligen Frühchen beobachtet und analysiert, die jetzt im Alter zwischen vier und sieben Jahren sind. Diese wurden mit vier Familien gleicher Konstellation verglichen, deren Kinder termingerecht geboren wurden. Gegenstand der Untersuchung waren nicht alle Familienmitglieder, sondern nur die Mütter und ihre ehemaligen Frühchen bzw. normal-geborenen Kinder. Es wurden die Mütter ausgewählt, da sie in der Regel für die Kinder die engste Bezugsperson sind. Der Einfachheit halber wird im weiteren Teil trotzdem von Familien die Rede sein.

5.1 Beschreibung der Spielsequenz während der Videografie

Alle ProbandInnenpaare (jeweils die Mutter mit ihrem Kind) bekamen dieselben Aufgaben gestellt und sollten diese gemeinsam umsetzen. Der zeitliche Rahmen der Spielsequenz betrug bei allen 25 Minuten. Es wurde ein klar strukturierter Ablauf gewählt, d.h. einzelne Bewegungsaufgaben vorgegeben. Mit dieser Struktur sollte die Interaktion herausgefordert werden. Durch die aufgestellten Regeln und eventuellen Regelüberschreitungen waren die ProbandInnen aufgefordert, miteinander zu kommunizieren, verbal und vor allem in der Körpersprache. Mutter und Kind waren gleichzeitig aufgefordert, die Aufgaben umzusetzen.

Ablauf der Spielsequenz

1. Erwärmungsspiel: Spielerisch wird mit dem eigenen Körper eine Rakete gestartet, verbal unterstützt mit den Worten „Wir fangen an." (bei „an" wird in die Luft gesprungen).
2. Stopptanz um die im Raum am Boden liegenden Bälle: Spielt die Musik, laufen beide kreuz und quer um die Bälle. Stoppt die Musik, wird ein Ball, mit dem von der Autorin benannten Körperteil berührt (z.B. rechte Hand, linker Fuß, Popo oder Bauch). Anfangs ist jede/r allein an einem Ball. Später sollten sich beide auf ein und denselben Ball einigen und die genannten Körperteile zum Ball bringen.
3. Zuspiel mit dem Ball: Erst direktes Zuspiel, dann mit einem Bodenkontakt, dann zwei bis hin zu drei Bodenkontakten.
4. Fußball: Der Ball durfte nur mit dem Fuß zugespielt werden.

5. Zuspiel des Balls über und unter eine Schnur hinweg.
6. Gemeinsames Kegelumschießen mit einem Ball: Kind und Mutter wechseln sich dabei in der Reihenfolge ab.
7. Ballmassage: Die Mutter liegt bäuchlings auf einer Matte, das Kind massiert mit dem Ball Beine, Rücken, Arme, danach Wechsel, das Kind wird massiert.
8. Abschluss: Eine Verabschiedung in Sprache und Bewegung: Dreimalige Verneigung des Körpers mit den Worten „Und Tschüss" (die Arme dazu nach oben ausstrecken und dann nach unten fallen lassen).

Die Analyse jedes Mutter-Kind-Paares erfolgte einzeln, die äußeren Bedingungen und Bewegungsaufgaben waren immer gleich. Um auch kleinste Veränderungen in der Körpersprache zu sehen, wurde die Spielsequenz mit einer Videokamera aufgezeichnet.

Für die Bewegungsanalyse wählte die Untersucherin 10 Minuten aus der Mitte einer Spielsequenz aus. So hatten die ProbandInnen Zeit, sich auf die neue Situation einzustellen. In der Analyse wurden Formflussveränderungen bei den Müttern bei allen Bewegungsaufgaben mit dem Ball ausgewertet. Damit wurden Formflussveränderungen während der Interaktion zum Gegenstand der Beobachtung gemacht. Formflussvarianten der Mütter, wenn sie die Bewegungsaufgaben ohne Interaktion erfüllten, wurden nicht ausgewertet. In den Spielpausen wurde ebenfalls der Formfluss der Mütter notiert. Die Zeiten der Bewegungsaufgaben und Pausen waren bei allen Mutter-Kind-Dyaden identisch. Bei der Auswertung der einzelnen Filme wurde der Ton ausgeschaltet, um sich ganz auf die Körpersprache konzentrieren zu können.

Die Familien mit den ehemaligen Frühchen sind unter F1 – F4 zusammengefasst, die Familien mit den termingerecht geborenen Kindern unter N1 – N4 (Tabelle 13).

5.2 Auswertung und Vergleich der Bewegungsanalysen

Bei der Auswertung wurden alle Formflusselemente pro Familiengruppe zusammengezählt. (Tabelle 13; freigelassene Formflussfelder wurden bei den Müttern nicht beobachtet.)

Tabelle 13: Auswertung Beobachtung des Formflusses

Formfluss	**F1 – F4 Wachsen**	**F1 – F4 Schrumpfen**	**N1 – N4 Wachsen**	**N1 – N4 Schrumpfen**
Gesamt	111	55	195	52
Bipolarer Formfluss				
Verschmälern		31		33
Verbreitern	33		112	
Verkürzen				
Verlängern				
Aushöhlen				
Auswölben				
Unipolarer Formfluss				
Mittig Verschmälern		1		
Seitlich Verbreitern	2		12	
Verkürzen nach oben				
Verkürzen nach unten				
Verlängern nach oben	10		10	
Verlängern nach unten	7		2	
Aushöhlen nach vorn				
Aushöhlen nach hinten		23		19
Auswölben nach vorn	55		55	
Auswölben nach hinten	4		4	

Übereinstimmende Ergebnisse: In den unipolaren Formflusselementen *Verlängern nach oben, Auswölben nach hinten* und *Auswölben nach vorn* wurden identische Ergebnisse erzielt. Alle Kriterien sind ein *Wachsen.* In den unipolaren Formflusselementen *Mittig Verschmälern* und *Aushöhlen nach hinten* wichen die Ergebnisse nur geringfügig voneinander ab. Sie sind ein *Schrumpfen.*

Die *schrumpfenden* Elemente des bipolaren Formflusses *Verkürzen* und *Aushöhlen* und die wachsenden Elemente des bipolaren Formflusses *Verlängern* und *Auswölben* wurden in beiden Familiengruppen gar nicht gesehen.

Ebenso waren die schrumpfenden Elemente des unipolaren Formflusses *Verkürzen nach oben, Verkürzen nach unten* und *Aushöhlen nach vorn* in beiden Familiengruppen gar nicht sichtbar. Dazu kann auch noch der unipolare Formfluss *Mittig Verschmälern (ein Schrumpfen)* gezählt werden, da er nur einmal in einer Familie gesehen wurde und er somit nicht repräsentativ ist. Der Formfluss *Schrumpfen* war in beiden Zielgruppen nahezu gleich oft zu sehen. Ebenso nahezu identisch war die Summe der wachsenden und schrumpfenden Kriterien des unipolaren Formflusses in beiden Familiengruppen.

Nicht übereinstimmende Ergebnisse: Die größten Unterschiede zeigten sich im Formflusselement *Wachsen,* dem bipolaren Formfluss *Verbreitern* und den unipolaren Formflusskriterien *Seitlich Verbreitern* und *Verlängern nach unten.*

Beim Formfluss Wachsen zeigten die N-Familien 75% mehr *Wachsen.* Beim bipolaren *Verbreitern* war der Unterschied noch erheblich größer, da die N-Familien 339% mehr davon zeigten. Beim unipolaren *Seitlichen Verbreitern* lag der Wert der Familien F1–F4 lediglich bei einem Sechstel des Wertes der Vergleichsfamilien N1–N4. Hingegen war der Wert des unipolaren *Verlängern nach unten* in den Familien F1–F4 dreieinhalbmal (350%) höher als der Wert der Vergleichsfamilien N1–N4.

6 Auswertung und Interpretation

Im Folgenden sollen die vier hervorstechendsten Unterschiede im Formfluss analysiert werden: dem *Wachsen,* dem *Verbreitern,* dem *Seitlich Verbreitern* und dem *Verlängern nach unten.* Es ist interessant, dass es nur wachsende Formflusselemente sind, die einen Unterschied machen. Bei den bi- und unipolar *schrumpfenden* Formflusselementen gab es bei beiden Familiengruppen fast identische Ergebnisse.

Das *Verlängern nach unten* war eine typische Bewegung, die das Fußballspiel provoziert hat, weil man zum Ball, der auf dem Boden ist, hinwachsen muss. Es zeigte sich, dass sich die Mütter mit den ehemaligen Frühgeborenen mehr an die Regeln hielten als die Vergleichsfamilien. Konkret sah das so aus, dass die Mütter mit den normalgeborenen Kindern den Ball öfter mal in die Hand nahmen, auch wenn Fußballspielen gefordert war. Die Mütter der ehemaligen Frühchen nahmen hingegen die Regeln ernster. So griffen sie das Zuspiel ihrer Kinder öfter durch ein *Verlängern nach unten* mit dem Fuß auf, um den Ball zu erreichen. Frühchenmütter mussten sich besonders am Anfang des Lebens ihres Kindes genauestens an Regeln halten, denn das war ausschlaggebend für das Wohl des Kindes. Darüber hinaus geben verlässliche Regeln und deren Einhaltung den Kindern und auch den Müttern Sicherheit, was gerade für Frühchenmütter und deren Kinder durch ihren nicht-regelhaften Start ins Leben von großer Wichtigkeit ist. Aus diesem Grunde könnte sich dieses „an die Regel halten“ manifestiert haben, ohne dass es den Müttern bewusst ist. Auch die vermehrte

Sorge um ein zu früh geborenes Kind lässt die Mutter vermehrt zu ihrem Kind (was meist weiter unten ist) *hinwachsen.*

Der Formfluss *Wachsen* war bei den Müttern mit den ehemaligen Frühchen nur etwa halb so häufig zu sehen, wie bei den Müttern mit normal-geborenen Kindern. Da das *Wachsen* für ein Wohlbefinden mit sich und der Umwelt steht, könnte genau dies ein Problem der Mütter mit den ehemaligen Frühchen sein. Oftmals haben diese Mütter Schuldgefühle, weil sie glauben, in der Schwangerschaft etwas falsch gemacht oder etwas unterlassen zu haben, was letztlich zur Frühgeburt geführt hat. Sie können nicht unbekümmert im Umgang mit ihren Kindern sein, da sie aufgrund dieser Schuldgefühle mit sich selbst hadern. Das zeigt sich in dem wenigen Formfluss *Wachsen.* Das *Wachsen* steht nicht nur für ein Wohlbefinden mit der Umwelt, sondern auch für eine Offenheit ihr gegenüber. Diese Offenheit und dieses Urvertrauen in die Umwelt wurden bei den Frühchenmüttern erschüttert. Die Geburt kam für diese Mütter überraschend und war mit den größten Sorgen und Ängsten um das Neugeborene verbunden. Die Hilflosigkeit, dem eigenen Kind nicht allein helfen zu können, förderte eher den Formfluss *schrumpfen* bzw. hemmte den Formfluss *wachsen.* Die Mütter mit ihren Familien mussten die ganze Verantwortung an das Klinikpersonal und an Maschinen abgeben. Jeden Moment konnten Hiobsbotschaften eintreffen und diese Sorgen und Ängste hörten auch nicht mit dem Verlassen der Klinik auf. Spätfolgen konnten jederzeit eintreten, oder es konnte Unvorhergesehenes passieren, gerade wenn man die Spätfolgen einer Frühgeburtlichkeit betrachtet (Künzel & Wulf, 1997).

Der Formfluss reguliert innere Spannung und drückt die eigene Bedürftigkeit aus. Ein ausgeglichenes Maß an *Wachsen* und *Schrumpfen* zeigt, dass die Person sich der Außenwelt vertrauensvoll öffnen und dann auch wieder auf sich selbst konzentrieren kann. Dies zeigte keine der Probandenmütter, was daran liegen könnte, dass eine Mutter generell oft die eigenen Bedürfnisse hintenanstellt. Das würde ein Mehr an *wachsendem* Formfluss und dem Weniger an *schrumpfendem* Formfluss in allen Probandenfamilien erklären.

Wachsender Formfluss zeigt eine Offenheit und Annäherung an andere an, aber gerade diese Annäherung scheint für Frühchenmütter erschwert, da die Annäherung an das Kind stets von einer Sorge, also eher einer *schrumpfenden* Bewegung, begleitet war. Der Körper drückt die Bedürftigkeit aus, deren Befriedigung sich die Mütter größtenteils verbieten. Der ausgeglichene bipolare Formfluss der Frühchenfamilien F1 – F4 im *Wachsen* und *Schrumpfen* zeigt die generalisierte, d. h. nicht objekt- oder personenbezogene Bedürftigkeit.

Für die Interaktion zwischen Mutter und Kind heißt das wenige *Wachsen* aber auch, dass sie nicht unbeschwert ist und von der nicht gestillten Bedürftigkeit der Mutter eingeschränkt wird. Die Umwelt, somit auch das Kind in den Spielsequenzen, kann diese Bedürftigkeit nicht stillen, da sie zwar nach außen tritt, so allein aber keine weitere Aktion zur Folge hat. Das würde nur geschehen, wenn der Formfluss eine Richtungsbewegung oder ein Formen hin zur Bezugsperson einleiten würde. Das würde z. B. eintreten, wenn die Mutter mit ihrem Kind kommuniziert, indem sie auf ihr Kind zugeht, es kurz in den Arm nimmt oder anderweitig motiviert, die Aufgabe nochmal zu probieren.

Ebenfalls fiel auf, dass die Mütter der ehemaligen Frühchen dann *gewachsen* sind, wenn das Kind die Bewegungsaufgabe ohne Probleme erfüllen konnte. War das nicht der Fall, *schrumpften* die Mütter. Dadurch entstand ein Leistungsaspekt in der Spielsituation, der sich auf die Kinder übertrug und zu Anspannung führte. Dies ließe sich darauf zurückführen, dass Frühchenmütter von Geburt ihrer Kinder an einem Leistungsdruck ausgesetzt sind. Immer wieder dreht es sich um das Thema, was das Kind kann und was nicht, und der Druck wird durch zusätzliche Tests und Spezialtherapien erhöht, um Defizite auszugleichen.

Bei den Müttern mit normalgeborenen Kindern war der Leistungsdruck weniger bis gar nicht sichtbar. Für diese Familien blieb es beim Spielcharakter. Vielleicht hat die Untersuchung unbewusst diesen Leistungsaspekt provoziert, da den Müttern der ehemaligen Frühchen bewusst war, dass vor allem sie und ihre Kinder Hauptgegenstand der Untersuchungen waren. Dennoch spiegelt es sicherlich frühere Testerfahrungen und die Angst wider, dass ihre Kinder nicht altersgerecht abschneiden.

Das bipolare *Verbreitern* zeigte sich bei den Müttern der ehemaligen Frühchen weniger als ein Drittel (30 %) so häufig wie bei den Vergleichsfamilien. Da *Verbreitern* auch ein *wachsender* Formfluss ist und dem ersten Lebensjahr zugeschrieben ist, steht er ebenso für „sich wohl fühlen“, für Offenheit und Vertrauen in die Umwelt. Bipolares *Verbreitern* vermittelt die Fähigkeit zu unterstützen (Bender, 2021a). Gerade diese Fähigkeit ist bei den Frühchenmüttern stark eingeschränkt, weil sie gerade nach der Geburt des Kindes fremde Hilfe brauchten. Vielleicht kann man sogar noch weiter gehen. Da alle Probandenmütter der ehemaligen Frühchen per Kaiserschnitt entbunden haben, waren sie auch hier zum Wohlergehen des Kindes auf fremde Hilfe angewiesen. Eine normale Geburt wäre für das Kind lebensbedrohlich gewesen. Auch blieb allen Probandenmüttern der ehemaligen Frühchen ein Stillen ihrer Kinder verwehrt. Auch das könnte ihnen vermittelt haben, ihrem Kind nicht alle nötige Unterstützung gegeben zu haben, und sie wurden in ihrer Selbstwirksamkeit tief erschüttert. Bipolares *Verbreitern* kann auch ein Gefühl von Omnipotenz ausdrücken (Bender, 2021a). Dieses Omnipotenzgefühl von „Wir schaffen das“ fehlt den Frühchenmüttern, weil sie ihr Kind nicht allein entbinden konnten, sondern ihr Kind fremden Menschen und vor allem Angst auslösenden Maschinen überlassen mussten. Mit ihren Ängsten, Sorgen und Schuldgefühlen waren sie sich größtenteils selbst überlassen. Ein Vertrauen in ihre eigenen Fähigkeiten und in die Umwelt war somit eingeschränkt. Menschen, die viel bipolar *verbreitern,* wie die Vergleichsmütter in der Studie, sind oft übermäßig vertrauensvoll und optimistisch (Bender, 2021a). Den Frühchenmüttern fehlt dieser Optimismus. Diese Mütter sind oft sehr gut über die Probleme ihrer Kinder informiert. Von Geburt an wurden ihre Kinder häufiger untersucht und vielleicht auch schon einige Male therapiert. Diese Mütter wissen oft sehr genau, welche Spätfolgen die Frühgeburtlichkeit haben kann. Ein übermäßiges Vertrauen und ein Optimismus sind für sie mit diesem Hintergrund nur schwer realisierbar. Das bipolare *Verbreitern* steht darüber hinaus für Expansion, Suchen, Neugierde und Experimente (Bender, 2021a). Auch das ist den Frühchenmüttern größtenteils nicht möglich gewesen. Die Frühgeburtlichkeit ihrer Kinder ließ keinen Spielraum für Experimente, Neugierde und Expansion, sondern forderte eine feste Struktur, um der damit verbundenen Sicherheit Platz zu machen.

Der vierte Unterschied zwischen den Familien war das unipolare *Seitliche Verbreitern,* was ebenfalls dem ersten Lebensjahr zugeordnet ist. Die Frühchenmütter zeigten diese Formflussvariante zu einem Sechstel weniger als die Vergleichsfamilien. Da es auch ein *Wachsen* ist, gelten auch hier die Überlegungen wie bereits oben erwähnt. Das *Seitliche Verbreitern* wird mit dem bezogenen Gefühl des Wohlseins und der Sicherheit zu anderen Objekten oder Personen assoziiert (Bender, 2021a). Oft beinhaltet es auch ein Loslassen von Spannung, was bei den Frühchenmüttern in Bezug auf ihre Kinder nicht so oft vorkam. Die Kinder befinden sich an einem wichtigen Entwicklungsschritt, dem Übergang in die Schule. Es kommen viele neue Aufgaben auf die Kinder zu. Die Mütter sind unsicher, ob nicht jetzt Spätfolgen der Frühgeburtlichkeit auftauchen, die vorher noch nicht bekannt waren. Jeder neue Entwicklungsschritt wird von viel größerer Spannung begleitet als in den Vergleichsfamilien. Den Müttern der ehemaligen Frühchen fehlen dafür das Urvertrauen und die Unbeschwertheit im Umgang mit ihren Kindern.

7 Schlussfolgerungen

Zu Beginn der hier vorliegenden Arbeit stellte sich die Frage, ob es Unterschiede im Formfluss bei Müttern mit ehemaligen Frühgeborenen im Vergleich zu Müttern mit normal-geborenen Kindern gibt. Die Vermutung war, dass eine Frühgeburtlichkeit weitreichende Auswirkungen auch auf das Verhalten der Mütter zur Folge hat, was sich im Formfluss der Mutter widerspiegelt. Wie sich in der kleinen Studie gezeigt hat, sind diese Unterschiede deutlich in vier Formflussvarianten zu sehen.

Da nur vier Familien mit ehemaligen Frühchen untersucht wurden, kann man nicht von einer ausreichenden statistischen Erhebung sprechen. Diese Studie kann jedoch eine mögliche Grundlage für weitere Untersuchungen bieten. Lediglich ehemalige Frühchen ab der 30. SSW wurden für die Untersuchung gewonnen. Es wäre sehr interessant, ob sich die Ergebnisse bestätigen bzw. verstärken, je früher die Geburt erfolgte. Weitere Untersuchungen könnten auch die Gemeinsamkeiten im Formfluss herausarbeiten, um die Bindung der Mütter zu ihren Kindern zu betrachten.

Für die Mütter der ehemaligen Frühchen könnten diese Ergebnisse eine Chance darstellen, sich für die Interaktion mit ihren Kindern zu sensibilisieren. Und diese Sensibilisierung fängt nicht bei den Kindern an, sondern bei ihnen selbst. Wenn die Mütter in der Lage wären, ihre eigenen völlig berechtigten Bedürfnisse zuzulassen und zu zeigen, könnte das Kind auch darauf reagieren. Aber eine Reaktion seitens des Kindes kann erst dann erfolgen, wenn der Formfluss durch eine Richtungsbewegung oder ein Formen nach außen kommt.

Eine weitere Chance besteht darin, die Interaktion zu entspannen, in dem man den Leistungsdruck entschärft. Auch hier liegt der Fokus auf der Mutter. Sie braucht Vertrauen in sich und somit in ihr Kind. Sie braucht die Zuversicht und den Optimismus, das alles seine Zeit braucht und auch gelingen kann. Dies erfordert Übung, um das Loslassen zu lernen und dem Kind ein Ausprobieren zu ermöglichen. Wenn die Mutter ihrem Kind mit einem *Verbreitern* und *Wachsen* gegenübertritt, auch wenn das Kind die Aufgabe anders als vielleicht erwartet erfüllt, wird auch das Kind diese Zuversicht und diesen Optimismus spiegeln. Wenn diese Mütter lernen und begreifen, dass auch normal-geborene Kinder viel üben müssen, bis sie etwas beherrschen, kann dies Erleichterung herbeiführen. Gerade in Hinblick auf den neuen Lebensabschnitt, den Eintritt in die Schule, wäre diese Erkenntnis sehr hilfreich. Und genau hier könnte die Tanztherapie ansetzen: Herausarbeiten und Bestärken der Ressourcen, anstatt der Arbeit an Defiziten.

Mütter mit ihren ehemaligen Frühchen sollten sich ihrer bisher vollbrachten Leistung bewusstwerden und darauf aufbauen. Trotz schwerer Startbedingungen können ihre Kinder jetzt auf dem gleichen Entwicklungsstand wie normalgeborene Kinder sein. Wenn die Mütter ein Selbstbewusstsein entwickeln und das ihrem Kind in der Körpersprache zeigen, wird sich ihre Interaktion wesentlich verändern. Eine Spielsituation kann dann eine Spielsituation bleiben, frei von Leistungs- und Leidensdruck.

Für die Tanztherapie könnte das bedeuten, dass man zum Beispiel Interventionsprogramme für Mütter mit ehemaligen Frühchen anbietet. Das könnte zum einen heißen, man bietet den Müttern Einheiten für sie selbst an, in denen man die Selbstfürsorge und die eigene Bedürftigkeit in den Mittelpunkt rückt.

Zum anderen könnte es Angebote für Mutter und Kind geben, in denen man Interaktionen mit Spielcharakter anbietet, um bewusst den Leistungsdruck herauszunehmen und so gemeinsam zu lernen, Fehler anzunehmen, sie zu akzeptieren und adäquat darauf reagieren zu können, z. B. mit einem Lächeln oder einer Ermutigung, nicht aufzugeben. Den Leistungsaspekt aus der Spielsituation zu nehmen könnte auch das Miteinander stärken, ohne überhöhte Erwartungen aneinander. Durch liebevolle Begegnung z. B. in einer Körpermassage, kann Raum für Nähe und Zuwendung im Sinne eines Nachnährens geschaffen werden.

Weitere Anliegen der Tanztherapie könnten sein, dass diese Familien lernen, bewusst aus starren Regeln auszubrechen, da sie nicht mehr überlebenswichtig sind. Ideen dazu wären Übungen zum bewussten Ausscheren, Regeln überschreiten, gegen den Strom schwimmen, z. B. durch das Singen schiefer Töne oder das Bewegen gegen den Takt.

Die daraus entstehenden Konsequenzen könnten nicht Sanktionen, sondern Lockerheit, Gelassenheit und Leichtigkeit sein. Das würde die Mütter in sich stärken, ihr Urvertrauen, was durch eine Frühgeburt erschüttert wurde, wieder zu erlangen und dies so in der Interaktion zu ihren Kindern weitergeben zu können. Das wäre den Frühchenmüttern und ihren Kindern zu wünschen.

Die Vision ist: Mittels Tanztherapie Raum zu schaffen zum Wachsen und Gedeihen, zum Erstarken und Standhalten, einen Ansatz zu finden, um ihr Leben und ihren Alltag neu zu entdecken, glücklich zu sein und das Leben genau als das betrachten zu können, was es ist: ein Geschenk!

Hier bin ich! – Praktische Anwendung der zehn Spannungsflussrhythmen des KMP

Manuela Kuczera

1 Einleitung

Die zehn Spannungsflussrhythmen des KMP (-> Kap. 3) können in ihrer therapeutischen Anwendung fehlende psychophysische Entwicklungsstufen nachnähren und somit dem Kind zu einem umfassenderen Bedürfnisausdruck verhelfen. Die folgenden Praxisbeispiele umfassen ein Konzept für die Arbeit mit Kindern vom Kindergartenalter bis Grundschulalter. Vorgestellt werden Lieder, Entwicklungszeiträume der Rhythmen, Qualitäten der Bewegung, unterschiedliche Möglichkeiten im Medieneinsatz, psychische Entwicklungsprozesse, Themen und kommunikative Aspekte sowie Vorschläge zur Umsetzung im Unterricht oder in der Therapie.

Ziel ist es, mit einfachen therapeutischen Interventionen und Spielen Kindern eine Selbsterfahrung zur Nachreifung zu ermöglichen sowie allen, die mit Kindern arbeiten, einen weiteren Beobachtungsaspekt (zusätzlich zu Sprache, Motorik und Wahrnehmung) im Bereich der emotional-sozialen Entwicklung des Kindes aufzuzeigen.

2 Saugrhythmus

Oral libidinöser Spannungsflussrhythmus in der oralen Phase:

- **Entwicklungszeitraum:** 1–6 Monate;
- **Entstehungsort und Beginn des Rhythmus:** Mundhöhle, Lippen, Zunge;
- **Qualität:** wenig intensiv, klein, runde Übergänge, etwa wie Herzschlagfrequenz;
- **charakteristische Bewegungen:** saugen, schaukeln, streicheln, pumpen, nicken, tippen, Fingerspielerei, am Platz bleibend;
- **Medieneinsatz:** Tücher, Decken (sich einpacken lassen, ziehen lassen, schwingen lassen), weiche Medien (wie z. B. Kuscheltiere), Kissen, Softbälle, Schwämme, Sitzsack (drücken, kuscheln), Erforschen des eigenen Körpers (vor allem Finger und Zehen);

- **Entwicklungsprozesse:** Bindung, soziale Einstimmung, Nahrungsaufnahme, Trost, Beruhigung, Spannungs- und Schmerzlinderung, Harmonisierung von Körperfunktionen wie Atmung, Verdauung und Blutdruck;
- **Thema:** Einverleiben und Bedürftigkeit;
- **kommunikativer Aspekt:** Menschen sind dazu da, um mich zu versorgen -> Ich brauche dich (Bender, 2021a)!

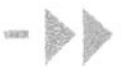

Meine wärmende Sonne

Musikvorschlag

Bee Gees – Too Much Heaven

Rebekka Bakken – Contents of My Heart

Einstimmung

Alle Kinder liegen unter einer Decke oder auf einem Fallschirmtuch. Während die Kinder dem Lied lauschen, streicht und tupft die Tanztherapeutin mit Tüchern über die Körper und Köpfe der Kinder hinweg.

Spielvariationen

- Kinder können das Versorgen in Partnerarbeit machen. Allerdings nur als Wiederholung, denn die Kinder sollen erst das Versorgtwerden eines Erwachsenen spüren.
- Kinder versorgen im freien Spiel oder als kreativen Tanz Blumen, Kuscheltiere usw.
- Sich in den Sitzsack kuscheln.
- Massagestation mit Softbällen aufbauen.

Reflexion

Mit Kindern über die Gefühle reden. Alle Antworten oder Reaktionen sind richtig, auch wenn ein Kind sich nicht äußern möchte! Offen bleiben für das, was die Kinder uns zu sagen haben. War es angenehm, versorgt zu werden oder versorgst du lieber?

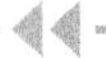

3 Beißrhythmus

Oral aggressiver Spannungsflussrhythmus in der oralen Phase:

- **Entwicklungszeitraum:** 6–12 Monate;
- **Entstehungsort und Beginn des Rhythmus:** Zähne;
- **Qualität:** wenig intensiv, klein, scharfe Übergänge, etwa wie Herzschlagfrequenz;

- **charakteristische Bewegungen:** schnappen, beißen, kauen, patschen, picken, piksen, kratzen, klopfen, klatschen, zupfen, zwicken;
- **Medieneinsatz:** Schwamm zerzupfen, Papier rascheln, Igelball über den Körper rollen lassen und leicht drücken, Bläschenfolie zerdrücken, Bälle leicht prellen, Seile als Grenzlinie einsetzen, mit kleinen Stöcken klopfen und Stöcke als Abstandshalter verwenden;
- **Entwicklungsprozesse:** Nahrungsverarbeitung und Verinnerlichung, auto- und fremdaggressive Spannungs- und Schmerzlinderung, Definition von Körpergrenzen, Individuation, Induktion von Trennung seitens des Kindes von der Bezugsperson, z.B. durch unangenehme Berührungsarten (sich abwenden, steif werden), räumliche Objektkonstanz;
- **Thema:** Trennung;
- **kommunikativer Aspekt:** Menschen sollten voneinander unterschieden werden -> Ich bin anders als du! (Bender, 2021a).

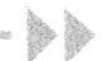

Komm her, geh weg!

Musikvorschlag

Tina Turner – The Best

Einstimmung

- Kreistanz mit Lied (Bewegungen zum Lied entwickeln);
- Chace-Kreis.

Bewegungseinheit

- Alle Kinder stellen sich im Kreis auf. Die Blickrichtung
- ist nach innen. Ein Kind läuft außen um den Kreis herum. Irgendwann tippt es einem Kind auf die Schulter und sagt entweder: „Komm her!“ oder „Geh weg!“.
- Bei „Komm her!“ muss das Kind dem anderen hinterherlaufen, bei „Geh weg!“ muss das angetippte Kind in die entgegengesetzte Richtung laufen.
- Die Spielenden laufen einmal um den Kreis herum und derjenige, der als erstes an der Lücke angekommen ist, darf sich dahinstellen.

Die Spielerin, die zu spät ist, ist diejenige, die außen um den Kreis herumgeht. Bei diesem Spiel gibt es keinen Verlierer oder Gewinner, man kann vielleicht darauf achten, dass alle MitspielerInnen mal angetippt werden.

Spielvariationen

- Jedes Kind malt ein Bild von sich, der Körperumriss wird mit einer Prickelnadel ausgestochen. Mit dem Prickeln wird der erwünschte Rhythmus gefördert. Man sollte für diese Stunde etwas mehr Zeit einplanen. Die Kinder können ihre Bilder aufhängen und bei den anderen Bildern die

Unterschiede herausarbeiten, denn „Ich bin anders als du und das ist gut so!".

- Wenn das Prickeln zu lange dauert, kann man wahlweise auch mit Schwammtechnik (tupfen) oder Papiertechnik (reißen) das Bild gestalten.

Reflexion

Über das Anderssein sprechen.

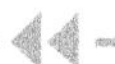

4 Verdrehrhythmus

Anal libidinöser Spannungsflussrhythmus in der analen Phase:

- **Entwicklungszeitraum:** 2. Lebensjahr;
- **Entstehungsort und Beginn des Rhythmus:** analer Schließmuskel, Becken, Gesäß, Gelenke, Wirbelsäule, Hände, Arme, Beine;
- **Qualität:** ständig wechselnde, *adaptierende* Spannung;
- **charakteristische Bewegungen:** sich verdrehen, drehen, winden, rollen, ausweichen, vermischen, wurschteln, kuscheln, schlängeln, krabbeln, über Hindernisse krabbeln und klettern, wackeln, Balancierteller (Freude und Lust am Gleichgewicht);
- **Medieneinsatz:** Tücher (wurschteln, drehen ...), Decke (sich einwickeln ...), über einen Sitzsack rollen, Seile (wickeln, rollen, fesseln), Balancierteller (Freude und Lust am Wackeln), weiche Knete;
- **Entwicklungsprozesse:** selbstständige Veränderung der Körperposition im Raum, Ausdehnung und Entfernung bei Erhalt einer sicheren Verbindung, Geben und Zurücknehmen können, Perspektivenwechsel, Beeinflussung durch Charme, verzaubern und flirten, Anpassung an „Körper" (Menschen, Objekten, Möbel, Landschaften ...);
- **Thema:** Ausweichen.

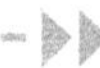

Das Wuzzi-Buzzi-Schlangentier

Musik

Lhasa De Sela – De Cara A La Pare

Sezen Aksu – Menajer

Einstimmung

Jedes Kind darf sich ein Material (Tuch, Seil, Decke, Sitzsack, Rolle oder Balancierteller) aussuchen. Alle können sich nun mit ihrem Spielzeug vertraut machen und entwickeln, was man mit den Gegenständen machen kann.

Spielvariationen
Der Tanztherapeut fängt nach einer Weile der Beobachtung an, das Lied zu spielen. In einem weiteren Schritt können die Kinder nun zueinander spielerisch Kontakt aufnehmen. Vielleicht ergeben sich kleine Begegnungen oder man weicht sich aus und schlängelt sich davon. Wer möchte, kann auch das Material wechseln.

Reflexion
Kinder dürfen über Erlebtes erzählen. Wie ist es, wenn sich jemand davonschlängelt? Oder um einen herumschwänzelt?

5 Pressrhythmus

Anal aggressiver Spannungsflussrhythmus in der analen Phase:

- **Entwicklungszeitraum:** 2. bis 3. Lebensjahr;
- **Entstehungsort und Beginn des Rhythmus:** Schließmuskel, Beckenboden, Wirbelsäule, Muskeln, Rumpf, Körpergewicht;
- **Qualität:** *abruptes* Anspannen, Halten der hohen Spannung und *abruptes* Loslassen;
- **charakteristische Bewegungen:** Gleichgewicht, sich hochziehen, dauerhaft und trotz Störungen stehen, sich kontrolliert herunterlassen, ziehen, holen, schieben, drücken, festhalten, zurückhalten, loslassen, wegwerfen, senkrechtes Klettern, hochheben, bewusst fallen lassen, Blicken standhalten, Anstarrkämpfe (wer wegschaut, verliert);
- **Medieneinsatz:** Stöcke in vertikaler Position spiegeln die aufrechte Haltung, Seile (Tauziehen mit Betonung auf Körperhaltung statt dem Gewinnen), Klötze (Turm bauen, als Ware geben und nehmen), Schwämme, Knete oder Kissen pressen;
- **Thema:** Autonomie;
- **kommunikativer Aspekt:** Menschen sind da, um mich zu bewundern oder mich herauszufordern -> Ich möchte herausgefordert werden! (Bender, 2021a).

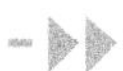

Ich schaff das!

Musik
Queen – We Will Rock You

Einstimmung

Die Musik kann am Anfang zum Vorstellen der „Gegner“ und zum Motivieren der Gruppen gespielt werden; ähnlich wie bei einem Boxkampf, wo die Zuschauer auf den Wettkampf eingestimmt werden.
Die Kinder setzen sich paarweise zusammen und schauen sich so lange in die Augen, bis einer zu lachen beginnt, denn „Wer lacht, verliert!“
Heute geht es um Wettkampf!
Spielvariation
Die Kinder werden in zwei Gruppen aufgeteilt. Es findet ein Wettkampf statt. Alle bauen gemeinsam die Stationen auf. Die können bestehen aus:
- Seilziehen,
- Kletterwettkampf am Klettergerüst,
- Wettlaufen,
- Weitwerfen oder
- Langbank (wer sich schneller über die Langbank ziehen kann) usw.

Reflexion
Vor- und Nachteile eines Wettkampfes diskutieren. Wer mag sich gerne messen? Habe ich gute oder angespannte Gefühle bei einem Wettkampf?

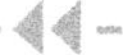

6 Fließrhythmus

Urethral libidinöser Spannungsflussrhythmus in der urethralen Phase:

- **Entwicklungszeitraum:** 3. Lebensjahr;
- **Entstehungsort und Beginn des Rhythmus:** Blase, urethraler Schließmuskel;
- **Qualität:** mit wenig Energie fließt die Bewegung aus dem Körper;
- **charakteristische Bewegungen:** selbstständig gehen, laufen lassen, gießen, schütten, verschütten, rieseln lassen, wandeln, taumeln, tröpfeln, entspannen, trödeln, stolpern, vor Übermut fallen, plappern ohne „Punkt und Komma“;
- **Medieneinsatz:** Tuch (beim Laufen hinter sich herflattern lassen und dann wegfliegen lassen), Erbsen, Wasser, Reis, Sand, Ball, Wasserspielsachen, Weichbodenmatte, Planschbecken, Sanduhr;
- **Entwicklungsprozesse:** sich einer Sache hingeben und nicht kontrollieren wollen, spielerisch den Umgang mit Zeit umsetzen, Entdeckungen machen können, Kreativität fördern, im Sinne von Querdenken, etablierte Strukturen aufgeben und dadurch neue Erfahrungen zulassen, Autonomie in der zeitlichen Gestaltung entdecken;
- **Thema:** Laufenlassen.

Das Traumtänzerkind

Musik

Berta – Papillon

Einstimmung

Wenn man einen Zimmerbrunnen zur Hand hat, kann man den gerne geschützt aufstellen. Die Kinder suchen sich einen Platz im Raum zum Entspannen. Jedes Kind kann selbst wählen, ob es liegen oder sitzen möchte.

Traumreise „Ein Blatt durch Wolken"

Es ist ein Windtag im Herbst. Du sitzt am Fenster und beobachtest einen Baum. Da! Ein Blatt trudelt direkt vor dir vom Baum. Nein, es schwebt. Du staunst. Langsam schwebt das Blatt auf und ab. Dann macht es vor dir Halt und bleibt für einen Augenblick in der Luft stehen. „Hey!", ruft es dir zu. „Hast du Lust zu einer kleinen Reise?" Du nickst. Auf einem Blatt über den Himmel schweben, ja, das klingt spannend. „Au ja", antwortest du. „Fein", meint das Blatt. „Dann los! Spring auf! Aber beeil dich! Der Wind wird stärker und wird mich gleich zu Boden drücken. Wir müssen los!" Während du noch überlegst, wie du auf ein so winzig kleines Blatt springen und mit ihm in der Luft tanzen könntest, fühlst du plötzlich, wie du klein und immer kleiner wirst. Plötzlich bist du kleiner als das Blatt. „Los!", ruft das Blatt wieder. „Los!", rufst auch du. Du nimmst Anlauf und – schwups – schon sitzt du auf dem Blatt. „Halt dich gut fest!", kann dir das Blatt gerade noch zurufen, doch da geht der Flug auch schon los. Huiiii! pfeift der Wind übers Land. Und – huiiii! – trägt er dich und das Blatt hoch und höher in die Lüfte. Hier trefft ihr – huiiii! – andere Gefährten des Blattes, die ausgelassen am Himmel tanzen. Huiiiiiiii! Übermütig und fröhlich tobt ihr nun mit den anderen Blättern über dem Land. Ihr dreht euch im Kreis, schlagt Purzelbäume und hüpft im Spiel des Windes auf und ab und auf und ab und hin und her. Huiiiiiii! Was für ein Spaß! Toll ist das! Du jubelst. Es ist aufregend, auf einem Blatt zu sitzen und am Himmel zu tanzen. Und was es von dort oben nicht alles zu sehen gibt! Klein ist die Straße unter dir mit ihren Häusern, Bäumen und Autos. Du staunst. Wie klein die Welt von hier oben doch ist! Du freust dich. Es macht Spaß, die Welt von hier oben zu sehen und auf einem Blatt zu sitzen. Großen Spaß. Dann musst du lachen. Huiiiiiii!, lachst du. Huiiiiiii!, lacht dein Blatt. Huiiiiiiiii!, lachen alle Blätter. Huiiiiiiiiiii! Du fühlst dich froh und heiter und gut gelaunt. Und Huiiiiiiiii! – ist nun der Ärger, den du von der Schule mit dir nach Hause getragen hast, ganz klein geworden und ... verschwunden. Huiiiiiiii! Du schließt die Augen und freust dich an der fröhlichen kleinen Reise durch die Luft. Da! Der Wind macht eine Pause. „Halt dich fest!", ruft das Blatt dir wieder zu. Und das tust du auch. Du klammerst dich an die Blattränder und trudelst mit deinem Blatt in sanften Kreiselbewegungen langsam wieder dem Gehweg entgegen. Sanft landet ihr schließlich am Boden. Du atmest tief ein und aus. Dann reckst du dich und streckst dich und fühlst, wie du dabei wieder groß und immer größer wirst. Du öffnest die Augen und siehst, dass du wieder vor dem Fenster stehst. Vor dir liegt ein Blatt auf dem Boden. Du lächelst und denkst noch einmal an die Reise durch die Luft zurück. Dann bückst du dich, hebst das Blatt auf und nimmst es mit nach Hause (Angelehnt an Bräunling, 2013).

Spielvariationen

Wände mit Matten verkleiden, um die Kinder vor zu hartem Aufprall zu schützen. Sitzsäcke verteilen zum Hineingleiten, Tücher zum Tanzen auslegen. Die Kinder sollen sich treiben lassen können. Wenn der Raum sehr klein ist, könnte man zwei Gruppen bilden.

Reflexion

Was hast du als Blatt erlebt? Über das Sich-treiben-Lassen sprechen.

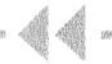

7 Stopprhythmus

Urethral aggressiver Spannungsflussrhythmus in der urethralen Phase:

- **Entwicklungszeitraum:** 3. Lebensjahr;
- **Entstehungsort und Beginn des Rhythmus:** Blase, urethraler Schließmuskel;
- **Qualität:** kurze, scharfe Stopps;
- **charakteristische Bewegungen:** anhalten und weitergehen, Richtungswechsel, koordiniertes Rennen, bewegliche Dinge anhalten und loslassen, suchen und finden, unterbrechen und weitermachen, Orientierungsspiele, Wettlauf mit der Zeit, Timing, Fangspiele, Stopp and Go;
- **Medieneinsatz:** Musik, Musikinstrumente, Hindernisparcours, Stoppschild;
- **Entwicklungsprozesse:** Grenzen von sich und anderen erkennen, diese einhalten oder bewusst überschreiten und austesten, schnelles Reagieren, Fokuswechsel, geistige Beweglichkeit;
- **Thema:** Unterbrechung;
- **kommunikativer Aspekt:** Menschen sind da, um unterbrochen und umgeleitet zu werden ->Ich möchte Dich stoppen! (Bender, 2021a).

Jetzt stopp ich dich!

Musik

Timbaland – Oh Timbaland

The Typewriter – Leroy Anderson mit Martin Breinschmid und dem Strauß Festival Orchestra Wien

Einstimmung

Man kann vorher gemeinsam Stoppschilder und „Go"-Schilder basteln.

Spielvorschlag

- Stop and Go: wenn die Musik aufhört, frieren alle in ihrer Bewegung ein. Und weiter geht's ...
- Beim Typewriter-Lied die unerwarteten Stopps aus der Musik nutzen und Bewegungsrichtung ändern.
- Alle Kinder tanzen zur Musik, zwei Kinder können einem tanzenden Kind ein Stoppschild hochhalten, sodass es sofort stoppen muss. Die anderen, die nicht gestoppt wurden, können durch ihr Go-Schild das Kind wieder befreien.
- Wir spielen Spielplatz. Dazu kann alles aufgebaut werden, was der Raum hergibt. Wenn es die Möglichkeit gibt, einen Spielplatz aufzusuchen, dann ist das die Gelegenheit. Die Kinder werden in Mutter, Vater und Kind eingeteilt. Selbstverständlich findet später ein Rollentausch statt. Die Kindergruppe fängt an zu spielen und die Mutter oder der Vater unterbricht mit dem Stoppschild das Spiel.

Reflexion

Wie ist es, wenn man immer unterbrochen wird? Wie fühlt man sich, wenn man den anderen unterbricht? Mit Kindern reden über das Unterbrechen und das Unterbrochen-Werden.

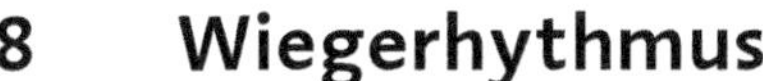

8 Wiegerhythmus

Innergenital libidinöser Spannungsflussrhythmus in der innergenitalen Phase:

- **Entwicklungszeitraum:** 4. bis 5. Lebensjahr;
- Entstehungsort und Beginn des Rhythmus: Vagina, Uterus, bzw. Prostata;
- **Qualität:** Ein Hin- und Herwiegen, Streicheln, länger als der Saugrhythmus;
- **charakteristische Bewegungen:** Wiegen, schwingen, schaukeln, Balance auf einem Bein;

- **Medieneinsatz:** Fallschirm, Tücher, Seil (gemeinsam schwingen), Kuscheltiere versorgen, Geräte zum Balancieren, Hula-Hoop-Reifen;
- **Entwicklungsprozesse:** Integration von kindlichen und erwachsenen Anteilen versinnbildlicht durch die Schwangerschaft mit dem inneren Kind (auch wenn kleine Kinder „schwanger spielen"), Aneignung von elterlichem Verhalten als Vorbereitung auf die Selbstfürsorge und spätere elterliche Aufgaben, geistiges Interesse an Kommendem und Gehendem, z.B. Geburt und Tod (bei Menschen, Tieren, Pflanzen und Produkten …), Geheimnisse haben;
- **Thema:** Ausbrüten;
- **kommunikativer Aspekt:** Menschen sind da, um versorgt zu werden -> Ich kümmere mich um dich! (Bender, 2021a).

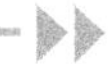

Willst du wissen?

Musik

Cat Stevens – Morning Has Broken

Berta – Komm mit mir

Doris Day – Que Sera

Einstimmung

Alle machen sich mit den mitgebrachten Gegenständen vertraut. Die Tanztherapeutin fordert nun auf, sich einen Lieblingsgegenstand auszusuchen, mit dem das Kind dann tanzt und sich darum kümmern kann.

Spielvariation

- Manche Kinder wollen nun vielleicht mit einem Freund tanzen und sich um den Freund kümmern. Auftrag an Kinder, die lieber allein sind, könnte sein, dass sie sich eine gemütliche Ecke aussuchen, die sie gestalten und schön machen können.
- Andere wollen eher eine kleine Familie nachspielen, im Sinne von „Vater, Mutter und Kind". Kinder können sich fragen, was der andere gerne machen möchte, zum Beispiel: „Soll ich dich massieren oder möchtest du, dass ich dir beim Klettern helfe …?"

Reflexion

Über das Versorgen reden, möchte man lieber versorgen oder versorgt werden? Ist es unangenehm?

Kinder haben besonders in dieser Entwicklungsphase Geheimnisse, und die sollen sie auch nicht preisgeben.

9 Wogerhythmus

Innergenital aggressiver Spannungsflussrhythmus in der innergenitalen Phase:

- **Entwicklungszeitraum:** 4. bis 5. Lebensjahr;
- **Entstehungsort und Beginn des Rhythmus:** Uterus, Prostata;
- **Qualität:** Langsam aufbauende hohe Spannung, die auch nur allmählich wieder nachlässt;
- **charakteristische Bewegungen:** Schwingen, schwanken, drehen bis zum Umfallen, sich in extreme Positionen begeben, Durchhaltevermögen wie z.B. Marathonlauf, alles ins Extreme ziehen;
- **Medieneinsatz:** Balanceteller (Lust an der Gefahr), Abenteuerspiele, abseilen, klettern, über „Schluchten und Wackelbrücken“ gehen, alles was mit Mutproben zu tun hat;
- **Entwicklungsprozesse:** Fähigkeit zur Realitätskonfrontation und Frustrationstoleranz, lang angelegte Bedürfnisbefriedigung (z.B. langwierigen Prozess des Lesen- und Schreibenlernens durchzuhalten), Bedürfnisaufschub, Geduld;
- **Thema:** Gebären;
- **kommunikativer Aspekt:** Menschen sind da, um mir viel zuzumuten -> Ich möchte, dass Du mir hilfst mich anzustrengen! (Bender, 2021a).

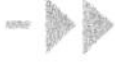

Der Weg ist weit!

Musik

Canta U Populu Corsu – Lochi Mondu

Cirque Du Soleil – Ibis

Einstimmung

Kinder bewusst auf das Unangenehme vorbereiten. Gibt es irgendetwas, was du noch fertig machen musst und du hast keine Lust dazu? Z.B. Kinder alles aufräumen lassen und sortieren, Turnsäckchen, Brotzeitbox, genau ausmalen oder Spiel durchhalten und zu Ende spielen. Lied lernen. Was magst du, was magst du gar nicht?

Spielvariation

Diese Dinge dann tun und sich gegenseitig beim Durchhalten helfen.

Reflexion

Unbedingt über die Gefühle reden, die man beim „Aushalten“ hat und warum Durchhalten so wichtig ist. Manchmal ist Durchhalten anstrengend. Belohnung am Ende für alle! Jeder hat ein anderes Durchhaltevermögen.

10 Hüpfrhythmus

Außergenital libidinöser Spannungsflussrhythmus in der außergenitalen Phase:

- **Entwicklungszeitraum:** 5. bis 6. Lebensjahr;
- **Entstehungsort und Beginn des Rhythmus:** ganzer Körper, allerdings eher Peripherie;
- **Qualität:** schnelle runde Übergänge mit hoher Intensität;
- **charakteristische Bewegungen:** hüpfen, über Hindernisse springen oder hüpfen, z.B. wie ein Hase, Frosch, Pferdchen, Seil springen, Bälle werfen, kindlicher Übermut, kichern, lachen, Redeschwall, kreischen, hopsen, sich zeigen, befreit sein, Aufmerksamkeit erhaschen;
- **Medieneinsatz:** lautes, buntes Material, aufmerksamkeitserregend, Chaos anstiften, zerwühlen, Bälle schießen und fangen, Tänze, um sich präsentieren zu können;
- **Entwicklungsprozesse:** freudiges Entdecken und Erobern, Fähigkeit zur aktiven und passiven Rolle: Jäger/Gejagte, Biene/Blume, Wahrheit/Lüge ...;
- **Thema:** Begeisterung;
- **kommunikativer Aspekt:** Menschen sind da, um mich an ihnen zu reiben, zu stärken, sie zu provozieren -> Ich möchte dich begeistern! (Bender, 2021a).

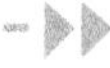

Hopp, hopp, hopp, Pferdchen lauf Galopp

Musik

Elvis Presley – Rock a Hula Baby

Weather Girls – It's Raining Men

Katrina and the Waves – Walking On Sunshine

Einstimmung

Zur Musik hüpfen.

Wettbewerb: Welches Tier kann am schnellsten, weitesten hüpfen?

Spielvariation

- Spiele zur Selbstdarstellung – Hüpfen ist wichtig und die Begeisterung am Tun und Zeigen.
- Materialien bereitstellen, die Hüpfen herausfordern.

Welche Tiere hüpfen? Hüpfparcours aufbauen.

Reflexion

Über das Hüpfen sprechen und was es auslöst. Wer kann höher hüpfen? Macht es Spaß immer höher und weiter hüpfen zu wollen und können?

11 Stoßrhythmus

Außergenital aggressiver Spannungsflussrhythmus in der außergenitalen Phase:

- **Entwicklungszeitraum:** 5. bis 6. Lebensjahr;
- **Entstehungsort und Beginn des Rhythmus:** äußere Geschlechtsorgane;
- **Qualität:** schnelle, scharfe Übergänge mit hoher Intensität;
- **charakteristische Bewegungen:** abrocken, pogen, absichtlich Zusammenstöße herbeiführen, Kräfte messen, laut schreien, boxen, treten, schlagen, stechen, zerreißen, zielen und treffen, zerstören;
- **Medieneinsatz:** Medien, die kaputt gehen (Zeitungen) oder zumindest eine Menge aushalten können, Papier, Schwämme, Stöcke, Türme, Matten, Trommeln, Tücher, Medienberg aus Matten und Tüchern, um einen Vulkanausbruch zu simulieren, Lichtspot, Discokugel, Verkleidungskiste;
- **Entwicklungsprozesse:** Absicht, Fokus, Penetranz, Entschiedenheit, Klarheit, Behauptung, Überschwang, Exhibitionismus, klare Rollenverteilung: gut/böse, aktiv/passiv, Mann/Frau, Konkurrenzverhalten, Territorium abstecken;
- **Thema:** Explosion;
- **kommunikativer Aspekt:** Menschen sind da, um erobert und besiegt zu werden -> Ich möchte dich erobern! (Bender, 2021a).

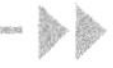

Hier bin ich!

Musik

Michael Jackson – Beat it!
Robbie Williams – Let Me Entertain You
Village People – YMCA
The Knack – My Sharona

Einstimmung

Lied aussuchen und sich auf die Showtime vorbereiten.

Übung

Das Spiel heißt Rampensau – It's Showtime!
Jeder kann sich eine Choreografie überlegen und den anderen vorführen. Jede wird bewundert, beklatscht und gelobt sowie aufgefordert, sich zu zeigen.

Reflexion

Stehe ich gerne im Rampenlicht? Und wenn nicht, werde ich dann trotzdem gesehen?

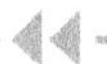

12 Schlussbetrachtung

Die einzelnen Übungen und Lieder können in verschiedenen Bereichen eingesetzt werden:

- Arbeit als Projekt, indem alle zehn Einheiten über einen kurzen Zeitraum durchgeführt werden.
- Individuell einzelne Übungen und Lieder herausnehmen, um bestimmte Aspekte beobachten zu können und bestimmte Rhythmen zu fördern, z. B. bei Konzentrationsschwierigkeiten den Press- oder Wogerhythmus.
- Bei Bewegungseinheiten oder im Sportunterricht bei Auflockerungsübungen, um auf bestimmte Themen einzustimmen.
- Im Bereich des sozialen Lernens, z. B. Stoßrhythmus ausleben dürfen, aber auch kontrollieren können als Antiaggressionstraining.

Allgemein sollte darauf geachtet werden, dass man mit diesem Konzept vor allem beobachten, begleiten, wahrnehmen und Informationen sammeln kann. Ziel ist es hierbei, die Kinder bei dem Prozess zu begleiten, sich selbst zu reflektieren und ihren Platz in der Gruppe zu finden.

Im Sinne des Titels „Hier bin ich" geht es darum, dass das Kind erkennt: „Ich reiche und das ist gut so." Dabei ist die Selbstreflexion am Ende der jeweiligen Einheit von äußerster Bedeutung. Dort passieren spannende und wesentliche Momente in Bezug auf das, was die Kinder sagen. Es ist wichtig, den Aussagen gegenüber neutral zu bleiben und nicht zu bewerten, sondern lediglich zu beobachten und zur Kenntnis zu nehmen. Das Motto lautet dabei: „Ich helfe dir, dich zu sehen."

ADHS und deren Bewegungsauffälligkeiten

Birgit Friedrich und Petra Mischo

1 Einleitung

In der langjährigen Tätigkeit der Autorinnen mit Kindern, die aufgrund ihres auffälligen Verhaltens in der Gruppe als störend und belastend erlebt wurden und sich nicht eingliedern konnten, begegnete ihnen oft das Thema ADHS – häufig als Verdachtsdiagnose. Die wesentlichen Symptome Unaufmerksamkeit, Hyperaktivität und Impulsivität treten in den meisten Fällen mit weiteren psychischen Störungen und Auffälligkeiten auf. Diese Kinder sind bereits im Vorschulalter sehr belastet, im Kontakt- und Spielverhalten und in der altersgemäßen Entwicklung verschiedener Bereiche wie Kognition und Motorik beeinträchtigt, wodurch die Teilhabemöglichkeit stark eingeschränkt ist (Döpfner, Frölich & Lehmkuhl, 2013). Mit den internationalen Diagnosekriterien des ICD-10-GM (2022) bzw. des US-amerikanischen Systems des Diagnostic and statistical manual of mental disorders (DSM, (2013) lässt sich ADHS sicher diagnostizieren. Bei der Behandlung wird mittlerweile eine Kombination aus verschiedenen, individuell angepassten Behandlungsbausteinen präferiert und als wirkungsvoll eingestuft. Dieser multimodale Ansatz erfordert eine enge und gut abgestimmte interdisziplinäre Kooperation von ÄrztInnen, PsychologInnen, PädagogInnen sowie PsychotherapeutInnen und FachtherapeutInnen. So versteht sich der tanztherapeutische Ansatz sowohl als präventive Maßnahme mit der Zielsetzung, die ADHS-Symptomatik frühzeitig zu vermindern, als auch als therapeutische Intervention, die die negativen Auswirkungen in allen Ausprägungen möglichst verhindern bzw. verringern soll. Je früher betroffene Kinder behandelt und unterstützt werden, desto seltener manifestiert sich sogenanntes Störverhalten bzw. Verhaltensauffälligkeiten und umso besser gelingt die Integration in Kindergarten und Schule. Auch sekundären Krankheitsbildern, wie z. B. Depressionen oder Angststörungen können durch frühzeitige therapeutische Maßnahmen entgegengewirkt werden.

Im folgenden Kapitel wird kurz der Begriff „ADHS" erläutert und auf die Klassifikation eingegangen. Anhand der Diagnose und ihrer wiederkehrenden Erscheinungsmerkmale werden die Auffälligkeiten in das tanztherapeutische System übersetzt und schließen mit einer Falldarstellung als Beispiel ab.

2 Definition

Die Abkürzung ADHS steht für Aufmerksamkeitsdefizit-Hyperaktivitätsstörung, die als eine der häufigsten psychischen Störungen bei Kindern und Jugendlichen gilt (Döpfner et al., 2013). Bei ADHS handelt es sich um eine Kombination von Auffälligkeiten, die in verschiedenen Situationen und meist in drei Verhaltensbereichen auftreten.

„Die drei Hauptkennzeichen sind:

- *Unaufmerksamkeit: Kinder mit ADHS lassen sich beispielsweise leicht ablenken, verlieren schnell die Lust an einer Tätigkeit, sind häufig schusselig oder können Erklärungen kaum folgen.*
- *Unruhe: Betroffene Kinder haben oft Mühe stillzusitzen. Das kann unter anderem dazu führen, dass sie im Klassenzimmer einfach aufstehen oder über Stühle und Tische klettern.*
- *Impulsivität: Durch die Krankheit reagieren die Kinder häufig unkontrolliert und sehr spontan. Sie platzen zum Beispiel dauernd mit der Antwort auf eine Frage heraus, bevor diese beendet ist. Zudem fällt es ihnen oft schwer abzuwarten" (Ärztliches Zentrum für Qualität in der Medizin [ÄZQ], 2019).*

Um die Kriterien einer ADHS zu erfüllen, müssen die oben genannten Kernsymptome außerdem:

- länger als sechs Monate bestehen,
- schon im Vorschulalter auftreten,
- „in einem Ausmaß vorhanden sein, das zu einer Fehlanpassung führt und das dem Entwicklungsstand des Kindes nicht angemessen ist" (Döpfner et al., 2013, S. 1),
- weitreichende psychosoziale Beeinträchtigungen in mehreren Situationen und Lebensbereichen wie Familienumfeld, KiTa und Schule, verursachen (Döpfner et al., 2013).

Die ADHS-Symptomatik und der Verlauf der ADHS sind bei betroffenen Kindern sehr unterschiedlich ausgeprägt. Manche Patienten zeigen nur gering ausgeprägte Symptome, andere sind durch die Symptomatik stark beeinträchtigt. Zu den Ursachen der ADHS wird weiterhin geforscht. Allerdings gilt als sicher, dass eine ADHS nicht durch Erziehungsfehler verursacht wird. Warum ein Mensch an

ADHS erkrankt und ein anderer nicht, hat vermutlich multifaktorielle Gründe. Bei der Entstehung einer ADHS scheint die Vererbung eine erhebliche Rolle zu spielen – häufig leidet auch ein Elternteil oder andere nahe Verwandte unter einer vergleichbaren Symptomatik. Vermutet wird darüber hinaus ein Zusammenwirken von genetischen Veränderungen und speziellen Veränderungen im Gehirn, den sogenannten neurobiologischen Faktoren. Zudem gibt es Hinweise darauf, dass bestimmte Umwelteinflüsse, wie z. B. Alkohol- und Nikotineinwirkungen im Mutterleib, einen Einfluss auf die Entstehung einer ADHS haben können. Psychosoziale Faktoren können den Ausprägungsgrad und den Verlauf der Störung beeinflussen (Banaschewski, Roessner, Uebel & Rothenberger, 2004).

3 Klassifikation

Die Kriterien für die Diagnose von ADHS werden übereinstimmend von den beiden international anerkannten Klassifikationssystemen, dem ICD-10 (2013) der Weltgesundheitsorganisation und dem DSM-5 (2013) der American Psychiatric Association definiert. Beide Klassifikationssysteme nehmen auch weitgehend identisch Operationalisierungen für die einzelnen Symptombereiche Unaufmerksamkeit, Hyperaktivität und Impulsivität vor.

Da in Deutschland das Klassifikationssystem des ICD-10 angewandt wird, wird hierauf Bezug genommen. Bei jedem der drei Kernsymptome gilt, dass die Kinder die jeweiligen Symptome in einem mit dem Entwicklungsstand des Kindes nicht zu vereinbarenden und unangemessenen Ausmaß über einen länger als sechs Monate dauernden Zeitraum zeigen. Die Symptome Hyperaktivität, Aufmerksamkeitsdefizit und Impulsivität und die daraus folgenden Funktionsbeeinträchtigungen treten in mehreren Lebensbereichen auf (Deutsche Gesellschaft für Kinder- und Jugendpsychiatrie, Psychosomatik und Psychotherapie [DGKJP], 2022).

Auch im normalen Entwicklungsverlauf können diese Probleme auftreten, ohne dass es sich um eine ADHS handelt. Hier sind das Ausmaß und die Massivität der Probleme entscheidend. Betroffene Kinder und Jugendliche haben oft mit großen Schwierigkeiten oder Konflikten im familiären Umfeld, in der Schule oder mit Gleichaltrigen zu kämpfen (Banaschewski & Döpfner, 2014).

3.1 Unaufmerksamkeit

Die Kinder mit ADHS zeigen seit mindestens sechs Monaten mindestens sechs der folgenden Symptome: Die Kinder

1. „sind häufig unaufmerksam gegenüber Details oder machen Sorgfaltsfehler bei den Schularbeiten und sonstigen Arbeiten und Aktivitäten;
2. sind häufig nicht in der Lage, die Aufmerksamkeit bei Aufgaben und beim Spielen aufrechtzuerhalten;
3. hören häufig scheinbar nicht, was ihnen gesagt wird, können oft Erklärungen nicht folgen oder ihre Schularbeiten, Aufgaben oder Pflichten am Arbeitsplatz nicht erfüllen (nicht, wegen oppositionellem Verhalten oder weil die Erklärungen nicht verstanden werden);
4. sind häufig beeinträchtigt, Aufgaben und Aktivitäten zu organisieren;
5. vermeiden häufig ungeliebte Arbeiten wie Hausaufgaben, die geistiges Durchhaltevermögen erfordern;
6. verlieren häufig Gegenstände, die für bestimmte Aufgaben wichtig sind, z.B. Bleistifte, Bücher, Spielsachen und Werkzeuge;
7. werden häufig von externen Stimuli abgelenkt;
8. sind im Verlauf der alltäglichen Aktivitäten oft vergesslich.“ (ICD-10, 2013, S. 187)

3.2 Hyperaktivität

Die Kinder zeigen seit mindestens sechs Monaten mindestens drei der folgenden Symptome. Sie

1. gestikulieren häufig mit Händen und Füßen oder winden sich auf den Sitzen;
2. verlassen ihren Platz im Klassenraum oder in anderen Situationen, in denen dies unpassend ist (bei Jugendlichen und Erwachsenen entspricht dies nur einem Unruhegefühl);
3. sind häufig unnötig laut beim Spielen oder haben Schwierigkeiten bei leisen Freizeitbeschäftigungen;
4. zeigen ein anhaltendes Muster exzessiver motorischer Aktivitäten, die durch den sozialen Kontext oder Verbote nicht durchgreifend beeinflussbar sind.“ (Dilling et al., 2006, S. 188)

3.3 Impulsivität

Die Kinder zeigen seit sechs Monaten mindestens eins der folgenden Symptome. Sie

1. „platzen häufig mit einer Antwort heraus, bevor die Frage beendet ist;
2. können häufig nicht in einer Reihe warten oder bis sie beim Spielen oder in Gruppensituationen an die Reihe kommen;
3. unterbrechen und stören andere häufig (z. B. mischen sich ins Gespräch oder Spiel anderer ein);
4. reden häufig exzessiv, ohne angemessen auf soziale Beschränkungen zu reagieren." (Dilling et al., 2006, S. 188)

4 Störungsbild bei ADHS

Die Ausprägung der einzelnen Symptome kann unterschiedlich stark sein, und diese müssen daher nicht in jedem Fall gleichzeitig auftreten. Die Ausprägungen der Aufmerksamkeitsdefizit-Hyperaktivitätsstörung sind wie jede Erkrankung oder Beeinträchtigung individuell sehr vielfältig.

In Deutschland, wie auch weltweit, wird die Anzahl der ADHS-PatientInnen in der Altersgruppe von 6–18 Jahren auf ungefähr 5% geschätzt. Auffallend ist der signifikante Unterschied der Häufigkeit zwischen Mädchen und Jungen. In allen Studien wird deutlich, dass Jungen ca. viermal häufiger betroffen sind als Mädchen (Schlack, Hölling, Kurth, & Huss, 2007; Belksy et al., 2020).

Allerdings wird angenommen, dass bei Mädchen die Dunkelziffer wahrscheinlich höher liegt, da sich die Aufmerksamkeitsstörung bei Mädchen oft ohne Anzeichen eines übersteigerten Bewegungsdranges (Hyperaktivität) zeigt und als relevante Störung häufig übersehen wird (Banaschewski & Döpfner, 2014).

„ADHS bringt sowohl für die Betroffenen als auch für ihr soziales Umfeld wie Familie oder Schule eine erhebliche psychosoziale Problematik mit sich. Ein Kind mit ADHS in der Familie erhöht die Wahrscheinlichkeit für Beeinträchtigungen des Familien- und Ehelebens, gestörte Eltern-Kind-Beziehungen, reduzierte Effektivität der Elternkompetenz und erhöhten Stress bei den Eltern und kann auch zu Beeinträchtigungen der Geschwister führen" (Schlack et al., 2007, S. 827).

Eine unbehandelte ADHS kann also schwerwiegende Folgen für das betroffene Kind, seine Familie und sein gesamtes soziales Umfeld nach sich ziehen und zeigt sich meist in verschiedenen Lebensbereichen, z. B. Schulprobleme, inner- und außerfamiliäre Konflikte, eine höhere Suchtgefahr. Eine intensive Betreuung und individuell abgestimmte Behandlung der Symptome ermöglichen den betroffenen Kindern meistens eine weitgehend normale soziale und schulische Entwicklung. Nach Aufklärung und Beratung aller Betroffenen erfolgt eine auf das Kind zugeschnittene Behandlung aus verschiedenen Modulen wie z. B. einer Kombination aus Verhaltenstherapie, Eltern- und Lehrertraining und medikamentöser Therapie (Bundesministerium für Gesundheit [BMfG], 2022).

Belsky et al. (2020) fanden heraus, dass etwa 75 % der Eltern von inzwischen 38 Jahre alten StudienteilnehmerInnen, bei denen in der Kindheit ADHS diagnostiziert wurde, sich nicht daran erinnerten, dass bei ihrem Kind in der Kindheit ADHS diagnostiziert worden war oder es Symptome hatte.

5 Definition Verhaltensauffälligkeiten

Aufmerksamkeitsgestörte hyperaktive Kinder zeigen oft Schwächen in Bereichen, die für eine verbale Therapie und Erziehung eine wesentliche Rolle spielen: Sie haben Schwierigkeiten in der Fein- und Grobmotorik, sind sprachentwicklungsverzögert und leiden unter Kommunikationsproblemen. Daher fällt es ihnen schwer, sich verbal zu verständigen (Sulprizio, 2022).

Als „Verhaltensauffälligkeit" nach den Herner Materialien (Universität Duisburg/Essen 2008) werden Verhaltensweisen bezeichnet, die

- von der alterstypischen Entwicklung abweichen;
- wiederholt auftreten;
- einen Leidensdruck auslösen (beim Kind, bei Gleichaltrigen oder bei Erziehungspersonen) oder die Entwicklungsmöglichkeiten des Kindes einzuschränken drohen;
- mithilfe von „alltäglichem" pädagogischen Handeln über einen längeren Zeitraum nicht verändert werden können;
- nicht auf Entwicklungsverzögerungen oder Funktionseinschränkungen zurückzuführen sind.

6 ADHS im bewegungsanalytischen Diagnostiksystem

Welche Sichtweise hat nun die Tanztherapie auf Kinder mit ADHS? Die Tanztherapie bietet ein systematisches und empirisches bewegungsdiagnostisches Modell, anhand dessen die Besonderheiten in der Bewegung eines Menschen nicht nur als Eindruck des Betrachters haften bleiben, sondern schriftlich fixiert und kategorisiert werden können. Es gibt zudem Aufschluss über die psychophysische Entwicklung eines Menschen. Die in der Literatur über ADHS festgestellten Verhaltensauffälligkeiten sind vor allem Bewegungsauffälligkeiten, die mithilfe der tanztherapeutischen Bewegungsanalyse eingeordnet und in die entsprechenden Begrifflichkeiten übersetzt werden können. Daraus leiten sich in der Folge die tanztherapeutischen Interventionen ab.

6.1 Aufmerksamkeitsstörung, Konzentrationsstörung – Raumantriebe

Die Störung der Aufmerksamkeit ist ursächlich zurückzuführen auf das Problem des Umgangs mit der Raumwahrnehmung. Einzelheiten werden nicht wahrgenommen; das Kind scheint nicht zuzuhören, wenn es angesprochen wird; es verliert oft Gegenstände; es lässt sich häufig ablenken. Die betroffenen Kinder zeigen Schwierigkeiten, sich auf den sie umgebenden Raum zu beziehen. Die Raumantriebe *direkt* und *indirekt* sind nur in Ansätzen vorhanden, das heißt, sie sind in der Tendenz raumlos oder in den Vorantrieben *flexibel* und *kanalisieren*. Sie beziehen sich weniger *direkt* auf ein Objekt oder eine Person und es gelingt ihnen nicht, ihre Umgebung ganzheitlich zu erfassen. Sie lassen sich durch Eindrücke in ihrer Umgebung ablenken und zeigen *Flexibilität* als Vorantrieb. *Flexibilität*, die zum Erlernen einer ganzheitlichen Raumwahrnehmung dient, wird hier jedoch zur Vermeidung von Aufgaben genutzt. Ihr Temperament verleitet sie häufig, mit *abruptem* Spannungsfluss ihre Aktivitäten zu unterbrechen.

Da die Entwicklung der Aufmerksamkeit im Raum im ersten Lebensjahr stattfindet (Bender, 2021a), kann davon ausgegangen werden, dass diese Raumwahrnehmungsdefizite ihren Ursprung im frühen Kleinkindalter haben und von Anfang an Probleme in der Interaktion zwischen dem Säugling und der Bezugsperson vorherrschten. Dabei ist es unerheblich, herauszufinden, wodurch diese Kommunikationsstörung initiiert wurde. Tatsache ist, dass es der Bezugsperson nicht gelungen ist, die Aufmerksamkeit des Kindes zu fokussieren. Die betroffenen Bezugspersonen finden keine rhythmische Einstimmung auf ihr Kind, unterscheiden sich in den Spannungsflusseigenschaften von ihrem Kind oder deuten die Vorantriebe falsch und reagieren nicht angemessen auf die Bedürfnisse des Kindes.

So kann es zum Beispiel passieren, dass die Mutter mit *hoher Intensität schnell* wickelt und den Blickkontakt immer wieder abbricht. Der Säugling dagegen befindet sich im *Saugrhythmus*, um sich zu beruhigen. Er *breitet* beispielsweise seine Arme immer wieder *aus* und schafft es nicht, sich alleine zu zentrieren, indem er die Arme vor dem Körper wieder zusammenbringt, also eine *einschließende* Bewegung macht. Hier wäre es von Vorteil, die Bezugsperson könnte intuitiv reagieren, die Arme wieder zusammenbringen, den Blickkontakt mit dem Säugling suchen und die Stimmungslage oder den Rhythmus zum Beispiel im Singsang der Stimme spiegeln. Im Blickkontakt fokussiert sich der Säugling das erste Mal. Dieser *direkte* Bezug auf die Bezugsperson verlängert sich durch die Vertiefung der Emotionalität aufgrund der Reaktion des Erwachsenen. Das Kind bekommt so einen Bezug zu sich selbst und zu seinem Ausdruck. Wird das Kind nicht verstanden und erfolgt keine adäquate Reaktion auf seine Bedürfnisse, isoliert sich das Kind durch die *Kanalisierung* des Blicks, um negative Gefühle abzuwehren.

Kinder mit ADHS nehmen sich selbst und andere verschwommen und unberechenbar wahr und benötigen daher dringend eine von außen vorgegebene Struktur, die ihnen den Umgang mit dem Alltag erleichtert und ihnen Sicherheit gibt.

6.2 Impulsivität und emotionale Störbarkeit – Schwerkraftantriebe

Kinder mit ADHS können im Spiel nicht verlieren und können nicht ertragen, wenn ihre Erwartungen unerfüllt werden und neigen deswegen zu Wutausbrüchen. Es fehlt ihnen die eigene innere Struktur, die sie durch An- und Entspannungsphasen leitet. Die *hohe Intensität* ihrer Aktivitäten und deren abrupten Abbrüche führen zu permanenter Anspannung und Überanstrengung, da sie die Entladung nicht unter Kontrolle bringen können. Der Umgang mit An- und Entspannung übt sich im zweiten Lebensjahr, in dem es um die Ich-Entwicklung und die Erlangung der Autonomie geht. Die Unabhängigkeit, die Ausbildung eines stabilen Selbstbildes und einer stabilen Objektrepräsentation wurden nur unvollständig durchlebt.

Die Kinder rutschen im *Verdrehrhythmus* auf dem Stuhl hin und her, um sich durch den Formfluss zu spüren und eine Beziehung zu sich selbst herzustellen.

Doch zur Entwicklung der Autonomie brauchen sie den auf den *Verdrehrhythmus* folgenden *Pressrhythmus*. Durch das Erlernen adäquaten Krafteinsatzes und Durchhaltevermögens (*Pressen* und Dranbleiben – Loslassen und Pause – wieder *pressen* – wieder loslassen usw.) können Dinge zu Ende gebracht werden, was zu Stolz und Selbstbewusstsein führt. Jedoch scheinen ADHS-Kinder in früheren Entwicklungsphasen steckenzubleiben, sodass die Erlangung von Autonomie, Stolz und Selbstbewusstsein nicht hinreichend erworben wird. Das Bedürfnis nach Anerkennung und die Angst, übersehen zu werden, ist sehr hoch, sodass sie durch ihr störendes Verhalten auf sich aufmerksam machen wollen oder Hilfe zur Erledigung der Anforderungen einfordern. Ihre Frustrationstoleranz ist aufgrund des schlechten Selbstwertes sehr niedrig.

Diese Kinder sind leicht zu irritieren und in ihrem Selbstbild instabil. Dies kann so weit gehen, dass sie in frühkindliches Verhalten zurückfallen, maulen, sich belecken, beißen, kratzen, kauen, wimmern – alles Verhaltensweisen, die in der oralen Phase (*Saug-* und *Beißrhythmus*) wichtig sind und der Bedürfnisbefriedigung nach Liebe, Zuwendung und Beruhigung dienen, aber auch nach Abgrenzung und Trennung, um sich wieder als eigenständig zu empfinden (Bender, 2021a). Sie können es schlecht ertragen, zu verlieren, neigen zu Wutausbrüchen, weinen viel und wirken oft kindlicher, unreifer als ihre Altersgenossen. In vielen Situationen ist durch die *hohe Intensität* des Spannungsflusses entweder der Vorantrieb *ungestüm* (frei) oder *angestrengt* (gebunden) zu beobachten. Beide sind der Vorantrieb zu *stark*. Die Weiterentwicklung zum Schwerkraftantrieb *stark* gelingt nicht, sodass die Kinder zwar bemüht sind, mitzuhalten, der Misserfolg jedoch garantiert ist, solange sie in den Vorantrieben agieren und die effektive Einteilung ihrer Kraft nicht beherrschen. Gleichzeitig dienen die Vorantriebe der Abwehr der Gefühle der Verletzlichkeit, Schwäche und aggressiver Impulse (Bender, 2021a).

Da alle psychophysischen Entwicklungsphasen aufeinander aufbauen und an Komplexität zunehmen, zieht sich eine mangelnde Entwicklung der Raum- und Kraftantriebe durch die weiteren Phasen. Dies wirkt sich auf die Zeitantriebe, die Körperwahrnehmung und alle nachfolgenden zu entwickelnden Bewegungsqualitäten aus, die der Eroberung der Welt dienen.

6.3 Störung der Aktivität – Zeitantriebe

Eine Aufgabe mit schulischen Anforderungen zu meistern, erfordert nicht nur die Konzentration auf bestimmte Objekte und einen effektiven Krafteinsatz, sondern auch, Aufgaben anzufangen und zu Ende zu bringen und zunehmend autonom zu bearbeiten. Diese Fähigkeit zum Durchhalten wird im zweiten und dritten Lebensjahr durch die Entwicklung der Zeitantriebe erworben. So ist es nicht verwunderlich, dass die Kinder mit ADHS auch in diesen Bereichen Defizite zeigen. Sie haben Schwierigkeiten, Aufgaben zu organisieren; Aufträge werden oft nicht vollständig durchgeführt oder zu Ende gebracht.

Kinder mit ADHS leiden unter ihrer Impulsivität und emotionalen Störbarkeit, d. h. Spannung, die nicht zielgerichtet eingesetzt werden kann, wird zunächst gehalten, führt zu Ungeduld und schließlich zu *abrupter*, plötzlicher Entladung. Die Kinder platzen häufig mit der Antwort heraus, bevor die Frage zu Ende gestellt ist; sie können oft nur schwer abwarten, bis sie an der Reihe sind, stören oder unterbrechen andere. Sie schaffen es nicht, *graduell* Energie aufzubauen und zu halten, um sie am richtigen Ort und zur richtigen Zeit zur Verfügung zu haben.

Die urethralen Rhythmen sind wichtig, um etwas anzufangen, auszutragen und auch zu beenden. Auch in diesen Bereichen befinden sich diese Kinder eher in den Vorantrieben. Sie starten mit einer Aufgabe *zögerlich* und brechen sie dann *plötzlich* ab. Manchmal verfallen sie auch unangemessen in Situationen, in den *Fließrhythmus*, zum Beispiel durch jammervolles Lautieren, ohne ein Ende zu finden. Diese Formen der Abwehr dienen zum einen dazu, den Beginn der Aufgabe hinauszuzögern, weil sie wissen, dass diese für sie kaum bewältigbar ist, und zum anderen dazu, durch die *plötzlichen abrupten* Wechsel ein Gefühl der Schnelligkeit zu bekommen, ohne die Zeit tatsächlich zu bewältigen. Sie möchten der Gefahr ausweichen, etwas nicht zu Ende bringen zu können.

Die Aktivität eines Kindes mit ADHS ist geprägt von ständigen Wechseln. Die Zeitantriebe *getragen* und *schnell* werden kaum angewandt. Die Fähigkeit, sich in der Interaktion auf andere Personen zu beziehen und nicht sofort dem ersten Impuls nachzugehen und abzuwarten, ist oft gestört, da sie keinen Zugang zu ihrem Zeitempfinden haben und ständig das Gefühl haben, alles schnell erledigen zu müssen. Die Zielfokussierung ist aufgrund ständiger Misserfolge gestört. Ihre Intuition, wann ein Verhalten angemessen ist, ist unzureichend entwickelt. Sie stehen in Situationen auf, in denen Sitzenbleiben erwartet wird. Sie klettern oder laufen in Situationen umher, in denen es unpassend ist. Sie rutschen auf dem Stuhl hin und her und zappeln mit den Füßen. Sie handeln, als ob sie innerlich angetrieben wären, und zeigen eine extreme Unruhe, ohne jedoch ihr Handeln zeitlich strukturieren zu können.

Die Kinder zeigen ein *plötzliches* Verhalten, um Gefühle des Misserfolgs abzuwehren. Sie bemühen sich redlich mitzuhalten und die Aufgaben zu erledigen, befinden sich beständig gefordert und agieren mit einer *hohen Intensität, plötzlich, flexibel*, in Verbindung mit *abrupten* Wechseln. Sie spüren, dass sie etwas tun müssen, um ein Ergebnis zu erzielen. Wahllos jonglieren sie mit der Zeit: mal driften sie ins Endlose *(Fließrhythmus)* und ein anderes Mal *stoppen* sie die Tätigkeiten willkürlich, unangemessen, ungeduldig und unmittelbar.

In dem Gefühl des Gehetztseins fehlen die Ruhephasen, die ein Mensch braucht, um sich zu organisieren, zu spüren und bei sich zu sein. Durch den massiven Gebrauch des Stopprhythmus, zum Beispiel im ständigen Klopfen mit dem Fuß oder dem Stift, versuchen die Kinder, sich von den anderen als getrennt wahrzunehmen und drücken ihre Ungeduld aus.

Des Weiteren empfinden sie sich auch niemals als ein Teil der Gruppe, weil es ihnen nicht gelingt, sich auf einen Gruppenrhythmus einzustimmen. Sie können den Rhythmus nicht halten, finden nicht den richtigen Zeitpunkt für Anfang und Ende und haben kein Gefühl zu sich selbst und zu ihren Emotionen.

6.4 Fein- und grobmotorische Einschränkungen

Oft sind bei Kindern mit ADHS fein- und grobmotorische Defizite zu erkennen. Sie wirken ungeschickt, lassen Gegenstände fallen, halten den Stift beim Schreiben oder Malen verkrampft, zeigen eine verspannte Körperhaltung. Die Kontrolle des Spannungsflusses gelingt nur unzureichend. Die fein- und grobmotorischen Schwächen dieser Kinder sind auf die bereits erwähnten Faktoren zurückzuführen:

- fehlender Raumbezug,
- inadäquate Körperwahrnehmung,
- fehlende Möglichkeit auf Entspannungsphasen zurückzugreifen,
- inadäquate Krafteinteilung – vehemente Versuche, den Anforderungen und Aufgaben zu entsprechen sowie
- fehlendes Zeitmanagement – Einschätzung von Anfang und Ende von Projekten/Aufgaben.

Die Verzweiflung und die Frustration steigern sich ins Unermessliche je mehr Fehlversuche sich aneinanderreihen. Die fein- und grobmotorischen Entwicklungsrückstände vereinen in ihrem Bild nicht nur die fehlenden oder unpassend angewandten Antriebe von Raum, Schwerkraft und Zeit, sondern spiegeln ebenso die unvollständig integrierten Spannungsflussrhythmen und -eigenschaften wider. Im unaufhörlichen Reden und dem vielen Weinen befindet sich das Kind im *Fließrhythmus* und zeigt deutlich, dass es nicht fähig ist, sich selbst zu begrenzen. Es fühlt sich von seinen Emotionen überflutet und überfordert. Es versucht sich zu regulieren, indem es sich frei treiben lässt oder den Spannungsfluss *gebunden* hält, um die Gefühle zu kontrollieren und zu unterdrücken. Es zeigt sich dann „bockig“ und unzugänglich. Die Kinder haben Schwierigkeiten, einen Bezug zum eigenen Körper herzustellen, verharren in den Vorantrieben, die sich explosionsartig entladen und binden ihre Emotionen.

7 Fallbeispiel (4-jähriger Junge)

Mithilfe der Bewegungsanalyse wurden die Verhaltens- bzw. Bewegungsauffälligkeiten eines 4-jährigen Jungen erhoben, interpretiert, und die tanztherapeutischen Interventionen erarbeitet.

7.1 Anamnestischer Überblick

Franz, 4 Jahre alt, lebt mit seinen unverheirateten Eltern in einer gemeinsamen Wohnung. Die Mutter hat das alleinige Sorgerecht für Franz. Der Junge hat eine erwachsene Halbschwester mit einem 3-jährigen Sohn. Franz fiel im Kindergarten durch seine extreme motorische Unruhe auf. Da die Mutter an ihre Belastungsgrenzen gekommen war, wandte sie sich auf Anraten des Kindergartens an die Frühförderstelle. Beim anamnestischen Vorgespräch erzählte die Mutter, dass es schon von Geburt an sehr schwierig gewesen sei, Franz zu beruhigen, und er viel geschrien habe. Bis heute schlafe der Junge nur vier bis fünf Stunden in der Nacht und geistere dann durch die Wohnung. Er könne sich weder allein noch mit Unterstützung über einen längeren Zeitraum mit einer Sache beschäftigen. Bei der Testung fiel Franz durch Teilleistungsschwächen wie Dyslalie, motorische Unruhe, einer ungeübten Feinmotorik und einer mangelnden Körperwahrnehmung auf. Lediglich die grobmotorischen Fähigkeiten waren altersgemäß entwickelt. Seine emotionale Entwicklung war gekennzeichnet durch Hyperaktivität, einem Aufmerksamkeitsdefizit, Impulsivität, sozialer Ängstlichkeit und einem mangelnden Selbstbewusstsein. Der Besuch eines Kinderpsychiaters ergab die Verdachtsdiagnose ADHS. Die kognitive Entwicklung liegt im mittleren bis unteren Bereich, wobei der Junge während der Testung sich immer wieder verweigerte und das Ergebnis somit nur eingeschränkt verwertbar war.

Die Mutter beschrieb ihre Beziehung zum Kindsvater als sehr angespannt, weil sie sich von ihm in Erziehungsfragen nicht unterstützt fühle. Ganz im Gegenteil sei sie immer schuld an den Schwierigkeiten, die Franz mache. Vor ca. einem Jahr nahm die Mutter Kontakt mit der Suchtberatung auf, weil sie und ihr Lebenspartner unter Alkoholabusus litten. Bis heute ist die Mutter dort in Betreuung und inzwischen trockene Alkoholikerin. Der Vater entzog sich der Therapie und allen anderen Hilfsangeboten. Das Jugendamt überwacht die Zuverlässigkeit der Mutter und steht im engen Kontakt mit der Frühförderstelle und dem Kindergarten. Hier finden in regelmäßigen Abständen Beratung und Unterstützung der Eltern, beziehungsweise der Mutter statt. Im Rahmen der Frühförderung wurde ein Video von dem vierjährigen Jungen aufgenommen, um ihn nach den Diagnosekriterien der Tanztherapie einordnen zu können.

7.2 Bewegungsanalyse und Interpretation

Für die bewegungsanalytische Diagnostik bekam Franz von der Autorin (B. F.) die Anweisung, möglichst lange mit dem Luftballon zu spielen, ohne dass sie sich am Spiel beteiligte, sondern einen Film von ihm drehte. Im Folgenden werden die Beobachtungen anhand der Aufzeichnungen beschrieben, die im Erfassungsbogen gesammelt wurden.

Franz spielte anfangs mit dem Luftballon und kehrte während der ganzen Filmsequenz immer wieder zu ihm zurück. Er schlug ihn mit der Hand mit *hoher Intensität* und *abrupt* in die Luft. Seine Augen schauten dem Luftballon *direkt* nach und er rannte in dieselbe Richtung. Sein Spannungsfluss war dabei *graduell* und seine Bewegungen richtungsweisend *seitwärts* auf den Ballon bezogen, wobei er am Ziel vorbei oder unter dem Luftballon durchlief, *abrupt* stoppte und den Ballon erneut in die Luft schlug. Es war zu beobachten, dass Franz immer wieder Tätigkeiten begann, sich in seinen Bewegungen auf sie bezog, letztlich jedoch keine Handlung zu Ende führte: Zum Beispiel wickelte er den Luftballon in Tücher ein, krabbelte auf die Verkleidungskiste oder fing an, das Rad der Kiste zu untersuchen. Die Handlungen hatten kein Ziel und führten zu keinem Erfolg, sein Spannungsfluss endete weitgehend *abrupt*.

Nach so einem Abbruch zeigte Franz zumeist einen *kanalisierenden* Blick, den er häufig mit dem urethralen Rhythmus des *Fließens* koppelte. Er ließ sich durch den Raum treiben, auf der Suche nach einem neuen Objekt seines Interesses. Die Arme überkreuzten sich und schlenkerten *frei* und planlos hin und her und auf und ab. Sie waren ebenfalls auf der Suche nach einer neuen Aufgabe. Das Frustrationserlebnis, dass die vorhergehende Aktion ohne Erfolg war, konnte durch den Vorantrieb des *Kanalisierens* und dem Schlenkern *(frei)* der Arme abgewehrt werden. Sie sollten ihn auf die nächste Aktion vorbereiten. Ab und zu sprang er auf eine kleine Matratze oder von ihr herunter, was er jedes Mal mit Freude *direkt, stark* und *schnell* ausführte, also in einem vollen Antrieb. Auffallend war, dass nach jedem Sprung der *Verdrehrhythmus* folgte. Die Beobachterin hatte das Gefühl, Franz wollte sich durch das Verdrehen aus der Schusslinie nehmen und sich der erwarteten Konfrontation nicht aussetzen. Einmal ging er sogar so weit, dass er sich versteckte. Im weiteren Verlauf der Beobachtung wirkte Franz immer planloser, weil er nicht wusste, was er mit seiner Zeit und den Spielsachen anfangen sollte. Die *abrupten* Stopps und der Wechsel zu einem anderen Objekt geschahen immer schneller und plötzlicher. Einmal betastete er den Vorhang, dann sprang er wieder mit Anlauf auf den Boden und schleuderte sich im *Verdrehrhythmus* über den Boden hinweg. Er nahm den Luftballon und schlug ihn in die Luft, verfolgte ihn aber nicht mehr mit den Augen, sondern wirkte immer lustloser in seinem Spiel. Es entstand der Eindruck, dass sich Franz ärgerte, aber es wurde nicht richtig sichtbar über was, warum und wie sehr. Er versuchte immer wieder, sein Frustrationserlebnis durch ein *Kanalisieren* oder einen *abrupten* Wechsel zu übergehen. Von Zeit zu Zeit blickte er *direkt* zur Kamera oder er stellte der Beobachterin Fragen.

Er versuchte, einen Ball in seine Hosentasche zu stecken und beobachtete die Therapeutin (B. F.), als ob er eine Reaktion erwarten würde. Er forderte eindeutig die Aufmerksamkeit, und seine Wut über die Reaktionslosigkeit der Therapeutin zeigte sich im Gebrauch neuer Rhythmen und Verhaltensweisen. Er zeigte ein *Pressen* im Gesicht, um sich seiner selbst bewusst zu werden und sich für den Kontakt mit der Therapeutin zu mobilisieren. Er schnalzte laut und deutlich und kraftvoll mit der Zunge. Beim Verstecken hinter dem Vorhang gebrauchte er wiederum seine Stimme und lautierte mit einem „oh—äh“. Er nahm das Tuch auf seinen Fuß, wollte es schießen und schaute bei all diesen Aktionen immer häufiger zur Therapeutin herüber. Er schwang das Tuch und ließ die Kamera und die Therapeutin nicht mehr aus den Augen.

Seine Bewegungen waren hier wieder kraftvoll und *schnell*. Sein Spannungsfluss baute sich *graduell* auf, brach aber *abrupt* ab, bevor er mit dem Tuch nach der Therapeutin schlug. Das wiederholte er ein paar Mal mit Unterbrechungen, in denen er sich *flexibel* umschaute oder in *fließende* Bewegungen überging. Letztlich ließ er sich auf den Boden fallen, zeigte wiederum einen *Verdrehrhythmus*, versteckte sich und stöhnte. Er nahm sich das zweite Tuch, knüllte es *stark, direkt* zusammen und hielt seinen Blick *kanalisierend* auf die Therapeutin gerichtet, ging auf sie zu und bereitete sich vor, mit dem Tuch nach ihr zu schlagen. Kurz vor der Ausführung ließ er es *plötzlich* los und lachte. Sofort zeigte er mit seinen Unterarmen ein schnelles „Flügelschlagen“ *(indirekt, schnell, vehement)*. Es wirkte wie ein stereotypes Verhalten, das er zeigte, wenn er ein schlechtes Gewissen hatte und seine Aktion am liebsten ganz schnell wiedergutmachen wollen würde. Doch seine Emotionen trieben ihn immer wieder zu der gleichen Handlung, nämlich das Tuch nach der Therapeutin oder auf die Kamera zu werfen. Das „Flügelschlagen“ folgte auf jeden Wurf. Und er war sehr erlöst, als ihm gesagt wurde, dass das Filmen nun beendet sei und noch Zeit zum Spielen sei.

Insgesamt lässt sich festhalten, dass Franz mit sehr *hoher Intensität* agierte. Er brach seine Handlungen fast immer *abrupt* und *plötzlich* ab. In den Zwischenphasen befand er sich sehr häufig in dem Vorantrieb *kanalisieren*, den er meist mit dem *Fließrhythmus* kombinierte. Es fiel auf, dass er ständig am *Fließen* war, und von daher seine Handlungen nie zielorientiert stoppte. Sehr häufig konnte der *Verdrehrhythmus* beobachtet werden, mit dem Franz Konfrontationen aus dem Weg gehen möchte. Es schien viel um die Themen „verstecken", „Siehst du mich?", „Suchst du mich" und „Findest du mich auch" zu gehen. Er wollte Kontakt und gesehen werden. Konnte er seine Kraft *stark* einsetzen, zeigte er kurze Sequenzen der vollen Antriebe und damit auch Freude. Er eroberte sich dann die Welt mit einem Sprung. Allerdings nahm er diese Aktionen sofort wieder zurück. Er zeigte ein *Verdrehen* oder ein „Flügelschlagen".

7.3 Tanztherapeutischer Behandlungsansatz

Die besondere Vorliebe für innergenitale Rhythmen und deren Umsetzung ins Spiel zeigte sich bei Franz durch die ständige Lust, Verstecken zu spielen. Am liebsten wollte Franz gesucht und gefunden werden und konnte kaum genug davon bekommen. In diesem Spiel spürte das Kind die Befriedigung seiner Bedürfnisse nach Beziehung und Bedeutung für die Therapeutin und nach immer wiederkehrenden Interaktionen. Er suchte die Beziehung und stellte im Finden *direkten* Blickkontakt her. Der Ausdruck der Freude zeigte sich in den Luftsprüngen und dem hemmungslosen Lachen. Es war möglich, durch diese Kontakte die Aufmerksamkeitsspanne zu verlängern und dem Kind Anker und Halt durch die Beziehung zu geben. So gelang es, dem Spiel einen Rahmen (Anfang und Ende) zu geben und Pausen zu setzen. Zusätzlich gewann Franz an Selbstwert, wenn er sichtbar war und sich angenommen fühlte. Im Verstecken musste er sein Bedürfnis, gefunden zu werden, aufschieben oder spielerisch verlängern. Es konnte ausgemacht werden, die Zeit des Findens hinauszuzögern und im Versteck bewusst die Zeit zu nutzen, sich zu beobachten. Der zeitliche Rahmen war so veränderbar und die Inhibition erweiterbar. Die *hohe Intensität* in den Bewegungen, wenn er gefunden wurde, spiegelte sich in der Reaktion der Therapeutin (Lachen, Ausruf und in den Arm nehmen, um sich entspannen zu können). Die Impulssteuerung und der Bedürfnisaufschub wurden direkt belohnt. Im Versteck abzuwarten, was die Therapeutin macht, wo er die Spannung gespürt hat, wie es aushaltbar war, was das Warten bedeutet und mit was das Abwarten im Alltag verbunden werden kann, sind Fragen, die ihm bewusst den Umgang mit der Impulssteuerung erlernen, und seinen Handlungsspielraum erweitern ließen. Die *kanalisierenden* Bewegungen und Blicke waren durch die Aufnahme der Richtungsbewegungen gut lenk- und steuerbar. In der Abwehr lag das Suchen nach Kontakt und es gelang zunehmend, das Kind für eine Sache oder ein Objekt länger zu begeistern und mit ihm gemeinsam in der gleichen Spannungsflusseigenschaft die Aufmerksamkeit und Konzentration zu erhöhen. Es wurde eine Beziehung zum Objekt des Spiels und zur Therapeutin eingegangen. Die Therapeutin verbalisierte seine Blickrichtung, spielgelte die Form, die Bewegung und die Richtung. Dies konnte mit Blickkontakt, nebeneinander oder im gemeinsamen Tun passieren. Zusätzlich begleitete die Stimme der Therapeutin das Tun bis zum Ende. So konnte das Kind z. B. alle Kegel aufstellen und mit einem rollenden Ball versuchen, die Kegel nacheinander umzuwerfen. Die Therapeutin konnte entweder spontan ins Blickfeld genommene Spielmaterialien (wie z. B. Bausteine oder Rollenspielmaterialien) aufnehmen und im begleiteten Spiel die Beschäftigung verlängern oder Spielideen von außen an das Kind richten und Aufgaben geben. So sollte er z. B. ein Muster legen, das in eine Geschichte integriert wurde, oder es wurde eine Bewegungsgeschichte umgesetzt. Die meisten Kinder lieben Musik und Stopp-und-Go-Spiele, um somit das bewusste Stoppen in das Handlungsrepertoire einzubauen. So trainieren die Kinder, einen Stopp einzulegen und sich bewusst auf ein neues Ziel zu konzentrieren. Sie geben davor die Richtung, die Form und das Ziel an. Zur Belohnung kann eine Zwischensequenz wieder ohne Regeln und Aufgaben erfolgen, die durch den Stopp der Musik begrenzt wird. Am Ende können die Therapeutin und der Junge überlegen, wann im Alltag so ein Stopp wichtig sein könnte.

Anfangs ist es für Kinder mit ADHS schwierig, die Stopps auszuhalten und nicht sofort in die nächste Aktion zu verfallen. Doch mit Begleitung der Stimme, der Atmung, dem Gedankenspiel oder einem festen Gegenstand (z. B. der Wand, die man drücken kann) fangen sie an, die Pausen durchzustehen, zu genießen und sich neu zu orientieren. Eine längere Entspannungsphase kann durch kurze Massagesequenzen eingebaut werden. Die meisten Kinder spielen gerne mit ihrer Kraft und drücken im *Pressrhythmus* z. B. gegen eine Person mit unterschiedlichen Körperteilen. Sie bewegen sich gerne im Tanzsack (Aufsuchen einer räumlichen Begrenzung) und spielen mit ihrer Ausdehnung, ihren Kräften und Grenzen. In einem Schaukeltuch können sie entspannen und Ruhe genießen. Die Gedanken und kreativen Ideen, die eine Therapieeinheit lebendig werden lassen, bekommen Raum und vermitteln Achtung und Wertschätzung, indem sie ernsthaft berichtet werden dürfen, und im Spiel ausgebaut und umgesetzt werden. Im Rollenspiel oder in einem Regelspiel können die Regeln angepasst und verändert werden. Nach einem Kegelspiel können die Kegel z. B. schlafen gelegt und zugedeckt werden. Die Fantasie, was die Kegel träumen könnten oder was sie am nächsten Tag tun könnten, ist immer spannend und ausschmückbar. Über das positive Feedback und Mitgehen in der Geschichte erleben die Kinder eine Bestätigung ihrer Selbst und Fantasien. Körperwahrnehmungsübungen können durch Fantasiereisen, Bewegungsgeschichten und bewusst gestaltete Bewegungsabläufe angestoßen werden. Im begleitenden Gespräch kann ein Zusammenhang zum Spannungsmodus und den einzelnen Körperteilen hergestellt werden. Viel Begeisterung ist bei den meisten Kindern zu wecken, wenn sie ihrem Bedürfnis, zu springen und zu hüpfen, nachkommen können und die Möglichkeit haben, sich kraftvoll zu bewegen. Der Therapeut spiegelt den Antrieb in der Stimme und mit dem Körper. So erhält das Kind das Feedback, dass es in Ordnung ist, sich kraftvoll auszudrücken. Die Erlaubnis, autonom zu werden, ist für die Ich-Entwicklung und das Selbstbild entscheidend. Wie oben schon erwähnt, können im Ziehen und Drücken mit und gegen den Therapeuten der *Pressrhythmus* angebahnt und ausgeführt werden. In einem engen Tunnel übt das Kind, bis zum Ende zu krabbeln und im Erreichen des Zieles Entspannung zu finden. Der Übertrag auf Alltagssituationen findet wiederum im Gespräch oder durch die verbale Unterstützung (Aussagen während des Tuns) statt. Im Mittun und Begleiten kann die Therapeutin die Freude und Lust am Ausprobieren des *Pressrhythmus* steigern und halten. Showkämpfe können gute Methoden sein, um spielerisch die Kraft und den Pressrhythmus zu üben.

Der angestrebte *Press-* und *Stopprhythmus* war nur in Maßen in Franz Bewegungen auszumachen. Kurzfristig ließ er sich zum Ausprobieren dieser Rhythmen motivieren, wenn er sie in Ansätzen initiiert hatte. Er befand sich auf dem Weg!

8 Schlussbetrachtung

In dem Fallbeispiel und dem Behandlungsansatz wird deutlich, dass dem Tanztherapeuten durch die Bewegungsanalyse ein großes Repertoire an Möglichkeiten zur Verfügung steht, ganzheitlich an den zugrunde liegenden Problemen fundiert anzusetzen. Die Tanztherapie kann z.B. fehlende Rhythmen und Antriebe durch Übungen und Spiele zur Verfügung stellen und einüben und zum anderen an den sich beständig wiederholenden Bewegungsmustern ansetzen und ein Verstehen auf sowohl körperlicher als auch geistiger Ebene herstellen. Diese Bewegungsmuster sollen weiter ausgebaut und auf eine höhere Stufe gestellt werden. Das gelingt, indem der Therapeut eine oder mehrere Stufen in der Entwicklung zurückgeht und Rhythmen und Antriebe anbietet, die heilend wirken. Das Stehenbleiben auf einer Stufe zeigt zumeist, dass in den vorherigen Stufen Probleme oder Schwierigkeiten entstanden sind und der Mensch diese nicht einfach kompensieren kann. Sie zu integrieren, z.B. durch die eingehende Beziehungsgestaltung in der Therapie, bringt der Klientin die Möglichkeit, vielfältig in unterschiedlichsten Situationen den passenden Antrieb oder Rhythmus zur Verfügung zu haben.

Der Tanztherapeut gestaltet die Beziehung zum Klienten auf körperlicher, emotionaler und geistiger Ebene. Alle Ebenen haben nebeneinander in der Therapie Platz und können befriedigt werden. Die therapeutische Beziehung ist die Basis, um den Klienten im Prozess der Ich-Stärkung zu einem gesunden Selbstbild begleiten zu können. Durch die wiederholte Übung und Selbstinstruktion für andere Situationen machen die Kinder sich das Erprobte zu eigen und integrieren die Erfahrungen in ihr Alltagsrepertoire.

Es macht große Freude, ein Instrumentarium zur Verfügung zu haben, dass das Lernen und Entwickeln mit Lebensfreude verknüpfen kann, an den Ressourcen ansetzt und positive Weiterentwicklung für das Individuum in Gang setzt.

Autismus und frühe Ich-Entwicklung

Christiane Kowalik

1 Einleitung

Fast drei Jahrzehnte ihres beruflichen Arbeitens hat die Autorin autistischen Menschen gewidmet. In dieser Zeit zeigten sich verschiedene Sichtweisen auf das Phänomen Autismus:

- von der Therapie als lebenslange Begleitung hin zur problemlösenden Hilfe zur Selbsthilfe,
- von der typisierenden Diagnose Kanner- und Asperger-Autismus hin zur Autismus-Spektrum-Störung,
- von Sonderbehandlung und Ausgrenzung über „Normalisierung", „Integration" zur „Inklusion".

In der heutigen Autismusforschung wird mehrheitlich die These einer polyätiologischen Verursachung anerkannt (Dzikowski, 1996). Da die Ursachen des Autismus nicht restlos geklärt sind, muss

> *„davon ausgegangen werden, dass durch genetische und cerebral/biochemische Faktoren eine tiefgreifende Entwicklungsstörung des Selbst und der sozialen Interaktion sowie der Wahrnehmungs- und Sprachfunktion bewirkt wird. Gestörte Eltern-Kind-Interaktionen erscheinen heute mehr als Folge denn als Ursache der autistischen Entwicklungsproblematik" (Resch, 1999, S. 322).*

In der heutigen Fachliteratur werden oftmals die Bezeichnungen „Autismus-Spektrum-Störungen" (ASS) bzw. „Störungen im autistischen Spektrum" (SaS) bevorzugt, um die Vielfalt zu unterstreichen (Caldwell, 2004; Kißgen & Fleck, 2005; Freitag, 2008; Matzies, 2010). Unter den Begriffen ASS bzw. SaS werden die Unterarten „Frühkindlicher Autismus", „Asperger-Syndrom", der „Atypische Autismus" und manchmal der „Hochfunktionale Autismus" zusammengefasst.

Ein bleibendes Anliegen autistischer Menschen und ihrer Angehörigen hat sich in all den Jahren nicht erfüllt: der Wunsch, mit dem eigenen Sosein bejaht zu werden, und ohne die Zuschreibungen „krank“ oder „gestört“ mit den eigenen Ressourcen ein respektiertes Leben führen zu können.

Menschen werden mit unterschiedlichen – auch hirnorganischen – Voraussetzungen geboren und müssen ihr Leben damit leben. Was nicht veränderbar ist, sollte nicht als krank oder gestört bewertet werden. Mit der letzten Reform internationaler Diagnoseschlüssel ist dem Autismus wiederum der Begriff der Störung zugeschrieben worden.

Aktuelle Konzepte der Neurodiversität tragen der Idee des wertungsfreien Soseins autistischer Menschen erfreulicherweise Rechnung. Allerdings finden sie bisher nur bei intelligenten Menschen Anwendung. Autistische Menschen mit kognitiven Begrenzungen spielen in der öffentlichen und wissenschaftlichen Diskussion nach wie vor kaum eine Rolle. Für die gesellschaftlichen und beruflichen Erfolgsmöglichkeiten ist Intelligenz zweifelsohne bedeutsam – Erleben und Selbststeuerung autistischer Menschen ist dagegen im Kern ähnlich – unabhängig davon, ob der Mensch überdurchschnittlich intelligent oder kognitiv begrenzt geboren ist (Dzikowski, 1996).

Die wissenschaftliche Forschung beschreibt übereinstimmend, dass sich Wahrnehmung und Reizverarbeitung autistischer Menschen von Geburt an erheblich von der sensorischen Verarbeitung neurotypischer Menschen unterscheiden: Ihre Sinneskanäle arbeiten über- oder unterempfindlich, das Zusammenschalten verschiedener Kanäle gelingt nicht reibungslos, die Prioritätensetzung der Wahrnehmungsverarbeitung bleibt aus, in dauerhaft reizoffenem Erleben kann das Gehirn Vertrautes nicht von Unbekanntem unterscheiden und befindet sich regelmäßig in Überreizungsgefahr. Ihr rätselhaft anmutendes Verhalten kann vor diesem Hintergrund als gesunde Bewältigungs- und Überlebensstrategie verstanden werden (Dawson & Lewy, 1989).

Autistisches Verhalten entspricht gravierend nicht den gängigen sozialen Erwartungen: Autisten zeigen eine ausgeprägte Vorliebe für Dingliches, Regelhaftes, Wiederkehrendes und Stereotypes, sind detailverliebt, unflexibel und stets um Kontrolle über das Geschehen bemüht. Veränderungen in Abläufen – auch die kleinsten – sorgen für heftige Irritationen. Die Betroffenen sind auf die Realisierung eigener Wünsche und Vorlieben orientiert, Perspektivenwechsel gelingt ihnen nicht. Situationen werden visuell-kognitiv erfasst, intuitives Verstehen und Empathie spielen keine Rolle. Autisten können nicht lügen, vorgetragene Lügen verwirren sie nachhaltig. In der sprachlichen Kommunikation richten sie sich nach der reinen Wortbedeutung. Tonfall, Ironie, Satzmelodie, soziale Übereinkünfte und Kontext werden nicht erfasst. Ihre eigene Sprache ist ohne Satzmelodie. Sie verstehen mimischen und körpersprachlichen Ausdruck nicht, zeigen entsprechend auch kaum eigene Mimik. Eine „Klaviatur der Gefühle“ fehlt ihnen, eigene emotionale Impulse werden als diffuse Erregung wahrgenommen. Ihr Sprechen und Denken ist konkretistisch und streng wahrheitsorientiert: was einmal gilt, gilt immer und überall, Abweichungen lassen sie verzweifeln (Frith, 1983; Hartmann & Rohmann, 1984). Das kann dazu führen, dass ein Kind sich beispielsweise bis zur körperlichen Erschöpfung dagegen wehrt, aufgrund baustellenbedingter Notwendigkeiten die Turnhalle anstatt durch den Eingang durch den Ausgang zu betreten. Ein anderes Kind wendet sich aufgebracht von der bisher geliebten Lehrerin ab, weil sie behauptet hat, die Buntstifte gäbe es in allen Farben. Die Verzweiflung der AutistInnen darüber, von den MitschülerInnen nicht verstanden zu werden, obwohl sie als einzige auf der Wahrheit bestehen, ist groß. Das Erleben, nicht zu verstehen, was los ist und worüber sich alle anderen einig zu sein scheinen, ist allgegenwärtig.

In unserer auf schnelles, intuitiv-empathisches Verstehen bauenden Welt haben autistische Menschen es schwer. Schon das autistische Neugeborene kann den Erwartungen seiner Eltern nicht entsprechen und ist in seiner Entwicklung zu einem gesunden (autistischen) Selbstwert schwer beeinträchtigt.

Aus diesem Grund wird in diesem Kapitel die frühe Ich-Entwicklung autistischer Kinder und die daraus resultierenden Besonderheiten vorgestellt, die es in der tanztherapeutischen Arbeit mit ihnen zu berücksichtigen gilt. Im folgenden Kapitel wird die praktische Umsetzung in der Arbeit mit einem autistischen Kind deutlich.

2 Autismus und frühe Ich-Entwicklung

Dem autistischen Kind präsentiert sich die Welt als ständig wechselndes, immer neu bleibendes Zusammentreffen von Einzelreizen ohne verlässliche Ordnung, Wiederkehr oder Regelhaftigkeit. Jede Regung kann es in Irritation, Übererregung und Panik versetzen. Das autistische Neugeborene wird bereits vom Zusammentreffen propriozeptiver, vestibulärer und taktiler Eindrücke irritiert und dadurch schnell überreizt. Viel längere Zeit wird es brauchen, kinästhetischen Reizen nachzuspüren und miteinander zu verbinden (Dawson & Lewy, 1989).

Den Säugling erreichen von Beginn an akustische, optische und Berührungsreize von außen. Die Mutter erscheint aus Sicht des autistischen Säuglings als Auslöser von Irritation und Überreizung, als Nie-sich-Gleichende, bestenfalls am Geruch erkennbare Reizkonfiguration. Von der Mutter ausgehenden taktilen und akustischen Reizen kann sich das Kind zunächst nicht entziehen, aber es kann den Blick abwenden. Das autistische Kind erschreckt immer wieder vor den nicht verstehbaren visuellen Reizen (Gesicht/Augen der Mutter), besetzt diese mit Angst und wendet sich von ihnen ab. Zur Abwendung von Panik und

Überreizung zieht es sich auf wiederholbare, zunächst vorrangig kinästhetische Wahrnehmungslagen zurück. Autistische Besonderheiten der Sinnesintegration betreffen von Beginn an nicht nur die kognitive, sondern auch die affektive Entwicklung des Säuglings (Dzikowski, 1993).

Frühe, gravierende und konsistente Besonderheiten der Ich-Entwicklung werden das autistische Kind lebenslang begleiten und an jedem weiteren Ich-Reifungsschritt beteiligt sein. Autistische Menschen werden – je nach Ausprägung ihrer Besonderheiten – lebenslang vom Verlust ihrer inneren Ordnung und von Ich-Zusammenbrüchen bedroht bleiben, und zwar immer dann, wenn ihre erworbenen Strategien, die innere Ordnung wiederherzustellen, nicht greifen können (Dalferth, 1988).

Nicht selten kompensieren heranwachsende Autisten krisenhafte Veränderungen (Pubertät, Trennungsprozesse, Neubeginne) dramatisch, werden von Affekten überflutet und geraten außer Kontrolle.

Schon Margaret Mahler (Mahler et al., 1980) hat darauf hingewiesen, dass die besondere Ich-Entwicklung autistischer Kinder und ihre ganz eigene Emotions- und Bindungsfähigkeit vor dem Hintergrund primärer autistischer Wirkfaktoren betrachtet werden muss. Diese „Entwicklungsaufgaben" des Säuglingsalters werden skizziert und daran anknüpfend Risiken und Konsequenzen aufgezeigt, die sich aus autistischen Besonderheiten der perzeptiv-affektiven Reifung für die Bewältigung dieser Entwicklungsaufgaben ergeben.

2.1 Säuglingsalter im Rückblick der Eltern

Die Diagnose Autismus erfolgt in der Regel nicht vor Vollendung des dritten Lebensjahres. Vorher kann nur ein Verdacht geäußert werden. In der frühen Kindheit können relevante Diagnosekriterien wie das Meiden von Kontakt entwicklungsbedingt noch nicht erfasst werden. Erst mit dem Erwerb von Kontrolle über die eigene Bewegung und Einsetzen der Lokomotion kann das Kind den physischen Kontakt mit den Eltern aktiver und bewusster gestalten. Aussagen über autistische Säuglinge sind insofern retrospektiv. Das Verhalten des Säuglings wird von Eltern und Umfeld zunächst als Eigenart des Kindes verstanden. Je älter das autistische Kind wird, umso deutlicher werden seine spezifischen Auffälligkeiten: Echolalische Sprachbildung, stereotypes Verhalten und Ritualisierungsbestrebungen werden erst im Kleinkindalter zu beobachten sein.

Rückblickende Elternbefragungen liefern recht eindeutiges Material über die autistische Entwicklung ab dem Kleinkindalter (Ornitz, Guthrie, & Farley, 1977; DeMyer, 1986). Aussagen über die Neugeborenen- und Säuglingsphase sind dagegen weniger übereinstimmend.

Zwei Drittel aller von DeMyer (1986) untersuchten Kinder hatten nach Aussagen der Eltern schwerwiegende Anpassungsschwierigkeiten in der Nachgeburtsperiode. Häufig berichtet wurde vor allem von Fütterungsproblemen. Schluck-, Kau- und Saugprobleme wuchsen sich später zu handfesten Ernährungsproblemen aus. Gehäuft zeigten die Kinder auch Schwierigkeiten mit den Verdauungsfunktionen (Obstipation und Diarrhö).

In den Bremer Hinweisen zur Früherkennung im Rahmen von Vorsorgeuntersuchungen (Cordes, 1995) finden sich darüber hinaus folgende Auffälligkeiten im Säuglingsalter:

- Das Kind schreit länger ohne erkennbaren Grund oder ist auffallend ruhig.
- Es schläft auffällig viel oder extrem wenig, entwickelt keinen zuverlässigen Schlaf-Wach-Rhythmus.
- Das Kind dreht sich weg, macht sich steif, wenn man es hochnehmen will, oder es liegt schlaff im Arm.
- Es zeigt kein Erkennen der Mutter, lächelt nicht oder wenig, sein soziales Lächeln entwickelt sich erst spät.
- Es reagiert nicht mit Zuwendung auf die Mutter, streckt ihr nicht die Arme entgegen und scheint mit sich selbst zufrieden zu sein, es zeigt kein Bedürfnis nach Kontakt.
- Das Kind zeigt wenig Freude am Kontakt mit der Mutter und erscheint als „ernstes“ Kind.
- Es versucht nicht, den Gesichtsausdruck der Mutter zu imitieren, sucht keine Face-to-face-Interaktion mit der Mutter.
- Das Kind lautiert und lallt nicht oder wenig.
- Es beruhigt sich am besten, wenn es sich selbst überlassen ist.

Der autistische Säugling erscheint insgesamt als leicht irritierbares und bereits vom Erleben und Begreifen seiner basalen Überlebensfunktionen überfordertes Geschöpf und nicht in der Lage, den mütterlichen Erwartungen an Interaktion zu entsprechen. Autismus präsentiert sich von Beginn an auch als gravierende Besonderheit der affektiven und Beziehungsentwicklung.

2.2 Autismusbedingte Risiken für die frühe Ich-Entwicklung

Jede Entwicklungsphase stellt das autistische Kind vor besondere Herausforderungen, die es häufig nur rudimentär meistert. Die normale Entwicklungsumgebung mit ihren interaktiven Angeboten ist für das autistische Kind kein freudiges Angebot, sondern eine komplexe, verwirrende Umwelt.

2.2.1 Neugeborenenphase

Im Bauch der Mutter war das Kind an warmes Fruchtwasser und enge Begrenzung gewohnt. Während der Geburt erreichte das Erleben des Zusammengedrücktwerdens seinen Höhepunkt. Die Begrenzung ist so deutlich wie nie zuvor und gleich danach gänzlich verschwunden. Das Neugeborene findet sich in einer Welt ohne flächige Grenzen. Eine Vielzahl von Reizen stürmt ungedämpft und ungefiltert auf das Kind ein:

- Die Schwerkraft zieht es mit zehnfacher Kraft zu Boden.
- Seine Berührungsflächen sind auf wenige Kontaktpunkte mit der Unterlage begrenzt.
- Das gewohnte Geborgensein in gleichbleibend wohltemperierter Flüssigkeit ist Berührungs- und Temperaturempfindungen unterschiedlichster Qualität gewichen.
- Geräusche und Töne sind zum Teil unbekannt, lauter und vielfältiger als zuvor.
- Lichteindrücke sind grell, von ungewohnter Schattierung und Farbe (Jacobi-Heinemann, A., Fingaß, U. & Küppers, 1990).

Auch das reflexhafte Einsetzen autonomer Überlebensfunktionen bringt für das Neugeborene eine Fülle neuer propriozeptiver Spürreize mit sich: es atmet, es saugt und schluckt, es verdaut.

In der Neugeborenenphase muss sich der Säugling selbst vor Überreizung schützen. Dafür bedarf es einer sorgfältigen Filterung, damit nur einige wichtige Eindrücke aus den verschiedenen Sinnesbereichen verarbeitet und integriert werden. Körpereigene Reize müssen als wesentlich erkannt, die Fernsinne zunächst mit weniger Aufmerksamkeit besetzt werden. Das Neugeborene beginnt, seine basale Wahrnehmung (neu) zu organisieren. Es wird seine Aufmerksamkeit zunächst sich wiederholenden kinästhetischen Reizen zuwenden: dem Zusammenspiel von Überlebensfunktionen und Schwerkraft, Raumlage, Bewegungs- und Berührungsempfindungen. Der sensorisch-perzeptiven Peripherie widmet das Neugeborene kaum Aufmerksamkeit. Der Säugling schläft den größten Teil seiner Zeit, erwacht vor allem bei Bedürfnisspannung: Hunger oder Missbehagen. Bedürftigkeit und Sättigung erfolgen in regelmäßigen, sich wiederholenden Phasen. Im spannungsfreien Wachzustand verfolgt und erforscht der Säugling das Zusammenspiel von enterozeptiven Berührungs-, Bewegungs- und Gleichgewichtsreizen.

Erinnerungsspuren vor- und nachgeburtlichen Ursprungs finden sich zu einem frühen, quasi vorkörperlichen Ich zusammen. Stern (2020a) beschreibt diesen frühen Ich-Zustand des Neugeborenen als Traum-Selbst: Das Ich-Erleben des Säuglings erscheint kontur- und körperlos, aber es ist vorhanden, es bildet ab und erinnert. Der Säugling unterscheidet noch nicht zwischen Ich und Nicht-Ich: Bedürfnis und Sättigung werden vom Säugling gleichermaßen als ich-zugehörig erlebt.

Für die Reifung des vorkörperlichen Ichs ist beständiger Körperkontakt von herausragender Bedeutung. Gehaltenwerden und enge Begrenzung vermitteln dem Kind vertraute Spürreize. Sein Erleben kann im neuen Umfeld an bereits bekannte Wahrnehmungen anknüpfen (Stern, 2020a).

Die vorrangigen Entwicklungsaufgaben der Neugeborenenphase sind somatopsychischer und vegetativer Natur: Der Säugling erwirbt homöostatisches Gleichgewicht seines Erlebens in einer neuen und nicht mehr dauerhaft begrenzten Umgebung. Er muss seine lustvolle Aufmerksamkeit eher dem eigenen Inneren zuwenden, äußere Reize blockieren, um zu einer verfügbaren Integration basaler Sinneseindrücke zu gelangen.

Dem autistischen Säugling ist die Bewältigung dieser Entwicklungsaufgabe gravierend erschwert. Vieles spricht dafür, dass ihm ein Abblocken äußerer Reize nicht gelingt. Möglicherweise ist das autistische Neugeborene nicht in der Lage, aus der Vielzahl von Reizen wiederkehrende und wesentliche körpernahe Reizkonfigurationen auszuwählen, weil es das Bekannte in ihnen nicht erkennt. Der autistische Säugling wird bereits auf das reflexhafte Einsetzen der Überlebensfunktionen Atmen, Saugen, Schlucken und Verdauen mit Überreizung und Panik reagieren. Die für das Kind neuen Reize können nicht wiedererkannt, geordnet, integriert werden. Der autistische Säugling lernt nicht, über die neue Reizlage „automatisch" zu verfügen. Reizinformationen aus Überlebensfunktionen fordern immer wieder seine alarmierte Aufmerksamkeit und versetzen ihn in ein Wahrnehmungschaos – mangelnde sensorische Integration führt zu frühen Fütterungsproblemen (Cordes, 1995).

Es erscheint folgerichtig, wenn das autistische Neugeborene viel und ohne erkennbaren Grund schreit, es befindet sich in anhaltender Alarmbereitschaft. Es wird auch folgerichtig extrem viel schlafen (seine Aufmerksamkeit ganz abschalten) oder extrem wenig (dauerhaft erregt sein). Mit gutem Grund erscheint der autistische Säugling auch als mit sich selbst zufrieden. Von der Bezugsperson hochgenommen, berührt, getragen und bewegt werden, bringt eine plötzliche Vielzahl veränderter propriozeptiver, taktiler und vestibulärer Informationen mit sich, die den Säugling eher chaotisieren als beruhigen wird. Auch Körperkontakt kann für das autistische Kind äußerst unangenehm sein – es erkennt nicht das Vertraute in der neuen kinästhetischen Wahrnehmungslage. Auf dem Arm der Mutter macht es sich steif oder erschlafft (Hartmann & Rohmann, 1984).

Dem autistischen Neugeborenen gelingt es nicht oder nur temporär, homöostatisches Gleichgewicht in der neuen Umgebung zu erwerben; es gelangt nicht zu einer verfügbaren Integration basaler Reize, insbesondere nicht im Kontakt mit der Bezugsperson. Der autistische Säugling bleibt vom Zusammentreffen kinästhetischer Reize irritierbar. Zu Entspannung und Gleichgewicht gelangt er am ehesten in Phasen der Sättigung, sich selbst und seiner nicht beweglichen Unterlage überlassen (Cordes, 1993).

2.2.2 Symbiotische Phase

Dem gesunden Säugling ist es gelungen, verlässliche homöostatische Zustände zu erreichen und sich darin zu stabilisieren. Ihm gelingt es, wesentliche wiederkehrende basale Reize reibungslos zu integrieren. Seine Wahrnehmung wird durch wiederkehrende Berührung und Zuwendung seiner Bezugsperson von außen angesprochen. Immer häufiger kann der Säugling seine lustvolle Aufmerksamkeit diesen äußeren Reizen zuwenden. Hand in Hand mit der elterlichen Fürsorge öffnet sich das Kind seiner sensorisch-perzeptiven Oberfläche, seine Kontaktorgane Haut, Mund, Ohren und Augen nehmen sensorische Bewusstheit auf. Von jedem wachen Reizerlebnis bildet der Säugling Erinnerungsspuren, die sein träumendes Ich aufnimmt. Nach und nach wird er verschwommen gewahr, dass nicht „alles eins" ist, dass Sättigung von da kommt, wo der Säugling riecht, schmeckt, fühlt, sieht und hört.

Der autistische Säugling hat die Entwicklungsaufgabe der Neugeborenenphase noch nicht hinreichend bewältigt. Er gelangt noch nicht oder nur temporär zu Homöostase. Weniger häufig wird er seine Aufmerksamkeit nun der eigenen Peripherie, seinen Kontaktorganen zuwenden können. Sein Gewahrwerden der Mutter wird inselhaft bleiben. Von der Mutter initiierte kontakt-perzeptuelle Erlebnisse an seinen Körpergrenzen werden häufiger mit angstauslösenden Erfahrungen verbunden sein. Das Körper-Ich des autistischen Säuglings bleibt bruchstückhaft.

Er kann seine Mutter nicht dauerhaft als Teilobjekt besetzen, ihr nicht seine lustvolle erforschende Aufmerksamkeit zuwenden. Möglicherweise bleibt die Mutter für den autistischen Säugling eher ein diffuses Auch-Ich, das im Zusammenhang mit Hautkontakt, Bedürfnisspannung und -sättigung aktiviert wird.

Die Ausdehnung seiner Aufmerksamkeit auf den symbiotischen Umkreis gelingt dem autistischen Säugling nicht.

Sehr wahrscheinlich ist auch, dass der autistische Säugling von Erlebnissen mit seinen aktivierten Fernsinnen neu und zusätzlich irritiert ist. Das Gesicht der Mutter wird ihn erschrecken, er meidet den Blickkontakt (Dalferth, 1988). Seine Lebensäußerungen erfahren entsprechend keine oder wenig ordnende Strukturierung durch Spiegelung und Beantwortung. Die Wahrnehmungsreifung des autistischen Kindes wird – ausgehend von Situationen temporär gelungener basaler Integration – vorrangig am Kontakt mit dem Unbeweglichen erfolgen: am Kontakt mit der Unterlage, der Decke, dem Boden, durch wiederkehrende und bleibende Lichtreflexe und akustische Informationen. Bleibende unbelebte Zustände des „Außen“ ermöglichen dem autistischen Kind das Erleben verlässlich wiederkehrender Reizkonfigurationen und damit die Möglichkeit der Integration, der angstfrei lustvollen Aufmerksamkeit und der Erinnerungsbildung.

Ein dauerhaftes und konsistentes Erleben der Mutter als Teilobjekt gelingt dem autistischen Säugling nicht. Er sucht nicht nach Face-to-face-Interaktion. Repräsentanzen der Mutter bildet das autistische Kind vorrangig mit diffusen, konturlosen Hautkontakterinnerungen und Bedürfnissättigungen. Das Körper-Ich des autistischen Kindes bleibt bruchstückhaft und formiert sich bevorzugt an Erfahrungen mit der dinglichen Umwelt.

2.2.3 Differenzierung

Im Verlauf der intensiven Auseinandersetzung mit dem Sehen wird nicht nur das Lächeln des Säuglings zur spezifischen Reaktion auf die Bezugsperson, sondern beginnt auch die Stabilisierung seiner Abgrenzung vom „Anderen“ sowie die Entwicklung seines Körperschemas: Mithilfe des Sehens kann das Kind sich in wechselseitiger Spiegelung mit der Mutter als agierend und reagierend erleben. Mit den Augen erfasst es darüber hinaus die gesamte Gestalt des eigenen Körpers sowie dessen Getrenntsein vom Körper der Mutter (Greenacre, 1960).

Darüber, wie der autistische Säugling sich vom Rest der Welt differenziert, können nur Vermutungen angestellt werden. Wir haben gesehen, dass das autistische Kind seine Mutter nicht vollständig als Teilobjekt besetzt, seine Wahrnehmung nicht auf den symbiotischen Umkreis ausdehnt. Es interagiert kaum mit dem Gesicht der Mutter. Vielmehr erfährt sich der autistische Säugling vorrangig im Kontakt mit seiner nicht-belebten Umgebung (Dalferth, 1988).

Auch der autistische Säugling wird in Phasen des nicht überreizten Wachzustandes ein gesteigertes und zielgerichtetes Interesse an äußeren Reizen entfalten. Er wird aber seine erwachende visuelle Aufmerksamkeit nicht der irritierenden Mutter-Figur zuwenden, sondern vornehmlich seiner dinglichen

Umgebung. Der Säugling wird seine Bezugsperson nicht erforschen, sich seines Getrenntseins von ihr nicht gewahr werden, und er wird sie auch nicht ausgiebig mit sich selbst und anderen vergleichen. Die Mutter wird für den autistischen Säugling diffuses, bedürfnisbefriedigendes (und Überreizung auslösendes) Teil-Ich bleiben.

Aufgrund der beschriebenen Besonderheiten der Integration von Sinneskanälen wird das autistische Kind Berührungs- und Druckempfindungen an seinen Außengrenzen nicht ohne weiteres mit visuellen Eindrücken des eigenen Körpers verknüpfen können. Der eigene Anblick wird ihm wenig dabei helfen, fragmentarische kinästhetische Erlebnisse zu einem einheitlichen Bild seines Körpers zusammenzufügen. Das vergleichende Erforschen der mütterlichen Gestalt meidet er. Sein Körperschema bleibt eine diffuse Ansammlung unzusammenhängender Erinnerungen an wiederkehrende kontaktperzeptuelle Erlebnisse einzelner Körperteile.

Die Frage, ob das autistische Kind überhaupt in den Kategorien „Ich" und „Nicht-Ich" fühlt und denkt, ist nicht zu beantworten. Sehr wahrscheinlich aber strebt auch das autistische Kind danach, sich selbst als konsistente Einheit (=Ich) zu erleben. Dafür wird es sich auf wiederholbare Erlebnisse mit seinem eigenen Körper und nicht veränderlichen Gegenständen beziehen müssen.

Für den autistischen Säugling bleibt die Mutter diffuses bedürfnisbefriedigendes Teil-Ich, von dem keine Differenzierung stattfindet. Sein Körperschema bleibt eine bruchstückhafte Ansammlung von kontaktperzeptuellen Erlebnissen an unverbundenen Körperteilen. Ein Zusammenfügen von Druck- und Berührungsempfindungen mit visuellen Eindrücken des eigenen Körpers gelingt dem autistischen Kind nicht. Sein Körperschema bleibt fragmentarisch. Als zusammenhängende, verlässliche Ordnung/Ich erlebt sich der autistische Säugling im Kontakt mit wiederkehrenden und wiederholbaren Reizkonfigurationen aus seiner nicht-belebten Umwelt. Er differenziert sich an seiner dinglichen Umgebung. Sein Ich tritt erst über das Erleben gleichbleibender Reizkonfigurationen ins Leben und bleibt auf eine ritualisierte äußere Ordnung angewiesen. Die Mutter wird vom autistischen Säugling nicht als Gegenüber wahrgenommen (Niedecken, 2003).

2.2.4 Ich-Entwicklung ohne Gegenüber

„Ohne Gegenüber aber bleibt der Widerstand ein Abstraktum. Die autistischen Menschen sehen sich gezwungen, sich gegen ein Nichts zu behaupten" (Niedecken, 2003, S. 158).

Das Ich-Erleben des autistischen Kindes können wir uns als Erfahrung des „Nicht-Ding-Seins“ vorstellen. Dieses Sich-Selbst-Erleben als abgegrenzte erkennbare Ordnung bleibt auch in der weiteren Entwicklung des Kindes auf repetitive und gleichbleibende Reizerlebnisse angewiesen. Nach und nach wird sich das autistische Kind ein Repertoire solcher Erlebnisse zulegen. Dieses Repertoire wirkt – von außen betrachtet – eingeschränkt und stereotyp. Wesentlich erscheint aber, dass die entwickelten Vorlieben und Rituale vom Kind selbst kontrollierbar sind: In einer ritualisierten Alltagsordnung und mit stereotypen Beschäftigungen stabilisiert das autistische Kind sein Selbst-Erleben als verlässliche Ordnung: Es schützt sein Ich vor dem Zusammenbruch, dem Chaos, der Grenzenlosigkeit, dem bedrohlichen Rückfall in das Bestürmtwerden vom „Alles“.

Der autistische Säugling erlebt seine Mutter als diffuses Teil-Ich, das im Zusammenhang mit Bedürfnisbefriedigung aktiviert wird. Vieles im Verhalten älterer autistischer Kinder und Jugendlicher spricht dafür, dass sich daran im Wesentlichen nichts ändern wird: Die Mutter (später auch andere Bezugspersonen) wird im Zusammenhang mit Bedürfnisbefriedigung aufgesucht, für die Erfüllung eigener Wünsche funktionalisiert. Bei Abwesenheit von Bedürfnisspannung scheint die Mutter im Erleben des Kindes keine Rolle zu spielen (Cordes, 1993).

Für den weiteren Verlauf der Individuation – insbesondere den Abschied von Omnipotenzfantasien zugunsten von Ich-Differenzierung und Gefühlsreifung – ist die mütterliche Grenzsetzung, die Entwicklung von Widerstand und Gegenwiderstand am mütterlichen „Nein“ von zentraler Bedeutung. Das nicht-autistische Kleinkind wird lernen, die Grenzsetzung des erwachsenen Gegenübers als zur Mutter gehörig zu erkennen, seinen Widerstand und sein Aufbegehren folgerichtig an die Mutter zu richten. Es wird Orientierung, Strukturierung und Besänftigung für seinen Gefühlsaufruhr vom erwachsenen Gegenüber erfahren. Nicht so das autistische Kind: Es erkennt kein Gegenüber, wird seine Aufbegehrensäußerungen nicht adressieren können, möglicherweise über jede erwachsene Grenzsetzung immer wieder einen Ich-Zusammenbruch erleiden.

2.2.5 Risiken für die Mutter-Kind-Beziehung

Wir haben gesehen, dass der autistische Säugling Blickkontakt, Körperkontakt und mimische Interaktion vermeidet. Zunächst ist es die Mutter, die für ihre liebevolle Hinwendung zum eigenen Kind nicht das erwartete Gegenüber findet. Ihre Interaktionsversuche laufen ins Leere – der Säugling wendet sich ab und erscheint mit sich selbst zufrieden. Diese Erlebnisse sind für die Mutter wiederkehrende, schmerzliche Enttäuschungen. Mit einiger Wahrscheinlichkeit wird die Mutter des autistischen Kindes auf Dauer frustriert sein und möglicherweise ihre Interaktionsversuche resigniert aufgeben. Stattdessen wird sie sich notgedrungen auf stereotype, vom Kind bestimmte Kontaktrituale einlassen – schon um Ich-Zusammenbrüche und damit einhergehende Schrei- und Wutattacken des Kindes zu vermeiden.

Die Stressbelastung für die ganze Familie wächst mit dem autistischen Kind. Je älter das Kind wird, umso erschreckender und für die Umwelt inakzeptabler werden seine Verhaltensauffälligkeiten. Einem Zweijährigen wird man nachsehen, dass es sich auf den Boden wirft und schreiend um sich tritt – einem Fünfjährigen schon weniger. Mit steigendem Alter wächst die Hilflosigkeit von Eltern und Umwelt angesichts solch krisenhafter Ausbrüche. Die Bereitschaft der Eltern, dem Kind Grenzen zu setzen, sich seinen gleichförmigen Wünschen zu widersetzen, es zu Kontakt und Teilnahme herauszufordern – und damit erneut Ich-Zusammenbruch und Wutkrisen zu riskieren – wird nachvollziehbar sinken. Nicht selten erleben wir, dass ganze Familien in die autistische Symptomatik ihres Kindes miteinsteigen, alles Erdenkliche tun (oder vermeiden), um das Kind und seine zurückgezogen–ritualisierte Ordnung nicht zu stören, es (nicht) mehr wagen, ihm Bewegung und Veränderung zuzumuten (und die gleiche Vermeidung auch dem Rest der Welt verordnen wollen).

Widerstand und Gefühlsäußerungen des betroffenen Kindes laufen im krisenvermeidenden Familienalltag im doppelten Sinne ins Leere: Das Kind nimmt die Mutter nicht als Gegenüber, sondern vielmehr als sporadisch auftauchendes Teil-Ich wahr – die Eltern resignieren in ihrer Funktion als Ordnende, Grenzsetzende und als Adressat von Widerstand. Die Ich-Entwicklung des autistischen Kindes stagniert: es erlebt sich selbst entweder als omnipotent oder sein Ich geht verloren.

Auch die Gefühlsreifung des autistischen Kindes verharrt im Stadium des Undifferenzierten und Ungeordneten: Ohne Gegenüber erfahren seine Äußerungen keine Ausrichtung, keine Sortierung, Auflösung und Besänftigung. Es lernt nicht, über seine affektiven Regungen unabhängig zu verfügen, sie zu benennen, zu ordnen und zu differenzieren. Das autistische Kind bleibt dauerhaft von Zuständen der Gefühlsüberflutung und -diffusion bedroht (Dawson & Lewy, 1989).

Das autistische Kind verfügt auch nicht über ein einheitliches und zuverlässiges Bild seines eigenen Körpers. Sein Körperschema bleibt bruchstückhaft, es entwickelt kein sicheres Gefühl für seine eigenen Körpergrenzen. Dauerhaft bleibt es dem Risiko des Verschmelzens mit dem „Alles“, dem Erlebnis von Übergangs- und Grenzenlosigkeit ausgeliefert. Das autistische Kind wird deshalb besonders eindringlich nach kinästhetischer Selbststimulation suchen, um sein körperliches Selbst temporär als stabil zu erleben, und/oder es wird besonders diffus erlebte Körperregionen (häufig den Rumpf, insbesondere die Rückseite) aus seiner Körperwahrnehmung löschen.

Insgesamt erscheint die innere Ordnung des autistischen Kindes äußerst eingeschränkt, fragil, von Gefühlsüberflutung und Zusammenbruch bedroht. Sein Ich-Erleben als konsistente Einheit bleibt auf wiederholbare Erfahrungen mit seiner nicht belebten Umgebung zugeschnitten und angewiesen.

3 Tanztherapeutische Arbeit mit autistischen Kindern

Für eine entwicklungsförderliche Arbeit mit autistischen Kindern ist ein Verstehen ihrer besonderen Ich-Entwicklung grundlegend. Für die tanztherapeutische Arbeit muss davon ausgegangen werden, dass Kinder mit Autismus

- über wenig verlässliche eigene innere Struktur und Ordnung verfügen,
- ein fragmentarisches, fragiles oder diffuses Körperschema mitbringen,
- auf einzelnen Sinneskanälen über- oder unterempfindlich reagieren und mit der Integration von Sinneseindrücken beschäftigt sind,
- Sprache – wenn überhaupt – anders verstehen und benutzen als neurotypische Kinder.

Tanztherapie will die vorgefundene Person nicht verändern, sondern durch Beobachtung und entsprechende Angebote die Bewegungsvorlieben, -muster und -einschränkungen verbessern, erweitern oder vervollständigen. Die Tanztherapeutin wird vorgefundene Bewegungsmuster begrüßen, bejahen, benennen und begleiten. Gemeinsam mit dem Kind werden ihre Sinnhaftigkeit, ihre ursprüngliche und aktuelle Angemessenheit erforscht und zu klären versucht. Unbewusstes „Bewegungsmaterial" soll auf diesem Wege erspürbar, besprechbar, bedenkbar und damit auch vom Betroffenen beeinflussbar werden. Vorschläge zur Erforschung anderer, neuer Bewegungsweisen verstehen sich als Angebote, über deren Nutzung das Kind selbst entscheidet.

Autistische Kinder erleben äußert selten, dass ihre Selbstpräsentation begrüßt und bejaht wird. Stattdessen werden sie in bester Absicht von Therapie zu Therapie geschickt und damit unausgesprochen aufgefordert, sich zu verändern, zu verbessern, anders zu werden. Für die tanztherapeutische Arbeit sollte der Gedanke der Bejahung des Soseins von zentraler Bedeutung sein. Gemeinsam sollte das bizarr anmutende und stereotype Verhalten des Kindes als für die Lebensbewältigung sinnhafte Lösung betrachtet und geschätzt werden.

Tanztherapie wendet sich der Bewegung und dem Bewegungsausdruck zu. Kontakt wird nicht vorrangig über Sprache hergestellt. Indem Tanztherapie die Bewegung des Kindes zum Gegenstand des Geschehens macht, knüpft sie an die vom Kind bevorzugten (und beherrschten) Kommunikationskanäle an und erhebt den selbstgewählten Ausdruck zum Gegenstand gemeinsamen Tuns.

3.1 Bewegungsanalytische Orientierungen

Autistische Menschen verfügen über eine besondere, an kontrollierbare Abläufe geknüpfte und gefährdete Ich-Struktur. Ihr Körperschema ist unvollständig und bruchstückhaft. Die Besonderheit der Sinnesintegration ist wahrscheinlich. In der gemeinsamen Arbeit gilt es, den Umgang des Kindes mit basalen Reizen genau zu beobachten: In welchen basalen Sinnesbereichen führt das Kind sich selbst regelmäßig Reize zu (propriozeptiv, vestibulär, taktil)? Gibt es basale Sinnesbereiche, die das Kind meidet? Spürangebote mit vernachlässigten Sinnesbereichen sollten für das Kind bereitgehalten werden.

Kinder mit fragiler Ich-Struktur werden dauerhaft bemüht sein, sich vor Überreizung und Chaos zu schützen. Bei der Bewegungsbeobachtung des autistischen Kindes wird man insofern eher wenig aktive Antriebe finden. Um das Bedürfnis, die Kontrolle zu behalten, zu stillen, wird vorherrschend das Binden und Halten vom Bewegungsfluss sichtbar sein. Je eingeschränkter die tatsächliche Kontrollfähigkeit des Kindes ist – je fragmentarischer etwa sein Körperschema ist – umso ausgeprägter wird sein Bestreben sein, die Kontrolle nicht zu verlieren. Kindern mit dauerhaft *gebundenem* oder gehaltenem Fluss sollte in der Therapie mit *Gebundenheit* und vorsichtigen, nachvollziehbaren Bewegungen begegnet werden.

Bei der Bewegungsbeobachtung des autistischen Kindes wird auch wenig Formen zu beobachten sein. Ich-bezogene Bewegungen werden das Erscheinungsbild bestimmen. Sehr genau sollte der vom Kind bevorzugte Gebrauch des eigenen Körpers beobachtet werden:

- Wie binnenbeweglich sind Rumpf und Extremitäten?
- Kann das Kind Kopf und Extremitäten isoliert bewegen? Wie ausgebildet ist insgesamt die Beweglichkeit?
- Kann das Kind eigene Körperteile oder Körperteile des Gegenübers benennen, eigene Körperteile auf Anfrage zeigen/selbstständig bewegen? Kann es Bewegungen des Gegenübers imitieren?
- Gibt es dauerhaft gehaltene Körperregionen oder abgespaltene/dauerhaft gehaltene oder schlaffe Körperregionen?

- Wie atmet das Kind, wie und wo manipuliert es seine Atmung?
- Zeigt das Kind körperliche Anpassung an vorgefundene Materialien oder an den Körper des Gegenübers?
- Wie gebraucht das Kind seine Stimme?
- Benutzt das Kind „ich“ und „du“ und versteht es die Bedeutung?
- Zeigt das Kind bevorzugte Spannungsflussrhythmen? Verharrt es in bestimmten Rhythmen? Bleiben andere gänzlich aus?

Gründliche Beobachtungen ergeben wichtige Hinweise zum Verstehen des Kindes und für die Gestaltung der gemeinsamen Arbeit.

3.2 Handlungsleitende Orientierungen

Für die tanztherapeutische Arbeit mit autistischen Kindern sind einige Interventionsaspekte zu berücksichtigen, die es ermöglichen, einen sicheren und dennoch kreativen Rahmen zu bieten.

3.2.1 Strukturierung

Autistische Kinder benötigen ein stark strukturiertes und sich im Ablauf wiederholendes Angebot.

Ritual: Die Tanztherapiestunde sollte einem klaren und verlässlichen Ablauf folgen. Für die Gestaltung von Beginn und Ende der Stunde sollten gemeinsam ritualisierte Formen entwickelt werden. Gesang und rhythmische Bewegungsspiele haben sich in der Praxis als Begrüßungs- und Abschiedsritual bewährt. Gemeinsam kann ein ganz eigenes, auf das Kind zugeschnittenes Bewegungssingspiel entwickelt werden. Tempo, Dynamik und Bewegungsinhalte während des Singens können auf aktuelle Befindlichkeit und Bewegungsimpulse des Kindes eingestellt werden. An das Singen sollten keine Bedingungen geknüpft werden, das Kind singt einfach mit. Der Gesang sollte für das Kind da sein wie die Luft zum Atmen. Über eine ritualisierte Form des Stundenbeginns und -endes wird der Ablauf der Stunde für das autistische Kind berechenbar und verlässlich. Für viele Kinder kann es wichtig sein, den Ablauf der Stunde mithilfe von Bildern, Piktogrammen oder gemeinsamem Malen sichtbar aufzubereiten. Worte vergehen, Bilder bleiben bestehen. Das Kind kann sehen, an welchem Punkt der Stunde es sich befindet, was schon geschehen ist und was danach auf das Kind zukommt.

Medien: Das Angebot an Medien sollte ausgewählt und überschaubar sein. Zu viel Auswahl überfordert nicht selten die Entscheidungskompetenz des Kindes und sorgt für „Verlorengehen“ und zielloses Agieren. Die Auswahl sollte an die Vorlieben des Kindes anknüpfen, ein neues, unbekanntes und überraschendes Material sollte dem Kind zunächst nur zum eigenen Betrachten mitgebracht werden. Das Kind kann dann selbst entscheiden, ob es sich dem unbekannten Ding zuwenden möchte. Mit neuem Material kann der Therapeut auch zunächst selbst aktiv werden und dem Kind die Möglichkeit des sicheren Zuschauens eröffnen. Materialien sollten möglichst unzerstörbar sein oder bedenkenlos zum eventuellen Zerstören freigegeben werden können.

Druckreize: Kinder mit zerbrechlichen Ich-Strukturen benötigen regelmäßig körperliche Strukturierungshilfe von außen. Um Ich-Verlust und Chaos abzuwenden, die Kontrollfähigkeit des Kindes zu erhalten oder wieder herzustellen, kann es hilfreich sein, kräftige Druckreize zu vermitteln, dem Kind die eigenen Körpergrenzen und das geordnete Da-Sein der Therapeutin spürbar zu machen. Im Zustand des inneren Chaos benötigen die Kinder die Möglichkeit, über Gedrückt- und Gehaltenwerden ihre eigenen Konturen wieder zu spüren. So können sie erfahren, dass sie „noch da“ sind.

Begrenzung: Nicht selten ist es auch nötig, bestimmte Verhaltensweisen der Kinder liebevoll zu begrenzen: dafür zu sorgen, dass sie bestimmte Dinge nicht tun (zerstören, verletzen). Vor Grenzsetzung und „Nein“ sollte der Therapeut das Kind nicht verschonen. Nicht selten erleben die Kinder in ihrem Alltag Bezugspersonen, die Grenzsetzung habituell vermeiden und die Kinder damit vor Ich-Zusammenbrüchen schützen wollen. Tatsächlich profitieren die Kinder davon, Widerstand und „Nein“ zu erleben, die damit verbundenen heftigen Affekte zu überleben und auf Dauer selbst handhaben zu können. Der Therapeut sollte insofern bereit sein, dem Kind, wenn nötig, auch körperlich Grenzen zu setzen und im besten Sinne „handgreiflich“ zu werden.

3.2.2 Spiegelung

Kein anderes Konzept erweist sich in der Arbeit mit besonderen Kindern als so gewinnbringend wie die Chace-Methode (Bender, 2021b). In der Spiegelung der eigenen Bewegung und des eigenen (auch stimmlichen) Ausdrucks erfährt das Kind positive Beantwortung seiner Lebensäußerungen – nicht selten zum ersten Mal seit langer Zeit. Es wird nicht bewertet, sondern bedingungslos zur Kenntnis genommen und respektiert. Sein Verhalten stößt nicht auf Befremdung, sondern auf Beantwortung. Durch Spiegelung erhebt die Therapeutin das kindliche Verhalten zum bedeutsamen Gegenstand des gemeinsamen Tuns. Sie spricht darüber und vermag so dem Verhalten des Kindes Sinn zu verleihen. So eröffnet sie dem Kind die Möglichkeit, sein eigenes Tun als geordnet und sinnhaft zu erleben. Minimale Veränderungsangebote im Prozess des gemeinsamen Bewegens laden das Kind zu neuen Erfahrungen ein. Das gemeinsame Tun kann vom Kind als sicher und freudestiftend erlebt werden.

3.2.3 Bewegungs- und Körperintegration

Die Ergebnisse der genauen Beobachtung von Formfluss und Körpereinsatz werden für die Therapieplanung richtungsweisend sein. Gehaltenen Körperregionen oder abgespaltenen Körperteilen sollten Spürreize angeboten werden. Dabei empfiehlt es sich, dem Kind vorsichtig und aufmerksam, aber auch experimentierfreudig zu begegnen. Für manche Kinder sind sehr leichte Berührungen interessant, andere spüren sich erst, wenn man sie mit kräftigem Druck berührt. Angesichts bruchstückhafter Körperschemata sollte darauf geachtet werden, Verbindungen zwischen Körperteilen und dem anatomischen Zusammenhang des ganzen Körpers spürbar zu machen.

Für die meisten Kinder mit Autismus wird auch das Thema Schwerkraft und Gewicht von Bedeutung sein. Arbeit auf dem Boden, Möglichkeiten der Entspannung und des Schwerwerdens sollten behutsam und kontinuierlich angeboten werden. Auch der Einsatz von schweren Materialien, Gewichtsdecken und Kissen kann das Erspüren des eigenen Gewichts und den Einsatz von Kraft unterstützen.

In der Auseinandersetzung mit Materialien kann das Kind Experimente mit körperlicher Anpassung machen. Kleine Körperübungen im Rollentausch können die Fähigkeit zur Anpassung zusätzlich stimulieren.

3.2.4 Atmung

Die Atmung gehört zu den Bewegungen, die von allen – auch schwerstbehinderten Kindern – gezielt beeinflusst werden kann. In der Therapie kann die Atmung zum Gegenstand des gemeinsamen Tuns gemacht werden: Der Therapeut kann mit dem Kind gemeinsam atmen, seinen Atemrhythmus hörbar und sichtbar spiegeln. Wenn möglich kann durch Auflegen der Hände auf den Brustkorb/Bauch des Kindes oder des Therapeuten Atmung spürbar gemacht werden, minimale Veränderungsimpulse können zum Experimentieren mit der Atmung einladen. So kann mit vorsichtigem Druck auf die Arme und Schultern das Ausatmen gesteigert werden, beim Ausatmen können die Beine und Arme des Kindes leicht geschüttelt oder ausgestreckt werden.

3.2.5 Ich und Du

Die meisten Kinder mit Autismus verstehen das Konzept „Ich und Du“ nicht. In ihrer Kommunikation kommt nicht selten eine gehörige Verwirrung darüber zum Ausdruck. In ihrer bisherigen Entwicklung ist es nicht gelungen, das Wort „Ich“ mit dem eigenen Körper, das „Du“ mit dem des Gegenübers zu verknüpfen. Ein regelmäßiger gemeinsamer Ich-Du-Tanz, bei dem beide gleichzeitig „Ich“ mit dem Zeigen auf den eigenen Körper, „Du“ mit dem Zeigen auf das Gegenüber verbinden, kann auf Dauer zum Verstehen dieses Rätsels und zum Verinnerlichen des Konzepts beitragen.

Nach erfolgreichem und sicherem Ankommen in der verlässlichen Struktur der Therapiestunde kann damit begonnen werden, das Kind mit der Idee der Gegenseitigkeit vertraut zu machen. Es kann dann eine Zeit für kleine Vorschläge der Therapeutin oder mitgebrachte Überraschungen in die Stundenstruktur eingebracht werden.

3.2.6 Stundenverlauf

Viele autistische Menschen haben keinen eigenen Bezug zur Zeit. Wenn sie sich einer Aktivität zuwenden, tun sie das für Zeitspannen, die dem Gegenüber endlos erscheinen mögen und nicht selten über Monate hinweg gleichbleiben. Der Therapeut tut gut daran, sich auf Zeitlosigkeit im therapeutischen Geschehen einzustellen, sich die Sinnhaftigkeit des dauerhaft Gleichbleibenden und der Wiederholung immer wieder zu vergegenwärtigen. Die Versuchung, jetzt endlich Abwechslung zu initiieren und das Kind mit wechselnden Aktivitäten und Materialien zu überfordern und allein zurückzulassen, ist groß.

Im Verlauf der Stunde sollte unbedingt ausreichend Zeit für Ende und Abschied von der gemeinsamen Zeit eingeplant werden. Für die meisten Kinder mit Autismus ist es ausgesprochen herausfordernd, ein (nicht selbstgewähltes) Ende finden zu müssen. Meist wollen sie die Stunde erst dann beenden, wenn sie selbst mit allen Aktivitäten zufriedenstellend fertig geworden sind. Ein von außen herbeigeführtes Ende ruft nicht selten Verzweiflung, Krisen, Widerstand und Verweigerung auf den Plan. Die Kinder sollten in der Therapie hören, dass ihre Probleme mit dem Ende-Finden verstanden werden („Jetzt kommt bald das, was für dich so schwierig ist“ – „Wie können wir heute gemeinsam ein Ende finden?“) und erleben, dass die Stundengestaltung ihrem inneren Geschehen zu dem Thema Rechnung trägt. Rechtzeitige und wiederholte Ankündigungen der verbleibenden Zeit und ein ritualisiertes Gestalten des Abschlusses können dem Kind helfen, sich mit dem Enden anzufreunden. Das Kind sollte die Möglichkeit erhalten, das eigene Tun zufriedenstellend zu beenden, auch wenn dafür ein guter Teil der gemeinsamen Zeit eingesetzt wird.

4 Schlussbetrachtung

Autismus ist eine lebensbegleitende Angelegenheit. Dazugehörige Besonderheiten der Wahrnehmungs- und Selbststeuerungstätigkeit sind angeboren und nicht veränderbar. Der Betroffene muss lernen, zwischen eigenem Sosein, eigenen Vorlieben, Abneigungen und den Erwartungen seiner sozialen Umwelt zufriedenstellend zu vermitteln.

Menschen mit Autismus sind in gleicher Häufigkeit von psychischen Krisen und Erkrankungen betroffen wie der Rest der Bevölkerung. Auch sie leiden wiederkehrend an Depressionen und Angststörungen. Leider fühlen sich die meisten niedergelassenen PsychotherapeutInnen für die Arbeit mit autistischen Menschen nicht gewappnet und/oder nicht zuständig. In ihrer Ausbildung wird das Thema vernachlässigt. Therapeutische Manuale widmen sich beeinflussbaren Störungen, Autismus dagegen gilt zu Recht als lebensbegleitend und nicht veränderbar. Einen Therapieplatz zu finden, ist für Menschen mit Autismus ausgesprochen schwierig und in vielen Regionen so gut wie aussichtslos.

Besonders groß ist die Versorgungslücke bei autistischen Menschen mit kognitiven Einschränkungen. Geistig Behinderte galten lange als „nicht therapiefähig". Autisten mit kognitiven Einschränkungen benutzen häufig Sprache gar nicht als aktives Kommunikationsmittel. Dieser Sprachlosigkeit stehen viele PsychotherapeutInnen hilflos und ängstlich gegenüber – in ihrer Ausbildung haben sie Verfahrensweisen gelernt, die gesprochene Sprache ins Zentrum des therapeutischen Geschehens setzen.

Die tanztherapeutische Ausrichtung auf Bewegung und Körperausdruck erscheint in der Arbeit mit autistischen Menschen unverzichtbar. Tanztherapie ist hier in besonderer Weise geeignet und auch gefordert zu helfen.

Anderssein – Tanztherapie und Autismus-Spektrum-Störungen

Hemma Gerstl

1 Einleitung

Autismus-Spektrum-Störungen sind kein neues Phänomen. Lange bevor es den Begriff Autismus gab, gab es Kinder, die mit einer autistischen Struktur geboren wurden und lebten, in dieser spezifischen Weise dachten, handelten und den Alltag oft auf eine sehr spezielle Weise meisterten. Selbst heute gibt es kein allgemein gültiges Bild eines Autisten. Autismus tritt in verschiedenen Formen und in unterschiedlichsten Facetten auf.

2 Autismus-Spektrum Störungen

Autismus gehört zu den schwersten tiefgreifenden Entwicklungsstörungen des Kindesalters. Die Symptomatik manifestiert sich bereits in der Kindheit, persistiert jedoch bis ins Jugend- und Erwachsenenalter.

In dem folgenden Fallbeispiel handelt es sich um einen Frühkindlichen Autismus. Dieser wird auch nach Leo Kanner (1943) als Kanner-Autismus bezeichnet. Laut ICD-10 wird Frühkindlicher Autismus unter dem Punkt F84.0 folgendermaßen definiert:

> *„Diese Form der tiefgreifenden Entwicklungsstörung ist durch eine abnorme beeinträchtigte Entwicklung definiert, die sich vor dem dritten Lebensjahr manifestiert. Sie ist außerdem gekennzeichnet durch ein charakteristisches Muster abnormer Funktionen in den folgenden Bereichen: in der sozialen Interaktion, der Kommunikation und im eingeschränkten stereotyp repetitiven Verhalten. Neben diesen spezifischen diagnostischen Merkmalen zeigt sich häufig eine Vielzahl unspezifischer Probleme wie Phobien, Schlaf- und Essstörungen, Wutausbrüche und (autodestruktive) Aggression“ (ICD-10, 2019).*

3 Tanztherapie und Autismus

Autismustherapie sollte immer eine Komplextherapie unter Einschluss verschiedener Professionen und Methoden sein, mit dem Ziel, die Folgen der Störung sowohl für die betroffene Person als auch für die Bezugspersonen zu mildern.

Die allgemeine Psychologie hatte lange Zeit einen ausschließlichen Fokus auf geistige Phänomene gelegt und schloss die Bedeutsamkeit von Bewegung und motorischer Kontrolle gänzlich aus. Diese Unterschätzung findet sich auch in der allgemeinen Psychiatrie wieder. Erst seit einigen Jahren gewinnt Bewegung und motorische Kontrolle bei psychologischen und psychiatrischen Betrachtungen an Bedeutung. Diese zunehmende Anerkennung beruht unter anderem auf den in der Entwicklungspsychologie gewonnenen Forschungsergebnissen, dass der Mensch von Anfang an über Bewegung mit seiner Umwelt interagiert und aufgrund dieser Interaktion etwas über sich und die Welt lernt und erfährt.

„Motor control [...] lies at the heart of the science of mental life and behavior because it joins the two" (Rosenbaum, 2005, S. 313).

So haben auch TanztherapeutInnen bereits in den 1960er Jahren mit autistischen Kindern gearbeitet. Janet Adler zeigt in ihrem dokumentarischen Film „Looking for me" ihre Arbeit mit zwei autistischen Mädchen, zwei und fünf Jahre alt (Haze & Stromsted, 1994). Vor allem durch die Intervention des Spiegelns schaffte es Adler, den Mädchen so viel Sicherheit zu geben, dass die beiden einen Weg aus ihrer Isolation finden konnten und sogar Berührung möglich wurde.

Weitere Pionierinnen in der tanztherapeutischen Arbeit mit autistischen Kindern (Beth Kalish-Weiss, Maureen Costonis, Janet Adler, Elaine V. Siegel und Susan Loman) wollen die Bewegung autistischer Kinder erfassbar machen, um daraus Interventionen abzuleiten, die den Bedürfnissen der Kinder entsprechen. Ausgangspunkt ist dabei immer die jeweilige Entwicklungsebene des Kindes (Scharoun, Reinders, Bryden, & Fletcher, 2014). Erfer (1995) hält fest, dass Tanztherapie ideal für die Arbeit mit autistischen Menschen ist, da die Interventionen maßgeschneidert an die Bedürfnisse der Personen angepasst werden können. Tanztherapeutische Interventionen können Kindern mit ASS helfen, ihre Fertigkeiten zu vergrößern, um soziale Verbundenheit herzustellen.

4 Behandlungskonzept nach Martin

Die Interventionen in nachfolgendem Praxisbeispiel sind angelehnt an den Behandlungsentwurf von Martin (2014), welcher folgende Phasen beinhaltet.
Phase 1 – Sicherheit und Regulation: Der Aufbau einer Beziehung basiert auf dem Gefühl der Sicherheit. Das Nervensystem vieler autistischer Kinder überreagiert jedoch häufig und schätzt neutrale Erfahrungen dann als gefährlich oder bedrohlich ein. Ein wichtiger Punkt zur Etablierung von Sicherheit ist das Verstehen des bevorzugten Kommunikationskanals des Kindes. Einige autistische Kinder können sich verbal sehr gut ausdrücken, andere sind sehr eingeschränkt oder sprechen überhaupt nicht.

Phase 2 – Herstellung von Verbindung und Beteiligungsförderung: Sobald eine sichere und reizarme Umgebung geschaffen wurde, kann die Tanztherapeutin einen Verbindungsaufbau beginnen. Kinder mit ASS werden häufig als distanziert und unbeteiligt beschrieben. Sie schenken Dingen oder Spielsachen mehr Aufmerksamkeit als Mitmenschen. Eine Untersuchung von Bhat, Galloway und Landa (Martin, 2014) hat gezeigt, dass Kinder mit Autismusrisiko im Vergleich zu Kindern ohne Risiko weniger Zeit mit Bezugspersonen und mehr Zeit mit unbelebten Stimuli verbrachten. Gleichzeitig wiesen diese Kinder jedoch einen sozialen Blick auf, sobald sie aktiv eingebunden wurden. Um dieses aktive Einbinden und Ansprechen zu erreichen, eignet sich die tanztherapeutische Intervention des Spiegelns sehr gut.

Phase 3 – Körperbewusstsein und Bewegungskoordination: Kinder müssen zuerst ihren eigenen Körper und ihr Bewegungsvermögen kennen, bevor sie mit den Anforderungen der Umwelt zurechtkommen können. Aus entwicklungspsychologischer Sicht entsteht das kindliche Selbst zunächst über Körperwahrnehmung und Bewegung bevor sich Sprache und andere soziale Fähigkeiten entwickeln können (Erfer, 1995). Tanztherapeutische Interventionen können helfen, die Körperwahrnehmung autistischer Kinder zu verbessern, indem sie bestimmte Körperteile in den Fokus rücken oder einfache Koordinationsübungen beinhalten.

Phase 4 – Rhythmus und zeitliche Koordinierung/Regulierung: Rhythmus begleitet den Menschen von Anbeginn an. Verschiedenste Rhythmen sind essenzieller Bestandteil menschlichen Seins, sei es der Herzschlag und der Atem, sowohl jener der Mutter im Uterus als auch der des Säuglings nach der Geburt, oder unterschiedliche Natur- und Biorhythmen (Tag-Nacht-Wechsel, Hunger, Körpertemperatur, Hormone, Organe, Spannungsflussrhythmen usw.).

Im Idealfall stimmen sich Säugling und Bezugsperson kurz nach der Geburt wechselseitig, nonverbal und interaktiv aufeinander ein. Dieser rhythmische Beziehungstanz hat große Bedeutung für das zukünftige Wachstum und die Entwicklung des Kindes. Er beeinflusst die Bindung, die Kommunikation, das soziale Verstehen und später auch die Sprachentwicklung und das Bewegungskoordinationsvermögen (Hannaford in Martin, 2014).

Im nächsten Abschnitt werden Beobachtungen wiedergegeben, welche im Zeitraum 2017 bis 2019 im Rahmen von einmal wöchentlich stattfindenden Tanztherapiesitzungen gemacht wurden. Die teilnehmenden Kinder wurden von einer Familienberatungsstelle des Sozialministeriums vermittelt.

5 Praxisbeispiel Ecrin P.

Bei Ecrin wurde mit drei Jahren frühkindlicher Autismus diagnostiziert. Das Praxisbeispiel beschreibt ein Gruppensetting, an dem dieses 9-jährige Mädchen teilnahm. Die Bandbreite der Kinder reichte von Verhaltensauffälligkeiten über ADHS, Mutismus bis zu frühkindlichem Autismus. Die Therapeutin bekam keine genaueren Diagnosen oder hintergründige Informationen über die Kinder. Die Gruppengröße variierte immer wieder. Es waren zwischen 4 und 8 TeilnehmerInnen. Die Stunden fanden einmal pro Woche statt. Der Name wurde zum Schutz der Privatsphäre geändert.

Stundenbeobachtungen

Die Aufzeichnungen erstrecken sich über einen Zeitraum von 4,5 Monaten. Ecrin hatte zu diesem Zeitpunkt bereits fast ein Jahr an der wöchentlichen Tanztherapie teilgenommen (Tabelle 14).

Tabelle 14: Therapieverlauf Ecrin

Tag	Interventionen	Ecrins Reaktionen	Phasenmodell nach Mary Martin
2.10.2018	Thema: *Körperwahrnehmung, Möglichkeiten der Kontaktaufnahme (direkt/indirekt)*	Ecrin kommt heute gut gelaunt. Fünf Kinder anwesend.	Sicherheitsgefühl vorhanden.
	Chace-Tanz der Körperteile: angeleitetes Aufwecken und Durcharbeiten der einzelnen Körperteile.	Ecrin lässt sich immer wieder in gemeinsames Tun integrieren. Sie zeigt Initiative bei der Auswahl und Bewegung der verschiedenen Körperteile.	Verbindung wird hergestellt und die Beteiligung gefördert.
	Ballübung – Kontaktaufnahmen: **Im Kreis –** Zuwerfen mit dem Ball mit Aufprellen in Mitte. Durch diese Übung bekommt man Kontakt und Bewegung. Die betreffende Person muss angeschaut werden, damit diese weiß, der Ball kommt zu mir.	Ecrin behält den Ball und läuft damit. Sie geht nicht in Kontakt.	Bewegungskoordination wird herausgefordert. Beteiligung soll gefördert werden.
	– Impuls: Geht jetzt durch den Raum und lasst den Ball mittanzen. Ball geht von einem zum anderen. Kreuz und quer den ganzen Raum erkunden und der Ball tanzt mit. Ball wird weitergegeben.	Das Werfen oder Austauschen des Balles überfordert sie.	–

Tabelle 14: Therapieverlauf Ecrin (Fortsetzung)

Tag	Interventionen	Ecrins Reaktionen	Phasenmodell nach Mary Martin
	– Impuls: jetzt geben wir den Ball nicht weiter, sondern wir nehmen ihn weg. (Thema Ich Trau mich – gesunde Auseinandersetzung). Natürlich tun wir niemandem und uns selbst auch nicht weh! Dazwischen ist alles möglich!	–	–
	Schlusstanz: *Lied – Immer rund herum (Ökotopia).* Kreistanz mit ganz leichter Abfolge. Mit Gesang und Gestik	Ecrin singt selbstständig mit. Sie kennt den Rhythmus und antizipiert Richtungsänderungen.	Rhythmus und zeitliche Koordination wird geübt.
9.10.2018	Thema: *Körperwahrnehmung, Kraft und Regulation*	Ecrin kommt heute ganz allein und selbstständig in den Umkleideraum. Die Mutter und die kleine Schwester (im Kinderwagen) bleiben draußen. Ecrin zieht sich allein um und kommt in den Turnsaal. Heute nur zwei Kinder anwesend.	Sicherheitsgefühl vorhanden. Herstellung von Verbindung sowohl zwischen den Kindern als auch mit dem eigenen Körper. Förderung der Eigeninitiative.

Tabelle 14: Therapieverlauf Ecrin (Fortsetzung)

Tag	Interventionen	Ecrins Reaktionen	Phasenmodell nach Mary Martin
	Beginn der Stunde im Kreis im Sitzen. Chace-Methode.	Ecrin macht gut mit, schweift aber auch immer wieder ab und *kanalisiert.*	Herstellung von Verbindung sowohl zwischen den Kindern als auch mit dem eigenen Körper.
	Ein anderes Kind beginnt einen Rhythmus zu klopfen. Es folgen weitere kleine Rhythmusspiele.		Kreativität entsteht und Beteiligung wird gefördert.
	– Impuls: Rhythmisierung mit Bewegung und Stimmbegleitung auf einem Körperteil unseres Sitznachbarn. Es entsteht ein „tike take toe“. Ich tippe und rhythmisiere die Silben auf Ecrins Körper (Oberschenkel, Finger, Arm …).	Sie lacht und spiegelt die Bewegungen und Worte auf meinem Körper. Sie amüsiert sich sehr und ist total bei der Sache. Sie wiederholt und wiederholt.	Therapeutin spiegelt und wird gespiegelt.
	Reise in Tierwelten: – Elefant stark und schwer – Katze – leise, sanft und leicht	Ecrin genießt das Land der Elefanten. Das Land der Katzen meidet sie. Ein Besuch erfordert wiederholte Einladungen. Ansatzweise gelingt es ihr, in die Welt der Katzen einzusteigen. Zwischendurch muss Ecrin immer wieder „ihr Ding“ machen, d. h. sie läuft die Länge des Turnsaals hin und her.	Schulung des Körperbewusstseins und verschiedener Bewegungsmuster. Bewegungskoordination und Regulation unterschiedlicher Muskelspannungen.

Tabelle 14: Therapieverlauf Ecrin (Fortsetzung)

Tag	Interventionen	Ecrins Reaktionen	Phasenmodell nach Mary Martin
	Schlusstanz: *Lied – Immer rund herum (Ökotopia).* Kreistanz mit ganz leichter Abfolge. Mit Gesang und Gestik.	Ecrin mag den Schlusstanz „immer rund herum“. Sie singt teilweise mit und weiß genau, bei welcher Sequenz wir springen und die Richtung wechseln.	Stärkung Gemeinschaftsgefühl – soziales Verhalten.
16.10.2018	Thema: *Körperwahrnehmung, Kraft und Regulation*	Ecrin kommt selbstständig und selbstverständlich in die Stunde. Vier Kinder anwesend.	
	Spiegelung und Integration in den Körperteile-Chace Tanz.	Beginn der Stunde im Sitzkreis: Ecrin erwähnt sofort das „tike take toe“ vom letzten Mal.	Herstellung von Verbindung sowohl zwischen den Kindern als auch mit dem eigenen Körper. Förderung der Eigeninitiative.
	Reise ins Land der Riesen und ins Land der Feen: Teilung des Turnsaales in einen Bereich mit Medizinbällen, Gewichten, Seilen zum Ziehen. Im anderen Bereich befinden sich Tücher, Federn, leichte Kissen und Bälle. Mit Musik unterstützte Improvisation, Ausprobieren – Spiegelung, Bewegungsentwicklung. Schwungtuchsequenzen zu charakteristischen Musikstücken.		Erweiterung des Körperbewusstseins und der Reaktionsmöglichkeiten. Spielerisches Ausprobieren von Bewegungsmustern.

Tabelle 14: Therapieverlauf Ecrin (Fortsetzung)

Tag	**Interventionen**	**Ecrins Reaktionen**	**Phasenmodell nach Mary Martin**
	Schlusstanz: *Lied – Immer rund herum (Ökotopia).* Kreistanz mit ganz leichter Abfolge. Mit Gesang und Gestik.	Ecrin kommt gerne zum Schlusstanz. Sie singt teilweise mit und antizipiert die Wechsel! Sie hilft nach Einladung beim Aufräumen mit.	Rhythmus und zeitliche Koordination wird geübt. Stärkung Gemeinschaftsgefühl – soziales Verhalten.
23.10.2018	Thema: *Körperwahrnehmung, Impulskontrolle*	Beginn der Stunde im Sitzkreis: Ecrin kommt selbstverständlich in den Sitzkreis und wartet geduldig auf die anderen (2 Kinder im Kreis, 3 ziehen sich noch um). Ecrin macht heute sehr initiativ beim Aufwärmen mit. Zeigt viele eigene Bewegungen mit den Füßen. Danach werden die Bewegungen in den Raum mitgenommen. Ecrin liebt es, sich frei laufend in dem großen Raum zu bewegen.	Sicherheitsgefühl vorhanden. Verbindung wird hergestellt und Eigeninitiative gefördert.
	Stop-and-Go-Spiel – malen und Herstellen von Stop-and-Go-Schilder.	Ecrin malt mit großer Hingabe. Beim späteren Tanzen im Stop-and-Go-Modus ist sie zu Beginn überfordert. Sie steigt immer aus. Die anderen Kinder holen sie immer wieder hinein und erklären es ihr. Langsam scheint Ecrin zu verstehen. Sie hält die Phasen des Stopps jedoch nie so lange durch. Ich mache es mit ihr gemeinsam und es klappt sehr gut und scheint ihr auch Spaß zu machen.	Erweiterung des Körperbewusstseins und der Reaktionsmöglichkeiten.
	Schlusstanz: *Lied – Immer rund herum (Ökotopia).* Kreistanz mit ganz leichter Abfolge. Mit Gesang und Gestik.	Ecrin kommt sehr gerne zum Schlusstanz. Sie singt immer gerne mit. Gestaltet den Kreistanz, der immer wieder Veränderungen erfährt mit. Sie hilft wieder nach Aufforderung beim Aufräumen mit.	Rhythmus und zeitliche Koordination wird geübt. Stärkung Gemeinschaftsgefühl – soziales Verhalten.

Tabelle 14: Therapieverlauf Ecrin (Fortsetzung)

Tag	**Interventionen**	**Ecrins Reaktionen**	**Phasenmodell nach Mary Martin**
6.11.2018	Thema: *Körperwahrnehmung, Impulskontrolle, Zugehörigkeit* Tanz der Körperteile: angeleitetes Aufwecken und Durcharbeiten der einzelnen Körperteile.	Ecrin kommt sehr selbstständig in die Garderobe und zieht sich um. Es sind heute sechs Kinder anwesend. Ein Mädchen ist dazugekommen. Anfangskreis: Ecrin sitzt gerne mit allen zusammen. Macht ganz toll beim Aufwärmen und Körperaktivieren mit. Bringt wieder das Rhythmusspiel „tike take toe“ ein. Macht bei allen Körperteilen mit und bewegt sich ganz durch. Das neue Mädchen wird von Ecrin neutral aufgenommen. Aufgrund des Neuzugangs ist sich die Therapeutin bewusst, dass in dieser Stunde die Zugehörigkeit wieder ein Thema sein kann.	Sicherheitsgefühl vorhanden, wird in dieser Stunde jedoch getestet und neu erworben. Herstellung von Verbindung sowohl zwischen den Kindern als auch mit dem eigenen Körper. Förderung der Eigeninitiative. Das Anfangsritual stützt den „Neuzugang“.

Tabelle 14: Therapieverlauf Ecrin (Fortsetzung)

Tag	Interventionen	Ecrins Reaktionen	Phasenmodell nach Mary Martin
	Übungen mit Gummiband und Schwungtuch. Zur Musik Bewegung entstehen lassen im Zusammenwirken Band/ Schwungtuch. Gruppe spüren und sichtbar werden – Initiieren von eigenen Impulsen.	Übungen mit Gummiband und Schwungtuch: Ecrin macht mit, sagt sich aber nach einer Weile los. Sie nimmt wieder ihre gewohnte Bahn im Turnsaal auf (von einem Ende zum anderen). Der Rest der Gruppe „zerfällt“ ebenso. Es bilden sich 2er-Gruppen. Es passiert, dass eine Gruppe Ecrins Weg „versperrt“. Ecrin sagt: „Ecrin geh weg“. Sie wiederholt diesen Satz ein paar Mal und beginnt zu weinen und zu jammern. Die Therapeutin initiiert ein rhythmisiertes Wortspiel mit den Worten Kommen und Gehen. Ecrin beruhigt sich ein wenig und macht teilweise mit. Langsam wird sie ruhiger. Sie kommt auf die Therapeutin zu und beginnt vieles an ihr zu berühren und sie lässt sie gewähren. Nach einer Weile nimmt Ecrin die ihr angebotene Hand und beide kehren zurück zum Gummibandspiel. Ecrin freut sich.	Aufgrund des Neuzugangs wird das Sicherheitsgefühl bis zu einem gewissen Grad wieder erschüttert. Es kommt zum Austesten und Ausagieren. Therapeutin stellt sich als Objekt zur Verfügung, um sicheren Boden wiederherzustellen.
	Schlusstanz: *Lied – Immer rund herum (Ökotopia).* Kreistanz mit ganz leichter Abfolge. Mit Gesang und Gestik.	Ist heute ein großes Chaos. Es gibt nur einen verzerrten Kreis, der immer wieder „reißt“. Die Therapeutin bleibt einfach da. Bei ihr entsteht das Gefühl, dass es ein „Stabilitätstest“ ist. Nach Einladung zur Mithilfe ist Ecrin diesmal schon viel selbstverständlicher beim Aufräumen dabei.	Rhythmus und zeitliche Koordination wird geübt. Stärkung Gemeinschaftsgefühl – soziales Verhalten Auch hier zeigen sich die Auswirkungen des Neuzuganges.

Tabelle 14: Therapieverlauf Ecrin (Fortsetzung)

Tag	Interventionen	Ecrins Reaktionen	Phasenmodell nach Mary Martin
13.11.2018	Thema: *Körperwahrnehmung, Zugehörigkeit*	Ecrin kommt selbstständig in den Turnsaal. Es sind wieder sechs Kinder anwesend.	Sicherheitsgefühl scheint trotz des neuen Mädchens von letzter Stunde vorhanden zu sein.
	Tanz der Körperteile	Sie ist beim Aufwärmen wieder ganz dabei. Sie liebt den Anfang	Verbindung wird hergestellt. Körperwahrnehmung gefördert.
	Schwungtuch, Gummiband zur Festigung des Gruppengefüges	Ecrin macht sehr gut bei den Schwungtuchübungen mit. Heute gibt es jedoch das Problem, dass ihr das Tuch immer wieder entgleitet, da sie einen mitgebrachten „Schleim“ nicht loslassen will. Die Therapeutin versucht sie zu überreden, den Schleim für die Übung abzulegen. Ecrin wird nervös, weint, sodass die Therapeutin davon Abstand nimmt. Während dieses Zwischenspiels hat sich die Gruppe aufgelöst. Es bildet sich eine 2er-Gruppe, der Rest bleibt allein und Ecrin kehrt wieder zurück auf ihre „Bahn“. Es gelingt ein Abschluss mit Gummiband.	Aufgrund der Beobachtungen von letzter Stunde ist Zugehörigkeit/Sicherheit ein Thema. Der mitgebrachte Schleim könnte für sie so etwas wie ein Übergangsobjekt sein, das ihr Sicherheit gibt. Herstellung von Verbindung.

Tabelle 14: Therapieverlauf Ecrin (Fortsetzung)

Tag	Interventionen	Ecrins Reaktionen	Phasenmodell nach Mary Martin
	Schlusstanz: Lied – *Immer rund herum (Ökotopia). Kreistanz mit ganz leichter Abfolge. Mit Gesang und Gestik.*	Gelingt heute etwas besser. Mit Ecrin gab es einen besonderen Moment: sie kam beim Ertönen des Liedes allein auf die Therapeutin zu, um ihr die Hand zu geben. Nach Einladung zur Mithilfe ist Ecrin wieder beim Aufräumen dabei.	Rhythmus und zeitliche Koordination wird geübt. Ecrin scheint der Therapeutin zu vertrauen.
20.11.2018	Thema: *Körperwahrnehmung, Zugehörigkeit*	Heute kommt Ecrin mit der Mama, der kleinen Schwester im Kinderwagen und der Freundin der Mutter. Sie wirkt ruhig und freudig. Die Mutter erzählt, dass sie vom Lehrer die Rückmeldung bekommen hat, dass Ecrin in der Schule beim Singen und Tanzen sehr aktiv dabei ist. Die Mutter ist stolz. Die Mutter erkundigt sich nach dem Schlusslied, ob es heute gesungen wird, da Ecrin es zuhause immer wieder singt. Heute sind sechs Kinder anwesend.	Sicherheitsgefühl vorhanden.
	Tanz der Körperteile	Ecrin sitzt im Turnsaal bereits auf der „Gruppen-Insel“ (runde Teppiche). Sie ist bereit. Einige Kinder sind heute nicht so bei der Sache und Ecrin ebenso nicht. Ecrin bringt sich dennoch ein. Sie will die Knie aufwärmen.	Verbindung herstellen, Bewegungsrepertoire erweitern.

Tabelle 14: Therapieverlauf Ecrin (Fortsetzung)

Tag	Interventionen	Ecrins Reaktionen	Phasenmodell nach Mary Martin
	Mein Raum – symbolische Improvisation zum Erlebbarmachen vom eigenen Raum (Matten, Tücher, Schnüre, Bälle)	In der Erklärungsphase ist zu beobachten, dass Ecrin heute mehr „ausdrückt" als sonst. Sie setzt ihre Stimme ganz laut und kräftig ein. Sie nimmt einen Ball und läuft damit, aber kräftiger und direkter als sonst. Die Therapeutin greift das auf und sie spielen mit Stimme und Intensität. Es bereitet Ecrin Freude, noch intensiver zu laufen. Sie lacht. Es ist spürbar, wie sie von der Mitte her die Kraft einsetzt. Immer wieder verwendet sie ihre Stimme. Die Therapeutin spielt das Echo und spiegelt sie. Alle laufen in Paaren und springen auf ihre Matte. Sie läuft und springt während des Laufens. Sie erfreut sich heute sehr an ihrer Kraft. Ähnliches passiert bei den anderen Kindern. Nach einiger Zeit wird Erschöpfung sichtbar. Auf dem Schwungtuch ruhen sich alle bei sanfter Musik aus.	Körperbewusstsein und Bewegungskoordination Eigeninitiative
	Schlusstanz – *Immer rund herum*	Etwas schwierig, da zwei Mädchen immer wieder „ausreißen". Zu guter Letzt tanzt die Therapeutin nur mit Ecrin und sie ist überglücklich. Beim Aufräumen sind wieder alle dabei.	Rhythmus und zeitliche Koordination wird geübt. Verbindung ist entstanden.
04.12.2018	Thema: *Körperwahrnehmung, Nikolausstunde*	Heute kommt Ecrin beinahe 15 Minuten früher. Sie zieht sich um und kommt in den Turnsaal. Sie läuft, lacht und macht Spiele mit ihrer Stimme. Heute sind nur drei Kinder anwesend.	Es gibt bereits viel Sicherheit und Vertrauen.

Tabelle 14: Therapieverlauf Ecrin (Fortsetzung)

Tag	Interventionen	Ecrins Reaktionen	Phasenmodell nach Mary Martin
	Tanz der Körperteile	Verläuft sehr gut. Ecrin macht gut mit.	Verbindung wird hergestellt.
	Freie Stunde	Zur Nikolaustunde dürfen die Kinder selbst bestimmen, was gemacht wird. Sie wünschen sich ein Fangenspiel. Die Therapeutin bietet Ecrin Unterstützung im Spiel an, da sie gegenüber den anderen benachteiligt ist. Beide sind ein Team und das wird von den anderen Kindern akzeptiert. Nach dem Spiel sitzen Therapeutin und Ecrin erschöpft am Boden. Ecrin sitzt ganz dicht neben der Therapeutin. Sie sitzen lange und schauen den anderen zwei Kindern zu. Die Kinder singen Nikolauslieder. Luca hat eines vom Kindergarten mitgebracht und singt dieses immer wieder. Ecrin sitzt bei der Therapeutin und beobachtet. Ecrin hat sich in dieser Stunde zum ersten Mal nicht von der Gruppe entfernt und ihr „Eigenes“ gemacht. Alle waren die ganze Stunde eine Gruppe!	Körperbewusstsein und Bewegungskoordination Eigeninitiative
	Schlusstanz – *Immer rund herum*	Alle sind gut dabei. Ecrin genießt dieses Schlussritual. Sehr gute Stunde!!!!	Rhythmus und zeitliche Koordination wird geübt. Verbindung ist entstanden.
22.1.2019	Thema: *Körperwahrnehmung, Zugehörigkeit*	Nach einmonatiger Pause kommt Ecrin zum ersten Mal wieder in die Stunde. Sie wirkt etwas „verloren“ und nervös. Heute sind sieben Kinder anwesend. Ein Junge mit leichter Behinderung kommt dazu.	Durch die lange Abwesenheit ist etwas Sicherheit verloren gegangen.

Tabelle 14: Therapieverlauf Ecrin (Fortsetzung)

Tag	**Interventionen**	**Ecrins Reaktionen**	**Phasenmodell nach Mary Martin**
	Tanz der Körperteile	Es kommt immer wieder zu Unterbrechungen, da ein Mädchen Angst vor dem neuen Jungen hat. Sein Gesicht ist etwas anders und sie fürchtet sich.	Verbindungsherstellung gestaltet sich schwierig.
	Gummiband – Gruppengefühl – gesehen werden	Die Therapeutin ist heute nur damit beschäftigt „Feuerwehr" zu spielen zwischen dem Mädchen, das Angst vor dem Jungen hat und dem Jungen, der kein Gefühl für Nähe und Distanz hat und dadurch dem Mädchen immer viel zu nahekommt, obwohl sie ihm zu verstehen gibt, weg zu bleiben. Es bleibt kaum Zeit für Ecrin. Sie macht ihre Strecke im Turnsaal, aber mit viel weniger Freude und Kraft als sie es im alten Jahr gemacht hat. Sie wirkt, als ob eine Schwere auf ihr läge. Es stellt sich die Frage, ob etwas passiert ist, oder ob es „nur" das Kranksein ist.	Herstellung von Sicherheit und Vertrauen ist vorrangig.
	Schlusstanz – *Immer rund herum*	Der Tanz gestaltet sich auch heute problematisch, doch Ecrin ist dabei bis zum Schluss.	Das bereits bekannte Rhythmusangebot schafft Vertrauen und Verbindung.
12.2.2019	Thema: *Körperwahrnehmung, Zugehörigkeit, Nähe und Distanz*	Ecrin kommt nach langer und, nach Aussage der Mutter, auch sehr schwerer Krankheit wieder in die Stunde. Sie ist sehr blass und ihre Hände sind heiß. Sie wirkt abwesend. Heute sind sechs Kinder anwesend.	Aufgrund der langen Krankheit Rückfall in Phase 1.
	Tanz der Körperteile	Ecrin macht kaum mit. Sie wirkt abwesend und verloren.	–

Tabelle 14: Therapieverlauf Ecrin (Fortsetzung)

Tag	Interventionen	Ecrins Reaktionen	Phasenmodell nach Mary Martin
	Nähe, Distanz, Stopp-Tanz	Aufgrund der Gruppenthematik mit dem Mädchen, das Angst vor dem „komisch“ aussehenden Jungen hat, werden Übungen zu Nähe und Distanz sowie Stopp-Übungen gemacht. Ecrin macht kaum mit. Durch den Konflikt der zwei Kinder bleibt wenig Raum für Ecrin. Es scheint, dass der Kontakt und die Verbindung zu Ecrin durch die Krankheit und die lange Abwesenheit gelitten hat.	Schwerpunkt liegt wieder darauf, Sicherheit und Vertrauen herzustellen.
	Schlusstanz – *Immer rund herum*	Heute gelingt der Tanz bereits besser. Ecrin scheint sich zu erinnern und freut sich darüber.	Rhythmus und zeitliche Koordination wird geübt.

6 Schlussbetrachtung

Die praktischen Erfahrungen mit Ecrin liefern Hinweise, dass sich tanztherapeutische Interventionen bei Kindern mit ASS positiv auswirken. Tanztherapie hat gerade in Fällen, in denen nicht mit Sprache und verbalem Ausdruck gearbeitet werden kann, wie es sehr oft bei nichtsprechenden autistischen Kindern der Fall ist, eine zweifelsfreie Legitimation. Der Körper mit all seinen Ausdrucksmöglichkeiten bietet eine willkommene Alternative, um Kommunikation dennoch stattfinden zu lassen. Die Tanztherapeutin benötigt eine offene, unvoreingenommene Aufmerksamkeit, um den körperlichen Äußerungen des Kindes zu folgen, sie zu spiegeln oder sie einfach zu begleiten. Durch Vormachen oder auch direktes Eingreifen können Bewegungsabläufe in Gang gesetzt werden, die neue motorische und emotionale Erfahrungen ermöglichen. Auf diese Weise können Schritt für Schritt neue Verhaltensmuster ausprobiert werden (Tschacher, Storch, & Munt, 2014). Dies hat sich auch in der Arbeit mit Ecrin immer wieder gezeigt. Nach etwas mehr als einem Jahr hat sie einen Weg gefunden, ihre Bewegungsfreude nicht nur körperlich, sondern auch über ihre Stimme auszudrücken. Dies ist sehr beachtlich und erfreulich. Jedoch wurde ebenso deutlich, dass das Beziehungsgeschehen zwischen Therapeutin und autistischem Kind ein sehr sensibles Geschehen ist, das von äußeren unbeeinflussbaren Umständen erschwert werden kann (Krankheit, familiäre Umstände).

Tschacher et al. (2014) betont, dass diese körperliche, nichtverbale Form der Therapie es autistischen Kindern ermöglicht, Akzeptanz und Präsenz für ihr Sosein zu erleben. All die individuellen Eigenheiten erfahren ein Gesehen-werden und ein „Containing" (Tschacher et al., 2014, S. 175). Das autistische Kind erlebt eine Situation, in der ihm nichts aufgedrängt wird, wo nichts anders sein soll, wo keine Anpassung verlangt wird. Dies ist unumstritten für den jeweiligen Therapeuten keine einfache Aufgabe, vor allem hinsichtlich der Tatsache, dass kein autistisches Verhalten dem anderen gleicht.

Zusammenfassend kann festgestellt werden, dass tanztherapeutische Interventionen für die physische und psychische Entwicklung autistischer Kinder großes Förderpotenzial besitzen.

Klasse werden – Tanztherapeutische Methoden in der Schulsozialarbeit

Clara Kerber

1 Einleitung

Kinder und Jugendliche verbringen einen wesentlichen Teil ihrer Zeit in der Schule, den meisten davon in der Schulklasse. Sie sollen dort nicht nur Fachwissen erwerben, sondern auch soziale Kompetenzen. Das Wohlfühlen, die Gesundheit und auch der Lernerfolg von Schülerinnen und Schülern hängen zu einem großen Teil davon ab, ob sie in der Schulklasse ihren optimalen Platz zum Lernen und Leben gefunden haben (Stanford, 2002).

Dieser Erkenntnis versuchen Schulen Rechnung zu tragen, indem sie Klassen in der Kennenlernphase unterstützen. Die Schulsozialarbeit wird in die Aktivitäten der Kennenlernphase aktiv integriert oder als Ideengeberin genutzt. Dieser Artikel will darlegen, wie tanztherapeutische Methoden im Rahmen der Schule angemessen verwendet werden können, um an pädagogischen Zielen zu arbeiten. Beispielhaft wird aufgezeigt, wie die Zugehörigkeit in einer neu zusammengestellten 5. Klasse in der Anfangsphase durch tanztherapeutische Methoden gefördert werden kann. Außerdem wird beschrieben, wie in den von der Covid-19-Pandemie geprägten Schuljahren mit Homeschooling und Fernunterricht die Beziehungswiederaufnahme über die Körperebene gefördert werden kann.

Das Wachstumsmodell von Bender (2021b) wird auf die Situation der Schule übertragen, um die spezifischen Rahmenbedingungen von Schule, Schulklasse und Sozialarbeit herauszuarbeiten. Hieraus resultieren die Entwicklungsaufgaben einer 5. Klasse für die Phase der Zugehörigkeit und damit auch die pädagogischen Ziele. Darauf aufbauend werden verschiedene Übungen und ihre Durchführung in der Schule beschrieben und ihre Wirkungsweise aus der tanztherapeutischen Theorie erklärt.

2 Zugehörigkeit im Wachstumsmodell nach Bender

Bender (2021b) hat mit dem „Wachstumsmodell" ein allgemeingültiges Modell vorgelegt, das es ermöglicht, pädagogische oder therapeutische Interventionen dem aktuellen Stand eines Individuums oder einer Gruppe anzupassen.

Das Modell beschreibt die vier Phasen, die ein System vom Kennenlernen bis zum Abschied durchläuft. Es zeigt die jeweils auftauchenden Themen und das entsprechende Bewegungsverhalten und bietet damit eine Struktur, um Interventionen anzupassen. Die Phasen sind zirkulär angeordnet: Das bedeutet zum einen, dass sie aufeinander aufbauen, d. h. die nächste Phase nur bewältigt werden kann, wenn die vorhergehende zumindest ausreichend gut gemeistert wurde. Zum anderen bedeutet es, dass die Phasen immer wieder von neuem durchlaufen werden können (und müssen), um zu wachsen, Veränderungen zu integrieren oder vernachlässigte Aspekte aufzuarbeiten. Am Anfang jeder Gruppe steht die Zugehörigkeitsphase, in der sich entscheidet, ob jeder seinen Platz in der Gruppe findet oder die Gruppe verlässt. Im Kontext Schule, in dem die Klassenzugehörigkeit von außen vorgegeben ist, geht es hier eher darum, dass alle SchülerInnen sich auch als Teil der Klasse empfinden und sich nicht innerlich aus der Zugehörigkeit verabschieden. Erst wenn alle ihren Platz gefunden haben, kann die Klasse vollumfänglich in die Phase der Verantwortung übergehen, in der jeder lernen muss, seinen Beitrag zu leisten, und kritische Haltungen ausgesprochen werden. Sind die Kompetenzen und Rollen geklärt, können in der 3. Phase, der Offenheit, Freundschaften geschlossen werden und die Klasse ein sicherer Ort für persönliche Lernprozesse und Entwicklungen werden. Am Ende steht die Phase der Trennung, die durchlaufen wird, wenn SchülerInnen die Klasse verlassen, ein LehrerInnenwechsel ansteht und natürlich bei der Auflösung der Schulklasse am Ende der Schulzeit.

3 Schule und Schulsozialarbeit

Die Schulsozialarbeit ist eine Einrichtung der Jugendhilfe, die in Schulen nach § 13 Sozialgesetzbuch (SGB) VIII tätig wird (Fischer-Orthwein, 2009). Das Aufgabenfeld umfasst dabei die Einzelfallhilfe nach § 35 SGB VIII, Angebote für Gruppen und auch präventive Maßnahmen im Klassenverband, von der Förderung eines positiven Klassenklimas bis hin zur Sucht- und Gewaltprävention. Weiterhin wird die Schulsozialarbeit als eine Akteurin und Impulsgeberin zur Pädagogisierung des Schulalltags angesehen.

Die diesem Artikel zugrunde liegende Aufgabenstellung ist dem Bereich der präventiven Arbeit mit Schulkassen zugeordnet, in der es das Ziel ist, soziales Lernen zu fördern und bei der Bewältigung von Entwicklungsschritten – hier dem Zusammenwachsen der neuen Klassengemeinschaft – zu unterstützen. Da es bei gruppenbildenden Maßnahmen wenig Sinn ergibt, den SchülerInnen die Beteiligung an den Übungen freizustellen, ist es notwendig, das Anforderungsprofil der Übungen so zu gestalten, dass sich alle gleichermaßen angesprochen fühlen. Therapeutisch zu arbeiten wäre im Rahmen der Schulklasse unangebracht.

3.1 Besonderheiten der Schulklasse als Gruppe

Im Schulsystem der Bundesrepublik Deutschland steht in den meisten Bundesländern nach der 4. Klasse der Wechsel in eine weiterführende Schule an. Je nach Wohnort, Interesse und Wunsch der Kinder und Eltern und insbesondere nach Leistung werden die SchülerInnen an neuen Schulen angemeldet. In den so entstandenen 5. Schulklassen gibt es meist eine Mischung aus Untergruppen von SchülerInnen, die sich von der Grundschule oder aus dem Freizeit- und Sportbereich her kennen und SchülerInnen, die niemanden kennen.

Da in unterschiedlichen Unterrichtsfächern verschiedene LehrerInnen unterrichten, erlebt die Klasse in der Regel mehrmals am Tag einen Leitungswechsel und dazwischen die leitungslosen Pausen. Aus diesen Gründen ist es wichtig, Klassen in ihrem Gruppenbildungsprozess zu unterstützen. Besonders die KlassenlehrerInnen, die im Allgemeinen mehrere Stunden in einer Klasse unterrichten und die Klassen in der Regel über zwei Jahre begleiten, haben hier einen großen Einfluss.

Mit FreundInnen aus der Grundschule zusammenzubleiben, ist oft der Anlass, eine bestimmte Schule bzw. Klasse zu wählen. Auch wenn diese Wünsche im Rahmen des Möglichen berücksichtigt werden, besteht jedoch letztlich kaum eine Entscheidungsfreiheit seitens der SchülerInnen in Bezug auf ihre Gruppenzugehörigkeit. Weiterhin ist die Schulklasse durch die Schulpflicht eine formal sehr zuverlässige Gruppe mit hoher Frequenz von ca. 30 Unterrichtsstunden wöchentlich.

Allerdings gibt es auch immer wieder Veränderungen in Klassen, z. B. durch Umzug, Schulwechsel, längere Krankheit oder Auslandsaufenthalt von Einzelnen, die dazu führen, dass die Gruppenkonstellation sich verändert und die Klasse erneut die Zugehörigkeitsthematik bearbeiten muss. Auch der in der Regel alle zwei Jahre stattfindende (Klassen-)LehrerInnenwechsel macht es erforderlich, sich neu „zusammenzuraufen“ und bietet damit gleichzeitig auch immer wieder die Chance, eingefahrene Rollen zu verändern. In den Schuljahren 2019/20 und 2020/21 hat der Wechsel zwischen Präsenz- und Fernunterricht und das Unterrichten in geteilten Klassen die Klassengemeinschaften beeinflusst.

Aus all diesen Ausführungen ergibt sich, dass das Thema Zugehörigkeit ein immer wiederkehrendes Thema in Schulklassen ist.

4 Zugehörigkeitsphase in der Schulklasse

Bei Schuljahresbeginn befindet sich eine neu gebildete 5. Schulklasse in der Phase der Zugehörigkeit. Auch wenn auf der formalen Ebene geklärt ist, welche SchülerInnen zu einer Klasse dazugehören, so ist dies auf der individuellen und zwischenmenschlichen Ebene noch nicht der Fall.

Jeder und jede setzt sich damit auseinander, was und wie viel er oder sie von sich einbringen mag. Die SchülerInnen schwanken zwischen der Hoffnung, viele neue Freunde zu finden und der Angst, nicht gesehen zu werden und keinen Platz in der Klassengemeinschaft zu bekommen. Manche haben bereits Bekannte oder Freunde in der Klasse, andere nicht. Auch aus ihrer Grundschulzeit bringen die SchülerInnen unterschiedliche Vorerfahrungen mit, die im Zusammenspiel mit familiärer Prägung und Persönlichkeitseigenschaften ihren Umgang mit der Zugehörigkeitsthematik beeinflussen. Manche mögen bereits interessiert und zuversichtlich auf andere zugehen, während andere noch völlig damit beschäftigt sind, sich in der neuen Situation zu orientieren.

Schwierigkeiten in der Zugehörigkeitsphase können in unterschiedlichen Verhaltensweisen zu Tage treten. Bei einigen SchülerInnen zeigt sich durch intensive Selbstdarstellung bis hin zu Zwischenrufen und Störungen die Angst, nicht gesehen zu werden und das Bemühen, auf sich aufmerksam zu machen. Bei anderen SchülerInnen zeigt sich in einem extrem stillen Verhalten der soziale Rückzug, der aus der Grundhaltung und vorweggenommenen Erwartung resultiert, (wieder einmal) nicht wichtig zu sein.

In der Unsicherheit dieser Anfangsphase orientieren sich die SchülerInnen stark an der Klassenleitung. Die Aufgabe der Leitung in der Zugehörigkeitsphase ist aus diesem Grunde, Rahmenbedingungen zu klären, Regeln vorzugeben und den einzelnen SchülerInnen achtsam zu begegnen. Wegen der starken Vorbildfunktion des Leitungsverhaltens gerade in der Zugehörigkeitsphase, kann die Leitung das Klassenklima positiv prägen, indem sie jeden Schüler bewusst wahrnimmt und seine Eigenschaften und Verhaltensweisen wertschätzend betrachtet.

Die Anerkennung der unterschiedlichen persönlichen Eigenschaften hat auch noch eine zweite wichtige Funktion: Dem Wunsch nach Zugehörigkeit zu einer Gruppe steht gleichsam als Gegenspieler stets die Angst gegenüber, (zu viel) Individualität aufgeben zu müssen (Bender, 2021b). Deshalb ist es wichtig, nicht nur die Eingliederung anzubieten, sondern auch den individuellen Bedürfnissen einen angemessenen Raum zu bieten.

4.1 Leitungsverhalten der Schulsozialarbeiterin in der Zugehörigkeitsphase

Die Leitung sollte der Unsicherheit der SchülerInnen zuvorkommen und möglichen Ängsten (z.B. bei Übungen peinlich zu wirken, in Paarübungen übrig zu bleiben o.ä.) begegnen, in dem sie die Gruppeneinteilung übernimmt, viel Struktur vorgibt und klare Anweisungen macht.

So fördert sie das gegenseitige Kennenlernen und entlastet die SchülerInnen in dieser angstbesetzten Phase. Sie sollte in ihrer Rolle als Anleiterin bleiben und eher die Beziehungen zwischen den SchülerInnen untereinander fördern, als sich selbst als Interaktionspartnerin in den Vordergrund zu rücken.

Mit erlebnisorientierten Aktionen und einer wertschätzenden, ressourcenorientierten Grundhaltung weckt die Schulsozialarbeiterin die Neugier auf die Individuen der entstehenden Klasse und ihre Entwicklungspotenziale.

4.2 Ziele für tanztherapeutische Interventionen in der Zugehörigkeitsphase

Aus den vorangegangenen Betrachtungen ergeben sich als mögliche Ansatzpunkte für Interventionen in der Klasse die Themen:

- mit Namen bekannt sein,
- wichtig sein,
- einen Platz haben,
- gesehen werden,
- nicht bewertet, sondern wertgeschätzt werden,
- erste persönliche Merkmale zeigen dürfen,
- die anderen kennenlernen,
- die Klasse als Ganzes erleben.

In den im Folgenden dargestellten Übungen werden diese Themen berücksichtigt, um den Bedürfnissen der Klassenmitglieder gerecht zu werden und das Gefühl der Zugehörigkeit erlebbar zu machen.

5 Tanztherapeutische Interventionen zum Klasse-Werden

5.1 Aktionen mit dem Schwungtuch

In der Praxis hat sich in der ersten Schulwoche die Arbeit mit dem Schwungtuch bewährt. Inmitten der vielen neuen Gesichter und Informationen bietet eine Bewegungseinheit mit dem Schwungtuch die Möglichkeit, mit klaren Formen zu arbeiten, ohne allzu viel erklären zu müssen. Ein Gang auf den Schulhof bietet Bewegung, frische Luft und genug Platz.

Das Schwungtuch hat einen hohen Aufforderungscharakter, sodass sich die Kinder schnell in einem Kreis um das Tuch versammeln, ohne dass man sie im Schulhof zusammenrufen muss. Der Kreis ist tanztherapeutisch und auch kulturgeschichtlich die Form, die Zusammengehörigkeit symbolisiert. Alle sind gleichwertig, können einander sehen und sind über die Spannung des Schwungtuchs miteinander verbunden.

Als erste Aktion bietet es sich an, das Schwungtuch wie eine wilde Wasseroberfläche toben zu lassen. Eventuell vorhandene Spannung und Nervosität oder auch einfach nur Bewegungsdrang können abgebaut werden, und die Leitung kann den Rahmen halten.

Wenn die Intensität abnimmt, kann die Leitung die SchülerInnen problemlos in einen gemeinsamen Rhythmus von Auf und Ab führen, womit sie sich einen erfrischenden Luftzug verschaffen können. Dabei lädt die Leitung auch dazu ein, die Bewegung langsamer werden zu lassen und die Atmung mit der Bewegung zu koordinieren, indem sie beim Hochschwingen des Tuchs ein- und beim Herunterkommen hörbar ausatmet. So ermöglicht sie, gemeinsam zu Ruhe und Entspannung zu kommen und nichts mehr leisten zu müssen.

Nach dieser Entspannungsphase führt die Leitung einen gemeinsamen Fokus ein, um die Erfahrung einer gemeinsamen Aktion zu ermöglichen. Wenn das Schwungtuch gerade am Tiefpunkt ist, wirft sie einen Ball in die Mitte, mit der Aufforderung, ihn zusammen in die Luft zu schleudern. Um den Ball hoch in die Luft zu katapultieren, muss die Klasse ein gemeinsames Timing finden und auf einer nonverbalen Ebene findet ein Ausgleich zwischen *schnellen* und *getragenen* sowie *starken* und *leichten* Bewegungen statt. Die Freude am Fliegen des Balles motiviert dazu, sich aufeinander einzustimmen, auf der Bewegungsebene erste Kompromisse zu machen und dadurch Gemeinschaft zu erleben. Die Stimmung der Kinder hebt sich, zusätzlich angeregt durch den Body-to-Brain-Effekt (Croos-Müller, 2013) der dabei eingenommenen Körperhaltung, bei der Arme, Kopf und Brust nach oben steigen und sich *ausbreiten*. Durch das *Steigen* entsteht eine inspirierende Atmosphäre und durch das *Ausbreiten*, das ein Öffnen für den Raum und Einbeziehen der anderen beinhaltet, wird das Erleben von Gemeinsamkeit gefördert (Bender, 2021a).

Mit dem Schwungtuch bietet sich ein Kennenlernspiel in Form eines Namensspiels an. Nachdem die Klasse über die Koordination mit der Atmung in eine langsame Auf- und Abbewegung geführt wurde, können sich die Kinder zunächst unter dem hochfliegenden Schwungtuch umschauen und ein Hallo zurufen. Anschließend schwingt die Klasse das Tuch in einen möglichst hohen Baldachin nach oben und lässt es von alleine herabsinken. Während das Tuch einen Baldachin formt, kann jeweils ein Kind durch die Kreismitte auf die andere Seite laufen. Damit die Leitung sicher sein kann, dass jeder drankommt, muss das Kind jeweils genau auf die gegenüberliegende Seite laufen. Deshalb bittet die Leitung die Kinder einmal von sich aus rechtsherum (gegen den Uhrzeigersinn) laut durchzuzählen und sich ihre Zahl zu merken. Daraufhin bitte sie das vorletzte und das letzte Kind eine deutliche Lücke zwischen sich zu schaffen. Nach diesen Vorbereitungen beginnt das Namensspiel damit, dass das mittlere Kind (bei 29 Kindern beispielsweise das Kind auf Nummer 15) seinen Namen ruft, wenn das Schwungtuch ganz unten ist, und wenn es hochgezogen wird, in die Lücke auf die andere Seite läuft. Der Rest der Klasse hält unter dem hochgezogenen Schwungtuch Ausschau nach dem Kind und antwortet: „Hallo … (Name) …!“ Inzwischen hat das Schwungtuch sich gesenkt und das Kind rechts des Neuankömmlings, ruft seinen Namen. Das Tuch wird wieder angehoben, das Kind wechselt auf den gegenüber freigewordenen Platz und wird beim Durchlaufen von den MitschülerInnen mit „Hallo … (Name) …!“ gegrüßt. Wenn es angekommen ist, ist wiederum seine rechte Nachbarin an der Reihe in die auf der gegenüberliegenden Seite entstandene Lücke zu laufen. Diese Übung schafft eine Bühne für die Einzelnen. Schüchterne Kinder können das als durchaus herausfordernd erleben, deshalb ist es wichtig, darauf zu achten, dass das Tuch nicht aktiv heruntergezogen wird, sondern langsam nach unten sinkt.

Wenn eine Klasse noch sehr unsicher, schon müde oder aufgedreht ist, bietet sich eine weniger herausfordernde Alternative als Kennenlernspiel an. Nach der gleichen Einleitung wie im Namensspiel bittet die Leitung alle Kinder, die aufgerufen werden, den Platz miteinander zu tauschen. Die Leitung sagt z. B.: „Alle Kinder, die gerne rohe Karotten essen, wechseln die Plätze – JETZT!“ Alternativen sind:

- kein Haustier haben,
- einen Hund haben,
- eine Katze haben,
- ein anderes Haustier haben,
- mit dem Fahrrad da sind,
- heute einen Apfel dabei hatten,
- gerne lesen,
- in den Sommerferien in Deutschland geblieben sind,
- gerne schwimmen,
- ältere Geschwister haben,
- jüngere Geschwister haben,
- keine Geschwister haben
- etc.

Bei diesem Spiel ist die Einzelne weniger exponiert. Für die Fragen kommen wertneutrale Themen infrage, die voraussichtlich von einem Teil der Klasse mit „Ja“ beantwortet werden können. Dabei sollten alle Kinder berücksichtigt werden, sodass niemand sich zurückgesetzt fühlt. Beim gemeinsamen Durchlaufen finden Begegnungen auf der Basis von Gemeinsamkeiten statt und es entsteht eine ausgelassene Stimmung, bei der die Kinder eine besondere Rolle bekommen und Aufmerksamkeit von der ganzen Klasse erleben können, ohne zu sehr im Fokus zu stehen.

Als Abschluss eignet sich die „Jurte-Übung“. Nach einer Phase des gemeinsamen Auf- und Abschwingens des Schwungtuchs lässt jedes Kind oben mit einer Hand das Schwungtuch los, tritt einen Schritt vor Richtung Kreismitte, zieht das Tuch hinter dem eigenen Rücken Richtung Gesäß, fasst mit der zweiten Hand nach dem Stoff, geht in die Hocke und setzt sich darauf. Da der Ablauf nicht ganz einfach ist und flüssig erfolgen muss, bittet die Leitung die Kinder, ihr einen Platz am Schwungtuch freizumachen und sie macht die Bewegung einmal langsam vor und begleite sie dabei verbal. Manchmal braucht es ein, zwei Ansätze, bis alle es schaffen und so eine Art Jurte entsteht, in der alle Kinder gemeinsam hocken und von dem Schwungtuch umschlossen sind. Da die Übung viel Nähe erzeugt, was einigen Kindern zu viel sein kann, beendet die Leitung sie, sobald Unruhe entsteht. Die Kinder heben das Schwungtuch wieder hoch, lehnen sich gemütlich nach hinten, legen es auf ihre Beine und ruhen sich kurz aus. Wenn einzelne Kinder mehrfach aus der Jurte purzeln, kann dies als Hinweis verstanden werden, dass es ihnen unter dem Tuch zu nah ist. Deswegen bietet die Leitung ihnen eine andere Rolle an, z. B. die des Kommentators, der den Darinsitzenden berichtet, wie die Jurte von außen aussieht, ob sie ganz rund ist, stabil, still oder bewegt. So können sie sich auch mit etwas mehr Abstand dennoch als zugehörig fühlen und erleben, dass auch Raum für ihr Bedürfnis nach Abstand ist. Alternativ kann die Leitung auch die anderen Kinder einladen, sich ebenfalls herauspurzeln zu lassen und bleibt so im kooperativen Kontakt mit der Klasse, statt gegen deren Bewegungsimpulse zu kämpfen.

5.2 Gemeinschaftsfördernde Aktionen auf Abstand

Im Pandemie-Schuljahr 2019/20 wurde der Gruppenbildungsprozess der Klassen durch Phasen des Fernunterrichts und des Unterrichts im Wechselmodell unterbrochen. Die SchülerInnen einer Klasse sahen einander teilweise über Monate hinweg nicht. Aber auch in der Schule war die Möglichkeit zur Begegnung sehr eingeschränkt. Die SchülerInnen mussten Abstand halten, Masken tragen und konnten in der Pause nicht frei im Schulhof spielen, damit sie nicht mit anderen Klassen zusammentrafen. Stattdessen gingen sie zu unterschiedlichen Zeiten mit den unterrichtenden Lehrkräften 15 Minuten in den umliegenden Straßen spazieren. In dieser Zeit fehlte den SchülerInnen energetische Bewegung, und auch der Kontakt zu KlassenkameradInnen war nur verbal möglich, während das Erkennen der Mimik durch die Masken eingeschränkt und Körperkontakt gar nicht erlaubt war. In dieser erschwerten Situation verwendete die Autorin bekannte tanztherapeutische Übungen und entwickelte neue, die den Bedürfnissen der SchülerInnen nach Kontakt entsprachen.

5.2.1 Spiegeln

Um in der Zugehörigkeitsphase einen sicheren Rahmen zu schaffen, werden die Kinder einander zugelost, indem so viele Spiel- oder Postkarten verteilt werden, wie SchülerInnen in der Klasse sind. Dabei ist jede Karte doppelt. Wenn die Anzahl ungerade ist, kann eine Lehrkraft mitmachen. Die Kinder finden sich nun, indem sie die Person mit der gleichen Karte suchen.

Die Karten werden nun wieder eingesammelt und die PartnerInnen stellen sich gegenüber. Sie heben die Arme und halten sie im Abstand von 2 – 3 cm voneinander. Sind aus Infektionsschutzgründen größere Abstände vorgeschrieben, können auch größere Abstände eingenommen werden. Das ältere Kind beginnt nun langsam seine Hände zu bewegen und das jüngere folgt seinen Bewegungen wie ein Spiegelbild. Nach ca. 2 Minuten wechselt die Führung. Damit jedes Kind die Chance bekommt, mit verschiedenen MitschülerInnen zusammenzuarbeiten, bietet es sich an, mehrere Runden zu spielen und die PartnerInnen neu zuzulosen.

Diese Übung fördert das Sich-Einstimmen auf den anderen. Auch wenn die Anleitung nur das simultane Bewegen der Hände in den Mittelpunkt stellt, so werden automatisch auch andere Bewegungsqualitäten synchronisiert. Die Spiegelnde übt ihre Fähigkeit, sich auf ihr Gegenüber einzustellen. In der gespiegelten Partnerin weckt dies das Gefühl, gesehen zu werden. Wenn sie in ihren Spannungsflusseigenschaften gespiegelt wird, erzeugt das ein Gefühl der Empathie, ein Spiegeln im Formfluss schafft Vertrauen (Bender, 2021a; -> Kapitel „Bewegungsanalyse"). Indem sich beide aufeinander einstellen, erzeugen sie eine Situation des Gegenseitigen-aufeinander-Eingehens und der Gemeinsamkeit. Wie im Artikel über Entwicklungspsychologie dargestellt, ist das Gespiegeltwerden bereits in unserer ersten Lebensphase bedeutend für die Entwicklung von Wohlbefinden und Individualität. Gab es hier Defizite und Brüche, kann das erneut erlebte Spiegeln mit PartnerInnen zugehörigkeits- und identitätsstiftend sein.

5.2.2 Führen und Folgen in der Formation

Bei einer ungeraden SchülerInnenzahl oder wenn SchülerInnen gezielt mit anderen zusammenarbeiten sollen, um sich kennenzulernen, bietet sich „Führen und Folgen in der Formation" als Alternative an.

Die SchülerInnen stellen sich in einem Drei-, Vier-, Fünf- oder Sechseck auf, wobei eine Person die Spitze bildet und alle anderen in dieselbe Richtung schauen. Die vorderste Person führt und macht – zunächst in Zeitlupe – Bewegungen vor, die die anderen synchron mitmachen. Um die Führung abzugeben, dreht sich die vorderste Person und die anderen folgen dieser Drehung so lange, bis jemand anderes die Spitze bildet. Diese Person hat nun die Führung.

In der Schule ist es wichtig, dass SchülerInnen in Gruppen zusammenarbeiten können. Auch auf der freundschaftlichen Ebene verändern sich Beziehungen und es ist wichtig, dass die Kinder lernen, sich nicht nur auf eine Person zu beziehen, sondern auch mit anderen Konstellationen umzugehen. Weil der Kontakt in dieser Übung weniger intensiv ist als in einer Paarübung, bietet sie auch zurückhaltenden Kindern eine Möglichkeit, sich zugehörig zu einer Gruppe zu fühlen. Außerdem kann jeder selbst entscheiden, wie lange er die Führungsrolle behalten will und wann er sie mit einer Drehung weitergibt. Zu Beginn ist es sinnvoll, die Führung reihum weiterzugeben, damit gewährleistet ist, dass jeder drankommt.

5.2.3 Aktionen mit Bettlaken

Um den Kindern die Möglichkeit zu geben, ihre MitschülerInnen körperlich zu spüren und kraftvoll zu interagieren, ist ein Medium als Kontaktpunkt nützlich. Alte Betttücher sind kostengünstig anzuschaffen und flexibel verwendbar, z.B. als Tuch oder eingedreht als reißfestes Tau, das nicht in die Hände einschneidet.

Tauziehen zu zweit: Die Kinder werden paarweise eingeteilt und erhalten ein Bettlaken. Dieses wird eingedreht und als Tau verwendet. Damit die Kinder nicht aneinanderstoßen, ist es hilfreich, wenn die SchülerInnen sich wie ein Spalier aufstellen und die Zugrichtung vorgegeben wird.

Um Verletzungen am Steißbein vorzubeugen, ist plötzliches Loslassen des Taus verboten. Gleichzeitig sollten die Kinder aber auch darauf gefasst sein, dass ein Seil aus den Händen rutschen kann und sollten das Spielbein frei haben, um sich nach hinten abstützen zu können. Dieser Ausfallschritt nach hinten kann einmal kurz vorgemacht werden.

Tauziehen ist ein Spiel, das aufgrund seines Wettkampfcharakters unter normalen Bedingungen nicht in der Zugehörigkeitsphase eingesetzt wird. Unter Pandemiebedingungen ist es jedoch eine wichtige Möglichkeit für die Kinder, einander kraftvoll zu begegnen, solange das freie Spiel im Schulhof nicht erlaubt ist und sie Abstand zueinander halten müssen. Nach einer Phase des Austobens und Kräftemessens wird zu kooperativen Varianten übergegangen.

Balance: Beide Kinder halten das Tau mit ausgestreckten Armen gespannt und lehnen sich mit geradem Rücken langsam nach hinten. Dabei balancieren sie ihr Gewicht gegeneinander aus und finden ein kooperatives Gleichgewicht, vergleichbar zum gegenseitigen Ausbalancieren, das in der Contact Improvisation Counterbalance genannt wird.

Nach dem anstrengenden Tauziehen haben oft beide Kinder ein Bedürfnis nach Entspannung. Ein gemeinsames Gleichgewicht zu finden, erfordert ein Einfühlen in den Einsatz von Gewicht in Relation zur Lage im Raum bei sich selbst und beim anderen. Dies ist ebenfalls eine einfühlende Übung, jedoch anders als bei der Spiegelungsübung nicht über die Augen, sondern über den Gleichgewichtssinn.

Durch die Überleitung zum gemeinsamen Ausbalancieren bahnt die Leitung einen Weg vom Wettstreit in das kooperative Einsetzen des Gewichts. Damit wird die Handlungsmöglichkeiten der Kinder erweitert, da sie auch im Schulalltag immer wieder Wege aus dem Wettstreit in die Kooperation finden müssen.

Luftwippe (Rollwagen, 2020): Aus der Balance führt die Leitung in ein Spiel mit dem Gleichgewicht. Ein Kind beugt die Knie und lässt sich langsam nach unten in die Hocke ab, das andere begleitet die Bewegung, in dem es den Körper etwas nach vorne neigt und so den nötigen Spielraum gibt. Zur Einleitung des Wechsels, gibt das haltende Kind wieder etwas mehr Gewicht ins Tau. Es verlagert sein Gewicht nach hinten, indem es das Gesäß vom Steißbein aus nach hinten-unten bewegt. Diesen Impuls kann das untere Kind nutzen, um die Beine zu strecken und wieder hochzukommen, während das andere die Knie beugt und in die Hocke geht.

Diese Luftwippe kann sowohl mit einer stabilen Handfassung als auch mit dem Tau als Verbindungsmedium durchgeführt werden. Die zugrunde liegenden entwicklungspsychologischen Schubmuster fördern dabei ein Gefühl von Individualität, Macht und Ich-Stärke (Hartley, 2012). Das eigene Gewicht zu spüren ist die Voraussetzung dafür, seine Kräfte in Verbundenheit mit sich selbst einzusetzen und im Kontakt mit dem Übungspartner den Krafteinsatz zu regulieren. Der kooperative Charakter der Übung ermöglicht es den Kindern, sich selbst kraftvoll zu spüren und einander zu begegnen, ohne die Kräfte gegeneinander zu richten (Rollwagen, 2020).

Beim Spiel mit den Betttüchern entwickeln die Kinder meist viele eigene Ideen, die umgesetzt werden und sie so voneinander lernen, sodass die Leitung in eine mehr beobachtende und unterstützende Rolle übergehen kann. Sie gewährleistet die Sicherheit, gibt kleine Hilfestellungen und unterstützt zurückhaltende Kinder dabei, einen Platz zu finden, wenn die Gruppen sich verändert haben.

Kooperatives Tauziehen: Mehrere Paare finden zusammen und schlingen ihre Betttücher in einem Knotenpunkt in der Mitte umeinander. Nun ziehen alle sternenförmig gegen alle.

Indem sie zu mehreren Tauziehen, wird der konfrontative Charakter abgemildert, den ein Eins-gegen-Eins-Tauziehen annehmen kann. Stattdessen haben die Kinder die Möglichkeit, auf andere zuzugehen, Kontakt herzustellen und sich in Kleingruppen zu organisieren. Wenn die Kinder sich ausgetobt haben, kann auch hier eine Überleitung in die Balanceübung und damit ein kooperatives Miteinander erfolgen und die SchülerInnen können gemeinsam ihr Gewicht austarieren.

Hängematte: Das Betttuch wird auf dem Boden ausgebreitet und ein Kind legt sich darauf. Nun wird das Tuch entweder von jeweils einem Kind an Kopf- und Fußende oder von je einem Kind an jeder Ecke angehoben und sanft geschwungen.

Um negative Erfahrungen und Verletzungen zu verhindern, ist hier besonderer Fokus auf die Sicherheit zu richten. Nach Möglichkeit wählt die Leitung einen weichen Untergrund, weist darauf hin, dass die liegenden SchülerInnen sich den anderen anvertrauen, und begleitet die SchülerInnen verbal beim Ablassen auf den Boden. Bei hartem Boden bittet die Leitung die liegenden SchülerInnen, die Hände hinter dem Kopf zu verschränken. Es ist gut, wenn die SchülerInnen sich bei der ersten Runde schnell abwechseln, sodass jeder einmal erfahren kann, wie es sich anfühlt, wieder auf den Boden abgelassen zu werden. So wird die Perspektivübernahme gefördert und in einer zweiten Runde können alle Beteiligten besser abschätzen, wie viel Kraft und Behutsamkeit angewendet werden muss und wie viel Loslassen, Körperspannung und Selbstorganisation auf Seiten der Liegenden von Nöten ist.

Chill-a-Pult: Zwei Kinder halten das Laken wie eine Hängematte locker gespannt in der Luft. Das dritte Kind fächert das Tuch auf und zieht es hoch. Es darf sich jedoch nicht setzen, sondern lehnt sich im Stehen nur mit einem Teil seines Gewichts an das Tuch. Als Hilfestellung kann auch eine Person hinter der sich Anlehnenden stehen.

Die haltenden SchülerInnen geben zweimal leicht nach und ziehen leicht wieder an, sodass ein wippender Rhythmus entsteht, und zählen dabei „eins zwei …", auf „drei" lassen sie ein wenig mehr nach und ziehen mit Schwung wieder an, während das stehende Kind aus diesem Schwung herauskatapultiert wird und in einen kurzen, raketenartigen Sprint übergeht.

Dieses Spiel haben vier SchülerInnen selbst entwickelt und es wurde von vielen MitschülerInnen begeistert aufgegriffen. Es erfordert ein großes Maß an Vertrauen auf der einen und Verantwortungsgefühl auf der anderen Seite und ermöglicht das Erleben eines gemeinsamen Rhythmus. Gleichzeitig erfordert es den kontrollierten Einsatz von Kraft und Körperspannung, aktiviert die SchülerInnen und belohnt sie mit einem gemeinsamen Ergebnis in Form eines koordinierten Wurfs der Haltenden und eines lustvollen Flugs der sich anlehnenden Schülerin.

In den Bewegungseinheiten mit verschiedenen Klassen hat sich gezeigt, dass nach einigen vorgegebenen, gemeinsamen Übungen die Spielfreude der Kinder aktiviert ist und sie eigene Spielideen entwickeln. Das Medium Tuch lädt zu gemeinsamen Spielen ein und es lohnt sich, den Kindern dafür auch Freiraum zu gewähren und von einer leitenden, in eine begleitende Rolle zu wechseln, die den Rahmen im Sinne der oben aufgezählten Erfordernisse der Zugehörigkeitsphase hält.

Für die verschiedenen Spielformen werden nun unterschiedlich viele Kinder gebraucht und die Zweiergruppen lösen sich auf. An dieser Stelle gilt es zu beobachten, ob Kinder Unterstützung dabei brauchen, um einen Platz in einem neuen Team zu finden und dafür den richtigen Zeitpunkt abzuwarten. Da manche Kinder schneller sind und manche eher langsamer und beobachtend, ist es wichtig, nicht vorschnell einzugreifen, sondern den Kindern auch selbst die Möglichkeit zu geben, den Handlungsimpuls zu spüren und auf andere zuzugehen. Eine Hilfestellung könnte zum Beispiel darin bestehen, gemeinsam zu beobachten, was die Spielgruppen machen, wie sie zurechtkommen und ob irgendwo jemand gebraucht wird oder sich im beobachtenden Kind der Wunsch regt, mitzumachen.

Nach dieser Phase etwas freierer Spielformen eignet sich als gemeinsamer Abschluss eine Übung im Kreis, wie zum Beispiel ein gemeinsames Ausbalancieren des Gewichts aller Kinder, in dem alle sich am Schwungtuch festhalten und leicht nach außen lehnen. Eine andere Möglichkeit, sich bei den anderen für das gemeinsame Spiel zu bedanken, wäre folgender Abschluss: Die Kinder gehen im gemeinsamen Kreis dreimal leicht in die Kniebeuge und drücken sich wieder hoch, wobei sie bei jedem hochkommen ein Wort weiterzählen: Eins – zwei – Danke!

6 Schlussbetrachtung

Schule hat neben der Wissensvermittlung auch einen Erziehungsauftrag. Die Kinder verbringen einen großen Teil ihrer Lebenszeit in der Schule, hier finden viele Begegnungen unter Gleichaltrigen statt. Zugunsten des Unterrichts müssen SchülerInnen oft ihre individuellen Bedürfnisse zurückstellen. Diese Selbstkontrolle ist eine wichtige Lernaufgabe. Dennoch muss der Erziehungsauftrag von Schule darüber hinausgehen und auch den persönlichen Bedürfnissen von Kindern Raum geben. Schulsozialarbeit, die in manchen Gegenden treffender „Jugendsozialarbeit an Schulen“ genannt wird, hat den Auftrag, parteilich die Bedürfnisse von Kindern und Jugendlichen zu vertreten und sich für die Kinderrechte einzusetzen. Diese beinhalten neben dem Recht auf Bildung auch das auf Erholung, Spiel und Kontakt mit Gleichaltrigen. Interventionen mit tanztherapeutischen Methoden sind in diesem Spannungsfeld der verschiedenen Ziele verortet. Bei der Arbeit mit ganzen Klassen macht die Gruppengröße es nötig, Kompromisse einzugehen. Das System Schule erfordert also viel Anpassung und auch an die Schulsozialarbeit wird die Erwartung gerichtet, diese Anpassungsleistung zu ermöglichen. Umso wichtiger ist es, sich von dieser Systemlogik nicht völlig vereinnahmen zu lassen und gleichwertig auch Spielräume für Individualität und Begegnung zu eröffnen. Tanztherapeutische Methoden bieten die Gelegenheit, den ganzen Menschen mit Leib und Seele einzuladen. Dadurch kann es geschehen, dass Kinder Bedürfnisse zeigen, die gerade nicht dem Ziel der Anpassung dienen und im Rahmen des Schulsystems als Störung gedeutet würden. In diesen Situationen besteht die Herausforderung darin, die individuellen Impulse aufzugreifen und als Idee der Klasse zur Verfügung zu stellen und so wieder in die Gemeinschaft zurückzuspielen. Darin liegt die Chance, die Klassengemeinschaft zu bereichern, indem der Spielraum für alle Kinder erweitert wird.

Tanztherapie mit Jugendlichen als Methode der Schulsozialarbeit

Lisa Maria Kühn

1 Einleitung

Schule ist heute weit mehr als nur eine Bildungsinstitution. Durch die Veränderungen in der Gesellschaft kämpfen Kinder und Jugendliche mit den unterschiedlichsten Problemen, die sie auch in die Schule hineintragen. Zudem wird das Schulsystem mit zunehmenden Verhaltensauffälligkeiten und psychischen Erkrankungen von jungen Menschen konfrontiert, die die Lehrer kaum mehr alleine bewältigen können. Daher wächst seit ca. 10 Jahren das gesellschaftliche und politische Interesse an der Ausweitung der Schulsozialarbeit über alle Schularten hinweg, und es werden immer mehr Stellen geschaffen. Die eingesetzten Sozialpädagogen sollen die Schüler bei ihren individuellen Schwierigkeiten niederschwellig unterstützen und sozialer Benachteiligung entgegenwirken, um dadurch die Teilhabe an der Gesellschaft zu ermöglichen, denn „jeder Mensch ist dazu bestimmt, ein Erfolg zu sein, und die Welt ist dazu bestimmt, diesen Erfolg zu ermöglichen" (Anonym).

Gerade an Schulen, wo soziale Probleme verstärkt in den Vordergrund rücken, gilt es als besonders schwierig, den Schülern zu vermitteln, sie seien ein Erfolg, denn sie tragen oft das Wissen um den „Misserfolg", den sie in ihrem bisherigen Leben erfahren haben, in sich, wie z. B. das Verpassen des Übertritts auf eine weiterführende Schule nach der vierten Klasse. Unterstützt wird das durch das oft defizitorientierte Denken und Handeln in Schulen, bei dem die Lehrer teilweise unbewusst ihr Augenmerk häufig auf das legen, was die Schüler noch nicht können. Durch die privaten und schulischen Niederlagen gehen oft die Anstrengungsbereitschaft sowie die Motivation für das Lernen zurück, das Selbstvertrauen und -bewusstsein verringern sich und sogar die Identitätsentwicklung kann gestört werden.

In der Schule wird noch nicht sehr häufig tanztherapeutisch gearbeitet. Deshalb stellt sich die Frage, ob die Tanztherapie mit ihrem ressourcenorientierten, ganzheitlichen Blick auf den Menschen eine gute Möglichkeit sein könnte, Jugendliche bei ihren Problemen zu unterstützen und durch das Herausarbeiten ihrer Stärken und Fähigkeiten aufzuzeigen, dass sie ein „Erfolg" sind.

2 Tanztherapeutische Interventionen in der Schulsozialarbeit

2.1 Einzelberatung

Täglich kommen viele Schüler mit den unterschiedlichsten Themen zur Beratung in die Schulsozialarbeit. Die Autorin hat die Erfahrung gemacht, dass es für Jugendliche oft leichter ist, ihre Probleme in Bewegung und durch Körper- oder Symbolarbeit zu bearbeiten, als nur darüber zu sprechen. Gerade an „Brennpunktschulen" fällt es den Heranwachsenden mit und ohne Migrationshintergrund oft schwer, sich verbal auszudrücken. Entweder fehlt ihnen das passende Vokabular und/oder die Wahrnehmung bzw. der Ausdruck von Gefühlen. Häufig trauen sie sich nicht, offen über ihr Anliegen zu sprechen, weil sie z. B. das erste Mal die Schulsozialarbeit aufgesucht haben und noch keine Beziehung zwischen der Fachkraft und dem Schüler aufgebaut werden konnte. Oft ist den jungen Menschen auch gar nicht bewusst, welche Ausmaße ihre vordergründigen Probleme annehmen.

Tanztherapeutische Interventionen helfen dem Schüler nicht nur, ihn auf kognitiver und emotionaler Ebene anzusprechen, sondern ihn die „Ganzheit seines körperlichen Seins" (Bender, 2014, 13) spüren zu lassen. Dieses ganzheitliche Menschenbild bedeutet, dass der Klient in der Tanztherapie als eine Körper-Geist-Seele-Einheit (holistisches Prinzip) gesehen wird und die Problemlage unter Berücksichtigung von biografischen und persönlichen Themen sowie durch die Reflexion und Integration von Bewegung, Gefühlen und Gedanken betrachtet wird. Den SchülerInnen wird somit die Möglichkeit gegeben, mithilfe von Körper und Bewegung mehr über sich selbst zu erfahren, diese Erlebnisse in Gesprächen zu vertiefen und dadurch ihre Persönlichkeit weiterzuentwickeln (Bender, 2020).

2.2 Kleingruppenarbeit

Themen, wie z. B. der Umgang mit Konflikten oder Selbstwertgefühldefizite, treten bei SchülerInnen gehäuft auf. Tanztherapeutische Interventionen können hier die Möglichkeit geben, Handlungsziele einer Schülerin in der Bewegung mit den Einstellungen und Werten der anderen zu verknüpfen (Lindlar, 2013). Sie machen die Erfahrung, dass das eigene Verhalten die Gruppe beeinflusst, lernen in einem leistungsunabhängigen Raum, mit Grenzen und Frustrationen in der Gemeinschaft umzugehen und so neue Möglichkeiten der Beziehungsgestaltung zu erwerben (Lindlar, 2013). Grundsätzlich gelten hier sowie auch bei tanztherapeutischen Interventionen in der gesamten Klasse die gleichen Grundsätze und Vorgehensweisen wie in der Einzelberatung.

2.3 Interventionen in der gesamten Klasse

In bestimmten Fällen können im Rahmen der Schulsozialarbeit auch Projekte mit einer gesamten Klasse durchgeführt werden, wie im vorherigen Kapitel *Klasse werden* veranschaulicht wurde.

3 Fallbeispiel tanztherapeutischer Einzelfallhilfe

Andreas ist 13 Jahre alt, ein sehr freundlicher und höflicher Junge, der für sein Alter groß und stämmig ist. Er kam regelmäßig einmal pro Woche (60 Minuten) zu einer Tanztherapiestunde im Rahmen der Schulsozialarbeit. Um seine Probleme besser zu verstehen, wird der Junge kurz vorgestellt.

3.1 Kurze Vorstellung des Klienten

Andreas kam nach einem Umzug Anfang der 5. Klasse an die Schule. Er war nach einem Aufenthalt in einer kinder- und jugendpsychiatrischen Klinik in einer therapeutischen Jungengruppe untergebracht, wobei die Mutter die Trennung von ihrem Sohn nicht ertragen konnte und ihn nach drei Monaten aus der Wohnfamilie wieder zu sich holte. Anschließend beschlossen die Eltern, einen gemeinsamen Neuanfang als Familie zu starten und Andreas gegen die Empfehlung der Klinik in die Regelschule vor Ort einzuschulen.

Schon in der Grundschule traten vermehrt Probleme aufgrund seiner mangelnden sozialen Abgrenzungsfähigkeit und seiner Überreaktion in Stress- bzw. Konfliktsituationen auf. Seine Mutter erzählte, dass Andreas ausgegrenzt wurde und deshalb oft mit schlimmen Wutausbrüchen auf die Kinder reagierte. Er sei auf andere Kinder losgegangen, habe laut geschrien und auch geschlagen. Anfang der vierten Klasse wechselte er auf die Montessori-Schule, wo er gänzlich in eine Außenseiterrolle fiel. Er wurde gemobbt, auf dem Pausenhof „verprügelt" usw. Aber auch Andreas zeigte zunehmend ein massiv aggressives Verhalten. Die Schule kündigte nach drei Monaten den Schulvertrag und empfahl der Mutter, mit ihrem Sohn eine kinder- und jugendpsychiatrische Klinik aufzusuchen. Dort wurde er vier Monate stationär untergebracht und behandelt. Die Eltern leiden zudem unter finanziellen Schwierigkeiten. Zusätzlich zu all dem erhielt die Mutter, nachdem Andreas ca. ein halbes Jahr die neue Schule besuchte, die Diagnose Brustkrebs und war seitdem zu Hause oder im Krankenhaus.

3.2 Aufträge

Als Andreas an die Schule kam, war das Lehrerkollegium in großer Sorge. Sie hatten Angst, dass er durch sein aggressives Verhalten den Unterricht und die Schulgemeinschaft massiv stören könnte. Daher wurde von der Rektorin angeregt, Andreas von Anfang an von der Schulsozialarbeiterin betreuen zu lassen. Für sie war es wichtig, dass er in die Klasse integriert wird und lernen sollte, mit seinem Aggressionspotenzial umzugehen.

In dem der Einzelarbeit vorangehenden Elterngespräch lautete der Auftrag der Mutter, es solle dafür gesorgt werden, dass Andreas nicht mehr geärgert werde. Als ihr erklärt wurde, dass in der Einzelstunde nur an Andreas Verhalten gearbeitet werden kann und nicht an dem der anderen, veränderte sich der Auftrag: „Andreas soll lernen, wie er mit seiner Wut und den Konflikten besser umgehen kann“. Im Gespräch mit ihm selbst lautete sein Auftrag: „Ich möchte Freunde finden und lernen, mit Konflikten umzugehen.“

3.3 Themen und Hypothesen

Anhand von Andreas Lebenslauf, seinen ersten Erzählungen und den verschiedenen Aufträgen kristallisierten sich folgende Themenschwerpunkte und Hypothesen für die tanztherapeutische Einzelarbeit mit ihm heraus.

3.3.1 Zugehörigkeit

Andreas Auftrag war „Freunde finden“. Er hatte in seinem Leben kaum Freundschaften erlebt und wurde, seitdem er den Kindergarten besuchte, immer wieder ausgegrenzt, geärgert und gemobbt. Sobald es schwierig wurde, nahm die Mutter ihn aus der sozialen Gemeinschaft. Dadurch hatte er viele Orts- und Einrichtungswechsel erfahren und gelernt, dass die Lösung für seine Probleme darin bestand, eine andere Institution aufzusuchen, anstatt zu überlegen, was er an der Situation und seinem Verhalten verändern könnte, um seinen Platz in der Gruppe zu finden. Bei jeder Veränderung wurde er mit dem Thema Trennung konfrontiert, die immer schnell und meistens ohne Abschied vollzogen wurde. Sein Raum wurde ihm ständig genommen und Grenzen überschritten. Auch sein ständiger Erzähl- und Rededrang zeigte eine große Bedürftigkeit an Aufmerksamkeit. Er wollte gesehen werden und seinen Platz finden (Bender, 2021b).

3.3.2 Autonomie

Seine Mutter übte großen Leistungsdruck auf Andreas aus, sodass neben dem Lernen keine Zeit für Hobbys blieb. Seine Mutter hing sehr an ihrem Sohn und schilderte, dass sie eine besonders enge Bindung zu ihm hätte. Sie behandelte ihn teilweise wie ein kleines Kind, holte ihn in der sechsten Klasse oft noch von der Schule ab, ging mit ihm gemeinsam in die Badewanne usw. Damit ließ sie ihm wenig Freiraum und versuchte ihn ständig zu kontrollieren, wobei sie Andreas Grenzen überschritt und seiner Autonomieentwicklung entgegenwirkte. Der Junge versuchte, ihr jeden Wunsch zu erfüllen und strengte sich für sie in der Schule an, wobei dieses Verhalten noch deutlicher wurde, seit seine Mutter an Krebs erkrankt war. Er idealisierte sie, stellte sie innerlich auf ein Podest und sah zu ihr auf. Dieses Verhalten ist sehr untypisch für einen 13-jährigen Jungen, der normalerweise anfängt, pubertäres Verhalten zu zeigen und sich von den Eltern ablösen möchte, indem er sie konfrontiert und ihr Verhalten infrage stellt. Hier stellte sich die Frage, inwieweit ein Ablösungsprozess von der Mutter, die Entwicklung von Objektkonstanz und eine Individuation in den ersten drei Lebensjahren stattgefunden bzw. inwieweit die Mutter diese zugelassen hatte (Mahler et al., 1980). Sein oft sehr kindliches Verhalten und die Identifikation mit einer Fantasiewelt, aber auch Versuche, Anweisungen der Tanztherapeutin nicht Folge zu leisten, erinnerten an die Autonomiephase eines zweijährigen Kindes. In seiner stark ausgeprägten Fantasiewelt, wo er die Weltherrschaft und das Sagen besaß, über Leben und Tod entschied und viele „Untertanen" hatte, die das taten, was er sagte, zeigte er ebenfalls ein starkes Bedürfnis nach Selbstständigkeit und Macht.

3.3.3 Nähe – Distanz: Grenzen erkennen und setzen

Andreas hatte bisher seine Grenzen nicht kennengelernt und konnte sie deshalb auch nicht frühzeitig wahrnehmen. Sie wurden, wie oben beschrieben, in der Schule durch ständiges Ärgern und Mobben sowie zu Hause durch eine fortwährende Überwachung und Kontrolle immer wieder übergangen. Erst wenn sie maßlos überschritten wurden, reagierte er mit einem Wutausbruch. Gleichzeitig wahrte er die Grenzen der anderen auch nicht. Er ärgerte seine MitschülerInnen, rempelte sie an oder provozierte verbal, wobei dieses Verhalten auch ein missglückter Versuch sein könnte, mit ihnen Kontakt aufzubauen, um dazuzugehören.

3.3.4 Wut

Andreas besaß eine sehr geringe Frustrationstoleranz, die sich durch nicht mehr selbst steuerbare Wutausbrüche äußerte. Teilweise konnte er sich an den genauen Ablauf der Anfälle nicht mehr erinnern, was ein Ausagieren, ein impulsives Handeln ohne Rücksicht auf mögliche Folgen, darstellt. Zuhause versuchte er seine Wut durch Computerspiele abzubauen, was ihm aber nur kurzzeitig gelang. Oft zeigte er auch passive Aggressionen und sprach davon, wie er z. B. seine MitschülerInnen bestrafen würde, ohne die Handlung zu vollziehen. Das Gefühl „Wut", das positiv gesehen Veränderungsenergie hervorruft, war für ihn negativ belastet, da es von seinem Umfeld nicht gern gesehen wurde.

3.3.5 Bewegungsanalyse

Andreas zeigte ein eingeschränktes Bewegungsrepertoire. Seine Mutter berichtete, dass er sich noch nie gern bewegt und schon immer sehr viel Zeit vor dem Fernseher und Computer verbracht habe. In den Therapiestunden zeigte er häufig eine enge Kinesphäre, was die Annahme bestärkte, dass er ein geringes Selbstwertgefühl und Schwierigkeiten in sozialen Kontakten spürte (Bender, 2021a). Seine Gleichgewichtsstörungen ließen seine Bewegungen oft unsicher werden, was besonders beim Aufstehen vom Boden und an seinem schwerfälligen Gang zu sehen war. Hier konnten die Vorantriebe *zögerlich* und *vehement* erkannt werden, die darauf hinweisen, dass Andreas diese Bewegungsabläufe in seinem Körper noch nicht integriert hatte und sich in diesem Bereich noch in einem Lernprozess befand. Andreas konnte seine Zeit schlecht einteilen und seine Kraft nicht so nutzen, dass die eingesetzte Energie zum Ziel führt, sondern in der Anstrengung verpufft. Außerdem fiel durch seine geführten Bewegungen ein *gebundener* Spannungsfluss auf. Auf der sozialen Ebene wurde dies in einem vorsichtigen und unsicheren Umgang mit anderen Menschen deutlich. Gefühle wurden zurückgehalten und ebenfalls kontrolliert, was bei Andreas vor allem in der Klasse zu beobachten war (Bender, 2021a).

Darüber hinaus ließ er sich fallen und kugelte über den Boden, was insgesamt einen hilflosen Eindruck vermittelte, und ein *schnelles Abwärts* mit anschließendem *Verdrehrhythmus* zeigt (Bender, 2021a). Dies könnte darauf hinweisen, dass er sich einer Gefahr von oben entziehen und sich aus ihr herauswinden möchte.

Weiterhin konnten nur wenige Richtungsbewegungen beobachtet werden, um Gefahr abzuwehren oder eine Brücke zu den anderen zu bauen. Nur bei seinen unkontrollierten Wutausbrüchen setzte er viele Richtungsbewegungen und alle kämpferischen Antriebe *(direkt, stark, schnell)*, ein. Dabei wurde eine vollständige innere Beteiligung sichtbar. Er konnte in diesen Situationen kein Stopp setzen. Wenn ihm danach bewusst wurde, was passiert war, wechselte seine körperliche Anspannung sofort in eine *niedrige Intensität* (SFE) und er versuchte, sich durch einen *kanalisierenden* Blick aus der Situation zu flüchten, sich zu isolieren und die unerwünschten Gefühle abzuwehren (Bender, 2021a). Dies ließ darauf schließen, dass er sich für den Vorfall schämte und merkte, dass er seine Emotionen nicht unter Kontrolle hatte. Gleichzeitig kam in ihm die Angst vor den Konsequenzen des Lehrers und der Enttäuschung seiner Mutter über seine aggressive Reaktion auf.

In den Gesprächen ließen sich an seinem kaum aufzuhaltenden Rededrang und auch an dem häufigen Weinen der *Fließrhythmus* und ein fehlender *Stopprhythmus* erkennen (Bender, 2021a). Ersteres zeigte sich aber nicht nur verbal, sondern auch körperlich, z. B. ließ er sich bei Gesprächen in die Couch „hineinfließen“, wobei der Eindruck entstand, dass er hier im Einzelsetting einen Platz gefunden hatte, wo er nach der Schule seine gehaltene Energie loslassen konnte. Sobald es aber um das Thema Familie ging, zeigte Andreas beim Erzählen einen auffälligen *Verdrehrhythmus* (Bender, 2021a), der seinen Wunsch des Sich-Herauswindens und Vermeidens anzeigte. Er nahm z. B. seinen Schuh in die Hand und drehte ihn oder spielte mit seinen Fingern. Auch an der Wortwahl merkte man, dass Andreas ungern über diese Themen sprach oder nicht sprechen durfte.

Die Bewegungsanalyse verstärkte die obengenannten Hypothesen. Anhand der Beobachtungen wurde nochmals deutlich, dass Andreas, um Konflikte bewältigen und Freunde finden zu können, zunächst ein Gefühl für seinen persönlichen Raum entwickeln musste. Dabei war es vor allem wichtig, dass er lernt, seine eigenen Grenzen wahrzunehmen und diese zu setzen. In der Tanztherapie kann das durch das Experimentieren mit den Kinesphären, dem Bewegungsraum, Übungen zur Körperwahrnehmung und durch das Einsetzen des *Stopprhythmus*, den Richtungsbewegungen und die Auseinandersetzung mit dem Thema „Mein Raum“ erreicht werden. Um autonom handeln zu können, sollte darüber hinaus seine Selbstkompetenz unter anderem durch das Herausarbeiten seiner Ressourcen gestärkt werden.

3.4 Verlauf der tanztherapeutischen Einzelarbeit

Am Anfang der Stunde wurde immer mit einem Warm-up gestartet, um nach dem Unterricht in Bewegung zu kommen und den Körper wahrzunehmen. Dabei war es besonders wichtig, dass Andreas nach dem Schulvormittag erst einmal im Raum ankommen und mit den verschiedenen Körperteilen und deren Bewegungsrepertoire experimentieren konnte. Außerdem wurde meistens eine Übung zur Verbesserung des Gleichgewichts miteingefügt. Gemeinsam mit der

Tanztherapeutin rollte er z.B. über den Boden, kam in den Vierfüßlerstand und dann weiter ins Stehen. Dabei sollten seine eventuellen Versäumnisse in der natürlichen motorischen Entwicklung vom Liegen ins Stehen nachgeholt werden.

Im weiteren Verlauf der Therapiestunde stand am Anfang der Beziehungs- und Vertrauensaufbau im Vordergrund. Dies gelang, indem die Tanztherapeutin in seine Fantasiewelt von Star Wars mit eintauchte, um ihn besser kennenzulernen und zu verstehen. Er fühlte sich ernst genommen, weil er in der Tanztherapeutin die einzige Person fand, die sich nicht dagegenstellte. In den ersten sechs Monaten sprach er kaum über etwas anderes und es schien, dass er zwischen Realität und Fantasie fast nicht unterscheiden konnte. Weiterhin nutzte er seine Star-Wars-Welt, um in ihr seine Alltagskonflikte zu bewältigen. Gemeinsam wurde in verschiedene Rollen geschlüpft, verschiedene Fantasiefiguren dargestellt und überlegt, über welche Ressourcen, Gefühle und Kräfte diese Wesen verfügten und mit welchen Mitteln sie ans Ziel kamen. Am Ende der jeweiligen Stunde wurde in einem Abschlussgespräch gemeinsam erarbeitet, wie er seine Bewältigungsstrategien aus der Fantasie in die reale Welt transferieren könnte, um dort einen Weg für die Konfliktlösung zu finden.

Anfangs war es sehr schwierig, mit ihm bei einem Thema zu bleiben, denn durch seinen ständigen Rededrang und den *Verdrehrhythmus* schaffte er es schnell, von unangenehmen Inhalten abzulenken und tauchte entweder wieder in seine Star-Wars-Welt ab oder erzählte irgendwelche belanglosen Dinge aus dem Alltag, die mit dem eigentlichen Thema nichts zu tun hatten. Erst nach Vereinbarung von zehn Minuten Erzählzeit am Ende der Stunde, in der er mitteilen durfte, was er wollte, gelang es besser, sich auf die Ziele des Gesprächs zu konzentrieren.

Der Tanztherapeutin war es wichtig, ihm einen Halt in der Schule zu bieten. Er wusste, dass er immer kommen konnte, dass er so angenommen und akzeptiert wurde, wie er war: Mit guten und schlechten Noten, mit nettem, höflichem, aber auch mit aggressivem Verhalten und mit seinen Fantasievorstellungen. Dies führte dazu, dass sich schnell ein Vertrauensverhältnis entwickelte und er sich ab dem zweiten Schulhalbjahr zunehmend mehr traute, seine Probleme direkt anzusprechen, ohne seine Fantasiewelt zu Hilfe zu nehmen. Andreas wollte nun konkret an seiner Wut arbeiten und sie unter Kontrolle bringen.

Er gab der Wut ein Aussehen, indem er einen Vulkan in seinem Herzen malte, der, wenn er zu voll war, ausbrach. Eine Wut-Skala wurde entwickelt, auf der er jeden Tag die Stärke von 1 bis 10 seines Gefühls einzeichnen konnte. Außerdem tanzte er den Vulkan und die jeweiligen Stufen bis zum Ausbruch. Dabei lernte er, sein Gefühl wahrzunehmen, einzuschätzen und der Explosion frühzeitig entgegenzusteuern.

Über die Auseinandersetzung mit dem Gefühl Wut entstand das Thema Grenzen setzen – Nein sagen. Die Arbeit fokussierte auf den *Stopprhythmus*, Richtungsbewegungen und Körperausdruck u. a. zu den Fragen: „Wann nehme ich ein Nein ernst? Wie muss meine Körperhaltung sein?"

Außerdem beschäftigte sich der Junge mehrere Therapiestunden mit dem Thema: Mein Raum. Er stellte diesen mit vielen Materialien (wie Seile, Stäbe, Kissen, Tücher etc.) dar und setzte sich mit verschiedenen Fragen auseinander, wie z. B. „Wie sieht mein Raum aus? Wie viel Raum brauche ich? Wie viel Raum darf ich einnehmen? Ist mein Raum sicher? Wer darf hinein, wer nicht? Wie bekomme ich jemanden in meinen Raum und wie bekomme ich ihn auch wieder hinaus?". Seinen Raum vor Eindringlingen zu schützen, war Andreas sehr wichtig. Er baute eine dicke Mauer um sich, stellte „Kanonen" auf das Dach und zog einen „Krokodilsgraben" außen herum.

Andreas nahm zusätzlich am Ende der fünften Klasse an einem von der Schulsozialarbeiterin durchgeführten tanztherapeutischen Jungenprojekt „Bewegt soziale Kompetenzen lernen" teil. Dessen Schwerpunkt war einerseits die Auseinandersetzung mit sich selbst, den eigenen Stärken, Schwächen, Ressourcen, Fähigkeiten, Gefühlen und andererseits mit den Klassenkameraden, deren Gefühlen und Grenzen sowie dem Miteinander. Hier hatte Andreas die Möglichkeit, seine Erfahrungen aus der Einzeltherapie auszuprobieren und konnte wiederum die Erlebnisse, die er in dem Gruppenprojekt sammelte, in der Einzelstunde bei Bedarf noch einmal ansprechen.

In der gesamten Zeit gab es immer wieder mal Rückschläge, oft stand Andreas während der Unterrichtszeit, meist nach der Pause weinend vor der Türe der Schulsozialarbeiterin, weil es z. B. in der Pause Auseinandersetzungen mit Mitschülern gab und er nicht wusste, wie er damit umzugehen hatte. Gerade auch am Anfang, als er neu an der Schule war, wurde Andreas öfters von den LehrerInnen zur Schulsozialarbeiterin geschickt, weil sie mit seinem aggressiven Verhalten nicht umgehen konnten. In diesen Situationen war es für Andreas wichtig, die Schulsozialarbeiterin als feste Bezugsperson zu haben, die ihm Halt gab, für ihn da war, sich die Zeit nahm, ihm zuzuhören und sein Verhalten nicht verurteilte. Manchmal war es auch nötig, mit ihm in Bewegung zu gehen, um sein Problem von verschiedenen Seiten zu betrachten und hineinzuspüren.

3.5 Zusammenfassung und Ergebnis

Zum Halbjahr der sechsten Klasse, nach 18 Monaten, hatte Andreas es geschafft, sich in die Klasse zu integrieren und dort seinen Platz zu finden. Andreas Wutanfälle in der Schule reduzierten sich und verschwanden in der sechsten Klasse gänzlich. Die Auseinandersetzung mit seinem Raum, mit dem symbolhaft gearbeitet wurde, ließen ihn seine Grenzen bewusstwerden und er schaffte es immer besser, in Konfliktsituationen diese frühzeitig zu erkennen und zu verdeutlichen, ohne dass es zu einem Wutausbruch kommen musste. Er probierte im Umgang mit seinen Klassenkameraden die neu gewonnenen Strategien aus und hatte seine ersten Erfolge. Von seinem Klassenlehrer kamen immer wieder positive Rückmeldungen. Er hatte das Gefühl, dass es Andreas besser ging, er nicht mehr so schlimm geärgert wurde und auch nicht mehr ausrastete. Auch seine MitschülerInnen, das Lehrerkollegium und die Schulleitung nahmen die Verhaltensveränderungen wahr. Die Mutter war ebenfalls froh, dass Andreas wieder gern in die Schule ging, in die Klasse integriert und nur noch wenig gehänselt wurde. Insgesamt war er viel ruhiger geworden und es kam kaum noch zu größeren Konflikten. Er hatte auch zwei Freunde gefunden, mit denen er sich ab und zu am Nachmittag traf. Zudem war er stabiler geworden und hatte mehr Selbstvertrauen bekommen, was auch daran sichtbar wurde, dass der Junge anfangs fast täglich zu den Einzelstunden kam und nach einem Jahr nur noch einmal pro Woche. Die enge und vertrauensvolle Zusammenarbeit mit LehrerInnen und MitschülerInnen innerhalb der Schule bedingten ebenso die schnellen Erfolge für Andreas. Er merkte, anders als in den Einrichtungen zuvor, dass es für seine Probleme auch andere Lösungen als einen Schulwechsel geben kann. Auch mit Blick in die Zukunft können diese Entwicklungen als sehr positiv betrachtet werden, da ein Nichteingreifen sehr wahrscheinlich zu einem weiteren Schulabbruch geführt hätte und dadurch Andreas Teilhabe an der Gesellschaft entweder nur mithilfe von späteren kostspieligen Maßnahmen oder gar nicht mehr möglich gewesen wäre.

Dieses Fallbeispiel verdeutlicht, wie sinnvoll die Tanztherapie für die Einzelfallhilfe der Schulsozialarbeit ist. SchülerInnen wird der Zugang zur Tanztherapie im Rahmen der Schulsozialarbeit möglich, die sie auch erstmal ohne das Wissen der Eltern und Lehrer besuchen können. Hier wird ihnen Wertschätzung und Vertrauen entgegengebracht und ihnen durch die Körperarbeit eine andere Möglichkeit geboten, sich auszuprobieren und neue Erfahrungen zu sammeln. Gerade die symbolhafte Arbeit mit dem eigenen Raum kann für Jugendliche in der Schulsozialarbeit nützlich sein, die Probleme im Umgang mit Konflikten haben, schüchtern oder zu impulsiv sind. Ihnen wird dadurch ihre eigene Grenze bewusst und sie lernen, mit diesen umzugehen. Gerade beim Thema „Mobbing", das an allen Schulen in verschiedener Ausprägung immer wieder auftritt, kann diese genützt werden, um mit dem „Opfer" und auch dem „Täter" zu arbeiten.

Die Bewegungsanalyse sollte bei der individuellen Einzelfallarbeit immer mit einbezogen werden. Themen werden schnell verdeutlicht und können so in der Körperarbeit mit dem Jugendlichen aufgegriffen und bewusst gemacht werden.

Wichtig ist, dass die Sozialpädagogin durch die Tanztherapie den SchülerInnen Mut macht, neue Verhaltensweisen im Schulalltag auszuprobieren und diese teilweise direkt begleiten und im Nachhinein reflektieren kann.

4 Fallbeispiel tanztherapeutischer Interventionen in der Kleingruppenarbeit

Mädchen, die die Schulsozialarbeit aufsuchen, kommen oft mit Fragen und Problemen zu frauenspezifischen Themen. Aus diesem Grund wurde von der Sozialpädagogin an der Schule ein Projekt zum Thema: „Wer bin ich?, Was will ich?, Wo will ich hin?" für die Mädchen der siebten und achten Klasse angeboten. Es sollte den Teilnehmerinnen einen geschützten Raum bereitstellen, um einerseits zu reden, Fragen zu stellen und sich untereinander auszutauschen und anderseits sich selbst als Mädchen besser kennenzulernen, Gefühle wahrzunehmen und die eigene Persönlichkeit zu stärken.

4.1 Rahmenbedingungen

Aufgrund der Spezifika der besonderen Entwicklungsstufe Pubertät, der Informationen über die teilnehmenden Mädchen und den Fragen, die schon im Vorfeld immer wieder auftauchten, kristallisierten sich folgende Themen für das Projekt heraus:

- Auseinandersetzung mit sich selbst und Festigung der eigenen Persönlichkeit,
- Förderung der Sozialkompetenz,
- Austausch mit anderen Mädchen sowie
- Auseinandersetzung mit verschiedenen Rollenbildern.

4.2 Aufträge der Mädchen

In der ersten Stunde wurden die Mädchen befragt, was ihnen in diesem Projekt wichtig ist und mit welchen Themen sie sich beschäftigen wollen, um zu sehen, ob sich ihre Interessen mit den Hypothesen der Tanztherapeutin deckten.

Als Anregung zur Themenfindung legte die Sozialpädagogin in die Mitte des Sitzkreises ein Tuch mit verschiedenen Gegenständen wie Tampons, ein Kondom, eine Kekspackung, ein Freundschaftsband. Jedes Mädchen durfte sich einen davon als Symbol aussuchen, das zu dem Thema passte, welches sie gerne im Projekt behandeln würde. Anschließend sortierten die Mädchen die Themen in Schwerpunkte und bewerteten sie nach Wichtigkeitsgrad. Die Themensammlung zeigte, dass sich die inhaltlichen Vorstellungen der Jugendlichen mit der der Tanztherapeutin deckten.

4.3 Verlauf des Projektes

Jede Projekteinheit fing mit einem Warm-up an, um nach der kurzen Mittagspause in Bewegung zu kommen, den Körper wahrzunehmen, im Raum sowie in der Gruppe anzukommen und sich auf das Thema der Stunde einzustimmen. Dabei wurde das Aufwärmen so geplant, dass es zu der Phase des Wachstumsmodells (Bender, 2021b), in der sich die Gruppe gerade befand, passte. Diese vier Phasen sind eingeteilt in

1. Zugehörigkeit – Gruppenfindung, Kennenlernen, Gefühl des Dazugehörens etablieren;
2. Verantwortung – Wahrnehmen von Kompetenzen, Verantwortung übernehmen, Kritik, Leistung, Grenzen wahrnehmen und setzen, Hierarchiebildung;
3. Offenheit – sich öffnen, sich zeigen, Freundschaften bilden;
4. Trennung – Loslassen, Abschied.

4.3.1 Thema „Zugehörigkeit und Auftragsfindung"

Jede Gruppe befindet sich als erstes in der Zugehörigkeitsphase, deshalb war es von Bedeutung, das Augenmerk in der ersten Stunde darauf zu legen, sich kennenzulernen, einen Platz in der Gruppe zu finden, gesehen zu werden und das Gefühl zu spüren, „wichtig zu sein" (Bender, 2021b, S. 210). Die Mädchen durften im Warm-up zur Musik den Raum erkunden. Es wurde gegenseitig Kontakt gesucht, indem die Mädchen sich mit einer Geste begrüßten. Verschiedenste Gesten wie Winken, Hände zusammen klatschen, umarmen, auf die Schulter klopfen usw. wurden ausprobiert. Anschließend wurde ein Kreis gebildet, um das Zugehörigkeitsgefühl durch die Übung „Der bewegte Name" zu stärken.

Übung: „Der bewegte Name": Die Gruppe stand im Kreis und die Mädchen sollten sich zu ihrem Namen eine Bewegung ausdenken. Das erste Mädchen machte diese vor und sprach ihren Namen laut dazu. Die Gruppe wiederholte beides dreimal. Das nächste Mädchen kam an die Reihe usw. Die Therapeutin begann den Vorstellungskreis, damit die Teilnehmerinnen wussten, wie die Übung geht. Nach der ersten Runde sprach die Gruppe den Namen mit passender Bewegung nur noch einmal und das Tempo konnte erhöht oder verlangsamt werden. So stand jede verbal und körperlich einmal im Mittelpunkt der Aufmerksamkeit und wurde bewusst von allen gesehen.

Im Anschluss stellte sich jedes Mädchen im Kreis der Reihe nach vor und erzählte kurz, warum sie sich zu dem Projekt angemeldet hatte. Nach der Vorstellungsrunde wurden die Themen und dadurch die Aufträge der Mädchen geklärt. Zum Ende der Stunde durften sich alle noch einmal frei bewegen. Sie tanzten nicht lange alleine, zwei Mädchen fassten sich an der Hand, bis sie irgendwann alle zusammen mit gefassten Händen im Kreis standen. Daran lässt sich wieder erkennen, wie wichtig für sie das Thema Zugehörigkeit war.

Nach der ersten Stunde wurden die Themen bestimmten Stunden zugeordnet und der Blick noch mehr auf die Zugehörigkeitsthematik gerichtet. Die Übung „Der bewegte Name" wurde als Anfangs- und Abschlussritual für alle weiteren Einheiten eingeführt. Im Verlaufe des Projekts wurde die „Namenschoreografie" um ein Hobby und einen Schönheitsbegriff mit der jeweiligen Bewegung erweitert. Beispiel: Lilly (Drehung auf einem Bein), geht schwimmen (Schwimmbewegung in den Armen) und trägt gerne schöne Kleider (von einem Bein aufs andere treten und dabei die Hüfte von links nach rechts bewegen).

Die verbale und körperliche Erweiterung wurde genau wie der Name von der ganzen Gruppe wiederholt und so entwickelte sich über die Stunden hinweg ein Gruppentanz, in dem jede Person mit ihrer Persönlichkeit bewusst einen Platz bekam und gesehen wurde. Diese Namenschoreografie machte den Mädchen sehr viel Spaß und ihr Gemeinschaftsgefühl wurde dadurch enorm gestärkt.

4.3.2 Thema „Gefühle"

In der zweiten und dritten Stunde standen Gefühle im Vordergrund. Um verschiedene Emotionen kennenzulernen, zu benennen, wahrzunehmen und zu erkennen, diente die Übung „Luftballontanz der Gefühle".

Übung: Luftballontanz der Gefühle: Die Therapeutin spielte verschiedene Musikstücke mit unterschiedlichen Stimmungen vor wie fröhlich, traurig, ängstlich, lustig, wütend, zuversichtlich, ohne das Gefühl vorher zu benennen. Die Teilnehmerinnen ließen einen Luftballon zur Musik tanzen und schrieben nach dem Lied kurz das Gefühl auf, das sie dabei empfunden hatten.

Ein Medium tanzen zu lassen, ist oft leichter, als sich selbst frei zu bewegen. Anschließend wurde über die verschiedenen Gefühle, deren Ausdrucksweisen und über die körperlichen Reaktionen gesprochen. Fragen wie „Was für ein Gefühl hast du empfunden?", „Wo hast du es im Körper gespürt?", „Welches Gefühl kennt ihr besonders gut?", „Bei welchem Lied hat dir das Tanzen am meisten Spaß gemacht?", „Bei welchem Stück hast du dich gar nicht wohl gefühlt?“ usw. trugen zur Erarbeitung bei. Auch die Unterteilung in angenehme und unangenehme Gefühle war für die Heranwachsenden sehr interessant und vor allem die Auseinandersetzung mit der Frage: „Für was sind die unangenehmen Gefühle wichtig und wo liegen ihre Ressourcen?“

Da die Mädchen fast täglich mit Stimmungsschwankungen und Gefühlschaos konfrontiert waren, entstand schnell eine intensive Diskussion, wie sie mit ihren Gefühlen im Alltag, zu Hause, in der Schule oder mit Freunden umgehen könnten. In diesem Gespräch ging es auch schon etwas um die Themen Sexualität, Liebe und Freundschaft, in denen Emotionen von Bedeutung sind.

Zu Beginn der dritten Stunde sollten die Erfahrungen aus der Woche zuvor mit dem folgenden Warm-up vertieft werden.

Übung: Gefühletausch mithilfe eines Luftballons: Jede Teilnehmerin bekam einen Luftballon und bewegte sich auf Musik mit ihm. Dabei sollte sie auf sich selbst achten, darauf, wie es ihr heute ging, was sie momentan für ein Gefühl hatte. Am Ende des Liedes schrieb jede ihr Gefühl auf den Luftballon. Anschließend wurden alle Ballons durch die Luft gewirbelt und jede nahm sich einen neuen, um beim nächsten Musikstück mit diesem und dadurch auch mit dem neuen Gefühl zu tanzen und wahrzunehmen, ob sich etwas für sie veränderte.

Hierbei sollte einerseits die Wahrnehmung der eigenen Gefühle und andererseits das Kennenlernen eines anderen, vielleicht nicht so bekannten Empfindens geschult werden. Bei der nächsten Übung ging es darum, Gefühle selbst darzustellen und diese auch bei anderen zu erkennen.

Übung: Gefühle pantomimisch darstellen: Die Therapeutin hatte Karten vorbereitet, auf denen jeweils ein Gefühl stand. Jede Teilnehmerin zog verdeckt eine Karte und stellte die Emotion pantomimisch dar. Die anderen versuchten, das Gefühl zu erraten.

Nach der Durchführung wurde wieder über die unterschiedlichen Emotionen gesprochen, überlegt, in welchen Situationen diese auftauchen und wie dann mit ihnen umgegangen werden kann.

In dieser Stunde wurden schon einige Merkmale der Verantwortungsphase (Bender, 2021b) sichtbar, denn der Umgang in den Übungen und den Diskussionen wurde etwas rauer. Dadurch, dass sich die Mädchen schon vor Beginn des Projekts alle gekannt hatten und teilweise gemeinsam in die Klasse gingen, war das nicht verwunderlich. Auch wollten sie fürs nächste Mal ihre eigene Musik mitbringen, was zeigte, dass sie sich mit der Therapeutin auseinandersetzen und Verantwortung übernehmen wollten. Im Warm-up der vierten Stunde wurde jetzt eine Übung zur Verantwortungsphase eingebaut, wie z. B. eine Igelballmassage, bei der die Mädchen ihre Körpergrenzen wahrnehmen konnten.

4.3.3 Thema „Aussehen, Schönheitsideale und Mode“

In der vierten und fünften Stunde ging es um die Inhalte Aussehen, Schönheitsideale und Mode, wobei auch die Themen Essen, Abnehmen, Zunehmen und Sport berücksichtigt werden sollten. Um das Augenmerk auf das Äußerliche zu legen, durchliefen die Mädchen folgende Übung.

Übung: Klamottentausch: Zwei Mädchen gingen aus dem Zimmer, tauschten dort ein Kleidungsstück und kamen wieder hinein. Dann mussten die anderen erraten, welches Kleidungsstück sie getauscht hatten.

Die Heranwachsenden zeigten sehr viel Freude daran und stellten fest, dass manche Kleidungsstücke an der einen gut aussahen und anderen gar nicht standen. Damit wurde ihnen bewusst, wie individuell Mode wirken kann. Außerdem regten sie sich gegenseitig dazu an, Neues auszuprobieren.

Fotos von den unterschiedlichsten Schönheitsidealen, von der Steinzeit bis heute, standen anschließend im Fokus. Diese wurden betrachtet, und die Mädchen setzten sich mit ihnen auseinander und diskutierten, was für sie selbst „schön sein“ bedeutet. Fragen, wie „Was ist modisch?“, „Wer beurteilt das?“, „Wer hat das Recht, über andere (Mollige, Dünne) zu urteilen?“, „Welche Rolle spielt die Werbung?“, „Von wem lassen wir uns beeinflussen?“, tauchten auf. Da die Hälfte der Gruppe an Übergewicht litt, war spürbar, wie wichtig dieses Thema für die Mädchen war. Eine Jugendliche öffnete sich und fing an zu weinen, weil sie so unzufrieden mit ihrer Figur war. Das konnte als ein erstes Anzeichen der Offenheitsphase gewertet werden (Bender, 2021b).

In dieser Gesprächsrunde ergaben sich viele Meinungen, die dann anhand des Erstellens einer Bildercollage festgehalten werden konnten. Die Schülerinnen setzten sich dabei intensiv mit ihrem eigenen Schönheitsideal auseinander und konnten in Partnerinnenarbeit weiterhin darüber diskutieren.

Übung: Bildercollage erstellen: Die Mädchen sollten Zeitschriften, Fotos und Bilder mitbringen. Daraus gestalteten sie zu zweit bzw. zu dritt eine Bildercollage zum Thema: „Was finde ich schön?“. Später stellten sie ihre Plakate den anderen vor.

Da die Mädchen in der vierten Stunde ihre Collagen nicht ganz fertigstellen konnten, nutzten sie dafür auch noch die fünfte Stunde. Mit dem „Tanz auf dem Broadway“ stimmten sie sich wieder auf das Thema ein.

Übung: Tanz auf dem Broadway: Die Mädchen bildeten eine Gasse, durch die jede Einzelne durchtanzte und sich an deren Ende wieder einreihte. Die Tanzende bekam von den anderen stürmischen Beifall.

Bei dieser Übung ging es darum, sich selbst darzustellen, so wie man ist, dazu zu stehen und von den anderen auch so akzeptiert und gesehen zu werden.

4.3.4 Thema: „Liebe und Sexualität"

Nachdem sich die Mädchen immer mehr öffneten und vertrauensvollere Dinge erzählten, wurde die sechste Stunde dem Thema „Liebe und Sexualität" gewidmet, was der Offenheitsphase entsprach (Bender, 2021b).

Übung: Liebe ist ...: Die Therapeutin brachte verschiedene Postkarten mit Bildern und Sprüchen zum Thema „Liebe" mit und verteilte sie auf dem Boden im Raum. Die Teilnehmerinnen durften zu Musik durch den Raum tanzen und die verschiedenen Karten betrachten. Anschließend suchte sich jede eine Karte aus, die ihrem Verständnis von Liebe am nächsten kam und erzählte, warum sie sich gerade diese Karte ausgesucht hatte.

In dieser ersten Übung setzten sich die Mädchen mit folgenden Fragen zum Thema „Liebe" auseinander: „Was bedeutet für mich Liebe?", „Wie sieht diese für mich aus?", „Wen liebe ich – Eltern, Familie, Freund, Freundin?" Die jungen Menschen fingen dabei an, über ihre Erfahrungen zu berichten und über verschiedene Arten von Liebe zu sprechen.

Nach diesem eher allgemeinen Einstieg sollten sich die Mädchen, so wie im Folgenden beschrieben, zu zweit über ihre Vorstellungen von einem Partner bzw. Partnerin austauschen.

Übung: Mein Traumtyp: Die Teilnehmerinnen bekamen einen Zettel, auf dem die Umrisse eines Menschen abgebildet waren. Sie gingen zu zweit zusammen und überlegten und diskutierten gemeinsam, welche Eigenschaften, Werte und Äußerlichkeiten ein Freund bzw. eine Freundin mitbringen sollte. Danach hielt jede für sich die Aspekte, die ihr wichtig waren, auf dem Zettel fest und stellte sie später in der Gesprächsrunde vor.

Auch wenn diese Übung keine tanztherapeutische Bewegungseinheit ist, so ist sie aber trotzdem sinnvoll, um den Mädchen Raum zu geben, über ihre Vorstellungen zu sprechen und diese mit den anderen zu vergleichen. „Haben alle die gleichen Ansichten oder gibt es Unterschiede?", „Entsprechen die Bilder den gesellschaftlichen Normen?", „Sind meine Ansprüche realistisch?". Besonders wichtig war es hier, sich nicht auf das männliche Geschlecht zu beschränken, denn der Traumtyp kann auch für Mädchen männlich oder weiblich sein.

4.3.5 Thema: „Ich und meine Stärken“

Um die Selbstkompetenz der Mädchen noch einmal bewusst zu stärken und ihre Ressourcen hervorzuheben, stand in der siebten Einheit das Thema „Ich und meine Stärken“ im Vordergrund. Zur Einstimmung in das Thema wurde folgende Übung ausgewählt:

Übung: Wer außer mir …: Die Teilnehmerinnen saßen in einem Stuhlkreis. Es war ein Stuhl zu wenig, deshalb musste eine in der Mitte stehen. Diese sagt einen Satz mit dem Anfang „Wer außer mir …“ (z. B. fährt gerne Rad, hört gerne Musik, kann Gitarre spielen usw.). Alle Teilnehmerinnen, auf die die Aussage zutrafen, mussten aufstehen und den Stuhl wechseln. Dabei mussten mindestens zwei Stühle zwischen altem und neuem Platz sein. Diejenige, die in der Mitte stand, musste versuchen, einen freien Stuhl zu erwischen.

Die Mädchen sollten überlegen, was sie selbst gut können oder gerne machen und mussten dazu im wahrsten Sinne des Wortes stehen, auch wenn eventuell nur wenige oder auch keine andere Teilnehmerin aufstand. Im anschließenden Gespräch äußerten sich die Heranwachsenden dazu, wie es war, Gemeinsamkeiten zu teilen oder ihre Besonderheit auszuhalten. Letztere arbeiteten sie dann mithilfe des „Stärkenplakats“ bewusst heraus.

Übung: Stärkenplakat: Jedes Mädchen erhielt so viele kleine Blätter, wie Teilnehmerinnen in der Gruppe sind. Jede schrieb für jedes andere Mädchen auf jeweils eines der Papiere mindestens einen Satz auf, was sie an der anderen Person mag, schätzt, was diese gut kann usw. Diese konnten sich die Mädchen, während sie sich zu Musik durch den Raum bewegten, gegenseitig geben. Dabei durften sie sich selbst eine Form des Überreichens ausdenken. Danach bekam jede ein großes Papier, auf das sie ihre Zettel klebte. Das Stärkenplakat konnten alle mit nach Hause nehmen.

Diese Aufgabe ist besonders wichtig, da bei ihr die Wahrnehmung auf die positiven Eigenschaften der Mädchen gelenkt und dadurch das Selbstvertrauen und -bewusstsein gestärkt wird. Dieses Vorgehen erscheint gerade im Kontext Schule als besonders wertvoll, weil den Schülerinnen täglich ihre Defizite aufgezeigt werden, aber nur selten ihre Ressourcen. Um die Stärken im Körper zu integrieren, wäre es anschließend sinnvoll, eine tanztherapeutische Übung anzubieten, bei der mit den jeweiligen Stärken experimentiert werden kann. Hierfür würde sich z. B. eine Fantasiereise zu den inneren Stärken anbieten, die anschließend in einer Körperhaltung dargestellt werden kann und die Stärke somit für sich selbst und die anderen sichtbar wird. Auch eine Körperwahrnehmungsübung wäre eine Möglichkeit, in der die Mädchen in sich hinein spüren dürfen, wo ihre Stärke im Körper sitzt und wie sie sich äußert. Anschließend könnte man die „Stärke“ tanzen oder sie auf ein Blatt malen lassen, um sie für sich selbst besser wahrzunehmen und zu verdeutlichen.

4.3.6 Thema: Abschied

Die letzte Phase des Wachstumsmodells ist die Trennung (Bender, 2021b). Es ist von großer Bedeutung, einen schönen Abschied für die Gruppe zu gestalten, denn es kann keine Trennung ohne einen solchen stattfinden (Bender, 2021b). In den letzten zwei Stunden wurde auch immer wieder auf diesen Abschied hingewiesen, um den Mädchen die Chance zu geben, bestimmte Probleme oder Themen noch miteinbringen oder klären zu können. Sie hatten auch den Wunsch geäußert, das Projekt zu verlängern oder dauerhaft an der Schule einzurichten. Damit wollten sie den Abschied umgehen, was typisch für die Trennungsphase ist (Bender, 2021b).

Die Stunde startete wie immer mit dem Ritual der Namenschoreografie, wobei die Mädchen noch einmal bewusst daran erinnert wurden, wie der Tanz entstanden war. Danach erfolgte mit den jungen Menschen eine „Zeitreise“, um ein Resümee aus der gemeinsamen Zeit zu ziehen.

Übung: Zeitreise: Jedes Mädchen suchte sich einen Platz im Raum, setzte oder legte sich dort bequem hin und schloss die Augen, wenn sie es mochte. Die Therapeutin ging in die Vergangenheit zurück und erzählte das tanztherapeutische Projekt im Rückblick. Sie ging dabei auf die Entstehung, die Anmeldung, die verschiedenen Themen und Inhalte des Projekts, aber auch auf geteilte Erlebnisse und Entwicklungsschritte der Personen ein. Zum Ende ließ die Therapeutin die Mädchen wieder langsam im Raum ankommen.

Im Anschluss an diese Übung bekam jede Teilnehmerin noch einmal die Gelegenheit, etwas zu dem Projekt zu sagen, was ihr z. B. gefallen hat oder auch nicht, was sie gelernt hat, was ihr gefehlt hat usw.

Die Schülerinnen hatten sich für die letzte Stunde, die kurz vor Weihnachten stattfand, eine ruhige Stunde mit Plätzchen gewünscht. Nachdem die Reflexion über das Gruppenprojekt beendet war, gab es auf Wunsch der Mädchen ein Zusammensein mit den mitgebrachten Plätzchen und Kinderpunsch. Zum Abschluss der Stunde und des Gruppenprojektes, bevor die Mädchen auseinandergingen, wurde noch einmal ganz bewusst zum letzten Mal die Namenschoreografie wiederholt.

4.4 Zusammenfassung und Ergebnis

Zusammenfassend lässt sich sagen, dass das achtwöchige Mädchenprojekt erfolgreich verlaufen ist. Dadurch, dass sich alle bereits vorher kannten, entwickelte sich schnell eine vertrauensvolle Beziehung zur Tanztherapeutin und auch untereinander. Die Heranwachsenden nutzten den geschützten Raum, um sich auszutauschen und neue Verhaltensweisen auszuprobieren. Außerdem motivierten sie sich, gegenseitig neue Dinge kennenzulernen und zu erleben. Sie setzten sich mit sich selbst als Mädchen, ihrem Rollenbild und verschiedenen Thematiken, die sie in ihrer momentanen Entwicklungsstufe der Pubertät beschäftigen, genauer auseinander. Ihre Persönlichkeitsentwicklung und Selbstkompetenz wurde durch Körperarbeit, Bewegungserfahrungen und ganzheitliche Erlebnisse gestärkt. Darüber hinaus wurden in jeder Stunde auch ihre Sozialkompetenzen und der Umgang miteinander gefördert. Auch das Feedback von Seiten der Eltern und LehrerInnen bestätigte diesen Eindruck.

Mit Blick auf das Wachstumsmodell kann gesagt werden, dass von der Gruppe alle Phasen durchlaufen wurden, obwohl die Zugehörigkeit in jeder Stunde wieder eine Rolle spielte, da ja einige Mädchen diese Thematik mit in das Projekt brachten, d. h. sie generell ein Problem hatten, sich zugehörig zu fühlen.

Im Schulsetting unterstützen solche Projekte neben der präventiven Arbeit auch die Einzelfallarbeit. Die Mädchen haben Vertrauen zur Schulsozialarbeiterin gefasst, kommen nun öfter zur Beratung und sprechen ihre Probleme offen an.

Insgesamt wurde allerdings festgestellt, dass acht Einheiten zu wenig für ein Gruppenprojekt mit tanztherapeutischen Interventionen darstellt. Viele Themen konnten in ein bis zwei Stunden oft nur angerissen und nicht ausführlich behandelt werden. Da das Projekt im Rahmen der Schulsozialarbeit stattfand, waren einige Stunden stärker pädagogisch durchstrukturiert und geleitet, als man es in einer reinen Therapie tun würde. Aber trotzdem halfen die tanztherapeutischen Interventionen, den Blick auf die Ressourcen der jungen Menschen zu richten und sich bestimmten Aspekten ganzheitlicher und intensiver als im Schulalltag zu widmen. Besonders wertvoll war es für die Mädchen zu erfahren, dass sie nicht ständig Bewertungen und Leistungsdruck ausgesetzt waren, sondern sich frei entfalten konnten. Sinnvoll wäre sicher, solche Projekte über einen längeren Zeitraum, evtl. über das Schulhalbjahr oder bei Interesse der Mädchen sogar über das ganze Schuljahr, anzubieten.

Genauso wie für die Mädchen sind auch Projekte für Jungen sinnvoll, welche in manchen Bereichen, wie z. B. „Was bedeutet Männlichkeit?“, „Wie kann ich meine Konflikte ohne Gewalt lösen?“ oder „Wie wichtig ist es, cool zu sein?“ bzw. „Was bedeutet cool sein?“, sich von den Themenschwerpunkten der Mädchenprojekte unterscheiden können. Hier wären z. B. wie oben in dem Einzelfall beschrieben, Übungen mit dem eigenen Raum und zur Grenzsetzung etc. sinnvoll. Themen wie „Ich und meine Stärken", „Liebe und Sexualität", „Aussehen, Schönheitsideale und Mode" können sicherlich genauso durchgeführt werden wie bei dem Mädchenprojekt.

5 Möglichkeiten und Grenzen der tanztherapeutischen Arbeit in der Jugendsozialarbeit an Schulen

Anhand der Erfahrungen der Autorin, aber auch durch die Rückmeldungen von Schülern, Eltern und Lehrern, lässt sich erkennen, dass tanztherapeutische Interventionen eine große Bereicherung für die Schulsozialarbeit darstellen. Sowohl bei der Konzeptentwicklung als auch bei der konkreten Umsetzung in der Einzelfallhilfe und in der Projektarbeit, sind Erfolge sichtbar geworden.

Die zwei Fallbeispiele zeigen, wie wichtig für Jugendliche, vor allem im System Schule, ganzheitliche Erfahrungen sind, die ohne Bewertungen und Leistungsdruck durch die Integration von Bewegung, Gefühlen und Gedanken entstehen. Statt nur mit der in der Schule meist vorherrschenden Defizitorientierung konfrontiert zu sein, ist ein ressourcenorientierter Blick für die Heranwachsenden eine große Chance. Der Schüler wird unter anderem in seiner Persönlichkeit gestärkt, nimmt sich und seinen Körper wahr und lernt, mit anderen umzugehen. Zudem kann durch die Körper- und Bewegungsarbeit meist ein schneller Zugang zu den jungen Menschen gefunden und anschließend auch eine tragende Beziehung aufgebaut werden. Das wird als eine der Grundvoraussetzungen für eine vertrauensvolle Arbeit gesehen. Dazu kommt, dass die Autorin als Schulsozialarbeiterin und Tanztherapeutin, im Gegensatz zu den Lehrern, ausreichend Zeit hat, die Heranwachsenden in einer wertschätzenden, empathischen und akzeptierenden Atmosphäre zu begleiten und sie bei ihrer Entwicklung zu unterstützen.

Darüber hinaus kann die therapeutische Arbeit in der Schulsozialarbeit eine Unterstützungsmöglichkeit besonders für Familien darstellen, die aus sozial benachteiligten Milieus stammen. Aufgrund von Zeit- und Geldmangel oder keiner bzw. schlechter Erfahrungen, z. B. mit Psychologen, suchen sie meist keine therapeutische Hilfe auf und gefährden dadurch die berufliche wie auch die private Zukunft ihres Kindes. In der Schulsozialarbeit können diese Jugendlichen mit therapeutischen Prozessen in Kontakt kommen, ohne bewusst einen Schritt in eine therapeutische Einrichtung wagen zu müssen.

Zu einem weiteren Gewinn zählt die Vernetzung der Schulsozialarbeiterin bzw. Therapeutin mit Lehrern und Eltern, denn durch eine enge Zusammenarbeit können Probleme von verschiedenen Seiten schnell und erfolgreich angegangen und eine Verbesserung für den Schüler erzielt werden. Darüber hinaus kann diese auch eine Erleichterung für die oft hilflos bzw. überforderten Eltern oder Lehrer mit den „schwierigen SchülerInnen“ darstellen.

Trotz der vielen Vorteile der Tanztherapie in der Schulsozialarbeit gibt es auch ein paar Punkte, die kritisch betrachtet werden müssen. Die therapeutischen Interventionen finden in der Bildungsinstitution selbst statt, die keinen wertneutralen Ort darstellt, sondern im Gegenteil gewisse Ansprüche und Erwartungen an die SchülerInnen heranträgt. Hier wäre es wichtig, das bei den Schülern anzusprechen und evtl. durch die Raumgestaltung etwas entgegenzuwirken. Außerdem passiert es öfter, dass SchülerInnen von LehrerInnen aufgrund einer Verhaltensauffälligkeit verpflichtend zur Sozialpädagogin geschickt werden, was ein weiterer Nachteil ist, denn Freiwilligkeit ist eines der wichtigsten Kriterien, um Verhaltensveränderungen in der Beratung und Therapie zu erreichen. Daran werden wieder einmal die unterschiedlichen Denkweisen zwischen PädagogInnen (LehrerInnen) und TherapeutInnen (SozialarbeiterInnen) sichtbar. Diesem kann aber die Sozialpädagogin entgegensteuern, indem sie einen vom Lehrer geschickten Jugendlichen fragt, ob er überhaupt kommen oder über das Ereignis sprechen möchte, weshalb ihn der Lehrer geschickt hat. Dadurch bekommt der Schüler die Wahl (die Freiwilligkeit), ob er sich öffnen oder ob er direkt wieder gehen möchte.

Trotz dieser Einschränkungen sieht die Autorin aufgrund der oben genannten Vorteile die tanztherapeutische Arbeit innerhalb der Schulsozialarbeit als eine wertvolle und unterstützende Methode, um Jugendlichen die Teilhabe an der Gesellschaft zu ermöglichen. Der größtmögliche Erfolg ist dann gewährleistet, wenn die Fachkraft die unterschiedlichen Methoden, Denkweisen und Zielsetzungen des Systems Schule und die der tanztherapeutischen Ansätze kennt und diese in der Arbeit mit dem Schüler berücksichtigt. Darüber hinaus wären eine fortwährende Auseinandersetzung und Klärung mit den LehrerInnen über bestimmte Themen, Ziele und Vorgehensweisen von Nöten, um längerfristig ein gegenseitiges Verständnis für die jeweilige Arbeit zu schaffen und dadurch gemeinsam Möglichkeiten zu finden, um den Schüler auf seinem Lebensweg erfolgreich zu begleiten und ihm aufzuzeigen, dass er ein „Erfolg“ ist.

Tanztherapie für einen lernbehinderten jungen Mann – Eine Fallstudie

Marion Christoph

1 Einleitung

In dieser Fallstudie wird aufgezeigt, wie ein junger Mann mit der Diagnose Lernbehinderung die symbolische Arbeit der Tanztherapie für seine Lebensziele nutzen kann. Kanter definiert eine Lernbehinderung, wenn ein „langandauerndes, schwerwiegendes und umfängliches Schulleistungsversagen“ besteht (Lernbehinderung, 2022). Zu beachten ist, dass sich eine Lernbehinderung nicht auf das schulische Lernen beschränkt, sondern auch auf das lebenslange Lernen, d. h. auf jede Form des Lernens im Alltag und auf die Bewältigung des täglichen Lebens in jeder Altersstufe. Merkmale einer Lernbehinderung zeigen sich bereits in der Kindheit und enden nicht mit der Schulzeit (Bundesverband zur Förderung von Menschen mit Lernbehinderungen, 2022).

2 Anamnese und Auftrag des Klienten

Der Klient war zum Zeitpunkt der Tanztherapie im ersten Lehrjahr als Maler. Er war 19 Jahre alt und kam mit der Diagnose Lernbehinderung. Seine Lernbehinderung wurde in der ersten Klasse festgestellt. Im Kindergarten hatte man damals anscheinend davon nichts bemerkt. Er wurde daraufhin sofort von der Grundschule in die Förderschule versetzt und bekam für 2 Jahre eine Ergotherapie. Weiter wurde diesbezüglich nichts unternommen. Als der Klient zur Tanztherapie kam, lebte er mit seinem zwei Jahre älteren Bruder bei seinen Eltern. Mit seiner Mutter und seinem Vater kam er gut aus. Laut seiner Mutter litt er schon seit seiner Geburt an Allergien und bekam deswegen spezielle Nahrungsmittel. Seine Umwelt durfte er deswegen nicht auf die natürliche Weise kennenlernen, da er u. a. nichts mit dem Mund erforschen durfte (orale Phase). Als der Klient ein Jahr alt war, verschwanden die Allergien von alleine.

In der ersten Stunde arbeiteten die Therapeutin und der Klient den ersten Auftrag heraus: Der Klient möchte auf Menschen zugehen können und sein Selbstbewusstsein stärken. Während des Gesprächs war auffallend, dass seine

Hände immer wieder im Pressrhythmus waren. Hierfür hatte er auch manchmal das Kissen benutzt.

3 Erste Therapiesequenz

Insgesamt gab es zwei Therapiesequenzen mit dem Klienten. In der ersten Therapiesequenz wurden 15 Tanztherapiestunden zu je 60 Minuten einmal wöchentlich abgehalten.

3.1 Erste Sitzung

Aufwärmen: Als die Therapeutin nach dem anfänglichen ausführlichen Gespräch aufgestanden war, um die Musik zu starten, sagte der Klient noch ganz nebenbei, dass er sich nicht traue, ein Mädchen anzusprechen. Hieraus schloss die Therapeutin, dass dieser Wunsch eines 19-jährigen jungen Mannes derzeit der eigentliche Auftrag war: „Lernen, auf Menschen zuzugehen".

Intervention 1 – Raumerkundung: Intention: Im Raum ankommen und erden. Im Raum gehen und die Konzentration auf die Füße richten.

Die Therapeutin bewegte sich mit, begleitete mit ein paar Fragen und wies immer wieder auf die Atmung hin. Wie setze ich den Fuß auf den Boden? Berührt zuerst die Ferse den Boden, der Ballen oder der ganze Fuß? Vielleicht berührt auch die Außenseite zuerst den Boden? Oder die Innenseite? Wie fühlt es sich an, die Füße bewusst abzurollen? Von der Ferse bis zum Ballen? Und wie ist es, wenn wir rückwärtsgehen, auf der Fußspitze oder auf der Ferse? Wie ist es, wenn wir ganz leicht auftreten? Fast schon schwebend? Gibt es einen Unterschied, wenn wir stampfen und mit Kraft auftreten? Gibt es einen Unterschied, wenn wir schnell gehen oder langsam?

Musik: „Two in the bush" von Outback.

Danach sollte der Klient an einem Platz im Raum ankommen und stehen bleiben, den Körper spüren und atmen. Wie ist es, wenn ich einfach nur dastehe? Wie fühlen sich jetzt die Füße an? Wie ist der Kontakt mit dem Boden? Wie ist meine Atmung?

Intervention 2 – Körperreise: Intention: Den Körper bewusst fühlen und im Körper ankommen.

Gemeinsam wurden alle Gelenke durchbewegt vom Kopf und Nacken über Schultern, Ellenbogen, Arme, Hände, Brustbein, Becken, Knie bis zu den Fußgelenken und zum Schluss die Aufmerksamkeit auf die Füße gelenkt. Dort wurde das Gewicht von den Ballen zu den Fersen verlagert und von den Außenseiten zu den Innenseiten.

Musik: „Animal Life“ von Outback.

Reflexion: Die Stunde gefiel dem Klienten sehr gut. Er äußerte, dass er gerne weitermachen möchte und freue sich auf die nächste Stunde (hier hatte er ein richtiges Strahlen in den Augen). Die Fragen am Anfang waren für ihn verständlich und in Ordnung. Der Bewegungsteil erinnerte ihn an die Ergotherapie und machte ihm Spaß. Jedoch tat er sich beim „Gehen im Raum“ sehr schwer, als er die Innenkanten der Füße belasten sollte. Auch das Kreisen der Fußgelenke war nicht leicht für ihn. Die Überzeugung, nicht normal zu sein, hatte sich bei ihm sehr gefestigt.

Es wurde deutlich, dass der Klient sehr nach außen orientiert war. Er war sehr aufmerksam, was seine Umwelt betraf und sehr darauf bedacht, dass es seinem Gegenüber gut ging. Möglicherweise war hier ein Zusammenhang mit den vielen erlebten Kränkungen, die er wegen der Lernbehinderung erfahren musste. In der kurzen Bewegungsrunde teilte er stolz seine Freude mit, dass er die meisten Übungen mitmachen konnte. Er suchte offensichtlich über Leistung nach Liebe und Anerkennung.

3.2 Weiterer Verlauf

Selbstbestimmung: In der zweiten Stunde bot die Therapeutin für das Aufwärmen eine Übung an, bei der jeder seinen eigenen Körper abklopfen sollte. Sie begleitete die Übung verbal, indem sie die jeweiligen Körperteile benannte. Beide fingen an den Füßen an, klopften weiter die Beine hoch, das Gesäß, das Becken und den Oberkörper ab. Weiter ging es an den Armen entlang zum Nacken und zum Kopf. Diese Übung fand der Klient sehr gut, weil er seinen Körper dadurch gut spüren konnte, und so durfte sie zukünftig beim Aufwärmen nie fehlen.

Position vertreten: Für eine der nächsten Stunden sollte zur Stärkung des Selbstbewusstseins mit Stäben exploriert werden. Die Intention der Therapeutin war, dem Klienten die Erfahrung zu ermöglichen, als junger Erwachsener der Therapeutin bzw. anderen Erwachsenen auf Augenhöhe begegnen zu dürfen, sich im Leben nicht klein machen zu müssen und sein Recht auf Meinungsäußerung und seinen Platz in dieser Welt wahrzunehmen. Zuerst sollte der Klient mit einem Stab experimentieren und herausfinden, was er damit alles machen kann und spüren, wie es ihm mit diesem Medium geht. Er stand lange an seinem Platz und schaute den Stab an. Er sagte, dass ihm nichts einfalle. Er wüsste nicht, was er mit dem Stab machen solle. Erst als sich die Therapeutin beteiligte, kamen von ihm eigene Ideen. Er zeigte eine Unsicherheit, Dinge spielerisch ausprobieren zu dürfen und Angst, etwas falsch zu machen. Durch die bereits früh eingetretenen Einschränkungen im Explorationsverhalten aufgrund der Nahrungsmittelallergie in der oralen Phase konnte sich der natürlich entwickelnde Spiel- und Erforschungstrieb auch in späteren Phasen nicht angstfrei aufbauen.

Nach dem gemeinsamen Ausprobieren stellten sich beide gegenüber und griffen mit beiden Händen einen Stab. Die Aufgabe war, kraftvoll gegen den Stab zu drücken und dabei die eigene Kraft sowie den Widerstand und die Gegenkraft des Partners wahrzunehmen. Die Stabilität und Klarheit des Mediums „Stab" erhielt eine sichere Distanz zwischen ihm und der Therapeutin aufrecht, die ihn unterstützen konnte, die nötige Kraft aufzuwenden. Dem Klienten fiel es sehr schwer, die Kraft aufzubringen und konnte die Therapeutin nicht von ihrem Platz wegdrücken. Das darauffolgende Ziehen und Gegenhalten gelang ihm etwas besser, als er den Griff am Stab veränderte. Er meinte, dass er diese Art von Bewegung aus dem Hanteltraining gut kenne. So konnte er die Therapeutin von ihrem Platz etwas wegziehen. Ihm war nicht aufgefallen, dass sie bei dieser Übung ständig im Augenkontakt waren.

Grenzen setzen: Intention: Üben Grenzen zu setzen

In einer der nächsten Stunden entschied sich die Therapeutin für eine „Stopp-Übung". Der Klient sollte sich zur Musik im Raum bewegen und die Therapeutin gab in unterschiedlichen Abständen ein Stoppkommando. Bei jedem Stopp musste der Klient sofort stehen bleiben und in der Bewegung „einfrieren". Nach einer Weile sollte er sich dann selbst die Stoppkommandos geben. Der Klient konnte auf die Stoppkommandos der Therapeutin sehr gut stehen bleiben und konnte sie sich auch selbst gut geben. Dabei machte er die Erfahrung, wie es sich anfühlt, klare Grenzen gesetzt zu bekommen bzw. sie sich selbst zu setzen und dabei bewusst zu spüren, wenn über ihn entschieden wurde oder er selbst die Entscheidung traf. Er empfand diese Übung als sehr leicht und meinte in der Reflexion, dass er selbst auch Grenzen setzen kann, wenn er was nicht möchte.

3.3 Fazit für die erste Therapiesequenz

Die gesamten 15 Therapiestunden war der Klient sehr brav, höflich, ruhig und offen für Neues. Die Therapeutin hat den Klienten als lernbegierigen und orientierungssuchenden jungen Mann erlebt, der viel Geduld, Aufmerksamkeit und Ideen brauchte, um eine Aufgabe zu bewältigen. Zur Überraschung der Therapeutin hatte er eine gute Körperwahrnehmung und konnte seine körperlichen Reaktionen gut beschreiben. Der Klient konnte auch motorisch schwierigere Übungen nach einer gewissen Zeit gut bewältigen und hatte eine gute Koordinationsfähigkeit. Jedoch fiel auf, dass er immer wieder ermuntert werden musste und ihm ggf. ein Vorschlag oder eine Idee unterbreitet werden musste, da ihm das Explorieren sehr schwerfiel. Wichtig war auch, dass er mit den verschiedenen Interventionen Durchhaltevermögen trainierte, da es auffallend war, wie schnell er aufgeben wollte. Durch das von der Therapeutin initiierte Dranbleiben konnte er positive Erfahrungen sammeln und lernen, wie ein Entwicklungsprozess neue Dinge und Ideen hervorbringt. Weiter fiel seine Konzentration auf alles Negative in seinem Leben auf. Hier war wichtig, dass er die bereits bestehenden positiven Aspekte in seinem Leben herausarbeitete und sich dieser bewusst wurde. Der Klient war immer wieder erstaunt, wie viel Positives bereits existierte. Die Antriebe *stark* und *schnell* konnte er zwar nicht ausüben, jedoch half ihm auch hier das wiederholte Üben und Bewusstmachen, diese Qualitäten teilweise zu integrieren. Jedoch zog sich seine ständige Müdigkeit von Anfang an wie ein roter Faden durch die erste Sequenz. Diese beeinträchtigte ihn jede Stunde und es war nicht klar, wo diese herrührte. Die Therapeutin fragte sich, ob sie ihm als Schutz diente. Ebenfalls erschloss sich der Therapeutin nicht, wieso er als lernbehindert eingestuft wurde, da er die Aufgaben gut erledigen konnte.

4 Zweite Therapiesequenz

Ungefähr drei Monate nach der letzten Stunde der ersten Sequenz hatte sich der Klient für weitere 20 Stunden Therapie entschieden, die im Laufe der Therapie auf 36 erweitert wurden.

Der Klient formulierte als neuen Auftrag, dass er sich körperlich besser spüren wolle. Als die Therapeutin ihn fragte, ob es sein kann, dass er sich als Mann spüren wolle, wurden seine Augen ganz groß und leuchteten und er sagte ganz klar „ja“. Daraus leitete sich der neue Auftrag ab: Der Klient will sich als Mann spüren.

4.1 Die Angst

In der darauffolgenden Stunde fragte die Therapeutin den Klienten, was für ihn „ein Mann sein“ bedeutet. Er zählte folgende Punkte auf:

- Durchsetzungskraft,
- sicheres Auftreten,
- Verantwortung übernehmen,
- Dinge in die Tat umsetzen und
- wissen, was man will.

Der Klient erzählte dann gleich weiter, dass er sich immer noch als Teenager fühle, dass er keine Ausstrahlung habe und keine Wirkung auf andere. Die Therapeutin entschied sich, alte Themen aufzugreifen: die Langeweile und Trägheit. Diese Eigenschaften begleiteten ihn als Teenager ständig und er empfand sie als belastend. Hier vermutete die Therapeutin, dass damit die Ursachen zusammenhingen, die die Verwirklichung seines Wunsches, „wie ein Mann zu sein“, noch verhinderten. Beim Gehen durch den Raum ließ der Klient Schultern und Kopf hängen. Er ging sehr langsam, aber noch nicht *getragen*. Seinen Gang kommentierte er: „Ich mag nicht mehr. Mag mich nicht mehr klein machen müssen. Ich kann nicht dagegenhalten.“ Der Klient erzählte weiter, dass er sich an Gebote sehr strikt halte, auch wenn er etwas anderes machen wolle. Er traue sich einfach nicht und habe Angst, seine Mutter zu verletzen, sodass sie traurig und/oder sauer würde. Das wäre sehr schlimm für ihn, er fühle sich dann schlecht und sei auch traurig. Der Klient kenne diese Situationen, dies sei schon immer so gewesen. Seine Mutter habe z. B. eine gewisse Vorstellung, wie er sich zu kleiden habe. Da er sich aber sehr gerne verkleide, gefalle das der Mutter gar nicht. Der Klient habe Angst, dass die Mutter weggehe und ihn verlassen würde. Hier zeigen sich Verlustängste und der damit zusammenhängende Verzicht auf Eigenständigkeit. Die im zweiten Lebensjahr stattfindende Autonomieentwicklung, die gekennzeichnet ist durch weiteres Entfernen von der mütterlichen Bezugsperson, Trotzverhalten, Nein-Sagen und Abgrenzen scheint ungenügend durchlaufen worden zu sein. Der in diesem Alter sich ausbildende Kraftantrieb, der *Pressrhythmus*, und die sich mitentwickelnde Eigenwilligkeit blieben offensichtlich auf der Strecke (Bender, 2021a). Es ist anzunehmen, dass die frühen Allergien des Klienten ein überbehütendes Verhalten der Mutter ausgelöst haben und das zunehmende Loslösen des Kindes verhinderten bzw. die emotional adäquate Begleitung und eigene Verfügbarkeit in seinem Explorationsverhalten nicht gegeben war. Die daraus resultierende unsichere Bindung an die Mutter hinderten ihn auch jetzt noch an der Ausschöpfung seiner gewünschten männlichen Energien.

Die Therapeutin lud ihn ein, eine Alltagssituation nachzuspielen: Er stand auf und setzte sich im Raum mit angezogenen Beinen an eine Wand. Als er dasaß, lud die Therapeutin ihn mit Kissen und Decken voll, sodass er sich nicht mehr rühren konnte. Auch der Kopf war bedeckt. Dies sollte die Angst symbolisieren, die ihn ohnmächtig und regungslos werden ließ. Die Therapeutin fragte ihn, wie er sich fühle. Er sagte, dass er sich scheiße und eingeengt fühle. Da sei Angst. Er spüre sie im Brustbereich. Er könne nicht aufstehen. Die Last mache das unmöglich. Die Therapeutin fragte ihn, was die Angst jetzt sagen würde. Er meinte, dass er es so lassen solle, wie es war. Da sei aber auch Traurigkeit und er habe schon lang nicht mehr geweint, er könne das gar nicht mehr. Auf die Frage, ob die Traurigkeit auch was sagen möchte, meinte er, dass er mit der Mutter reden solle. Aber wenn die Mutter beim Gespräch kein Verständnis habe, dann habe er ein großes Problem.

Da die Stunde schon vorbei war, animierte die Therapeutin ihn, auszuprobieren, aufzustehen und wegzugehen. Er versuchte es sehr zögerlich und vorsichtig und schaffte es letztlich.

4.2 Autonomie vs. Bindung

In Bezug auf diese Stunde bot die Therapeutin ihm in der nächsten Stunde eine Übung an, in der er mit Seilen zwei Räume kreieren sollte: Einen Raum für sich als Mann ohne Mutter und der andere Raum für sich als Mann mit Mutter. Diese Räume sollte er mithilfe verschiedener Medien so gestalten, dass es für den jeweiligen Raum stimmig war. Während die Musik lief, konnte er so lange in den Räumen bleiben, wie er mochte und spüren, was ihm gerade guttat. Ein Raumwechsel war ebenfalls möglich.

Er gestaltete zuerst den Raum für sich alleine. Er bildete mit den Seilen einen Kreis zur Abgrenzung, der unbedingt rund sein sollte und der Klient bat die Therapeutin um Hilfe. Zur Aktivierung seiner Selbstwirksamkeit ermutigte die Therapeutin ihn, es erst einmal allein zu probieren. Dies tat er auch und schaffte es. Der Klient probierte viel aus, was er sonst eher selten machte und legte alles hinein, was ihm Spaß machte. Im Gestaltungsprozess baute er ein Smiley hinein, änderte es aber gleich wieder ab, da er es nicht mehr stimmig fand. Er wünschte sich etwas Kindliches und etwas Erwachsenes in seinem Raum für sich allein. Als er mit diesem Raum fertig war, fühlte er sich richtig wohl. Er hatte dort seine Ruhe und seine Auszeit und auch etwas zum Spielen. Der Klient erklärte der Therapeutin, dass er zügig ausziehen wolle, damit er seine Ruhe haben könne. Der Raum gefiel ihm. „Meine eigene Bude, mein eigener Raum ohne Eltern. Das fühlt sich befreiend an, herrlich, leicht“ sagte er gelöst.

Bei diesem Satz kratzte sich der Klient jedoch ununterbrochen im *Stopprhythmus*. Er überlegte eine Weile und meinte dann, dass er seine Mama doch noch brauche. In seinem Raum fehle etwas, wenn sie nicht mehr da sei. Da habe er ein mulmiges, aber gleichzeitig auch ein gutes Gefühl. Es seien beide Gefühle da.

Anschließend baute er den Raum für sich und seine Mutter. Dieser war sehr klein. Er formte ein Herz und legte eine Decke und ein Kissen hinein. Während er den gemeinsamen Raum gestaltete, erzählte er, dass er das ständige Bemuttern nicht mehr so oft brauche, und zurzeit brauche er es gar nicht mehr. Es fühle sich wohltuend im Herzen an, aber es sei ihm zu eng, und die Mutter sei ihm ein bisschen zu viel. Er überlegte weiter, dass das Hotel Mama grundsätzlich schön sei und wenn man alleine wohnt, man alles selbst machen müsse. Dabei klopfte und schlug er mit der Hand im *Stopprhythmus* (Bender, 2021a) aufs Kissen. Zurzeit habe er Urlaub und deswegen ginge es ihm gut. Er stand auf und meinte, dass er eine Idee habe. Er platzierte den gemeinsamen Mutter-Sohn-Raum mit in seinen Raum. Jetzt fühlte er sich wohl. Er wusste, dass sie da war. Sie auszugrenzen, erschien ihm falsch. Sie gehörte dazu, aber nur in Maßen. Seine Folgerung für die Realität war: In der Nähe von seinen Eltern zu wohnen, wäre perfekt für ihn.

Er schaute den neu gestalteten Raum noch einmal an. Auf die Frage, ob jetzt alles so passe, meinte er: „Ja“. Die Therapeutin fragte ihn, wie es denn mit einer Freundin in seinem Leben – im Leben eines Mannes – aussieht. Er erwiderte, dass er mit Freundinnen bisher kein Glück hatte. Die Therapeutin wollte wissen, ob er in seinem Raum für eine Freundin nicht auch etwas Platz machen wolle. Er lächelte und die Augen leuchteten und er räumte der fiktiven Freundin einen Platz ein. Diese Stunde hatte eine große Klarheit für den Klienten gebracht, einerseits in Bezug auf seine Bindung zur Mutter (wie viel Nähe und Bemutterung fühlt sich tatsächlich noch gut an) und andererseits in Bezug auf seine Eigenständigkeit und Entwicklung hin zum „sich als Mann spüren“. In den tanztherapeutischen Sitzungen war er dabei, das nachzuholen, was in seiner früheren Entwicklung nicht genügend gelungen war: Die im Kleinkindalter beginnende Standortbestimmung gegenüber der mütterlichen Bezugsperson (Differenzierungsphase), das Finden der richtigen Nähe und Distanz zu ihr sowie die in der weiteren Entwicklung und vor allem in der Pubertät darauf aufbauende Übertragung der Wünsche nach Nähe auf die Peergroup bzw. eine Freundin.

4.3 Kraft

Für die nächste Stunde wollte die Therapeutin für den Klienten die Erfahrung von kraftvollen Bewegungen wiederholen, und wurde erneut bestätigt, dass es für ihn gut war, in die Bewegung und die Kraft zu kommen, weil er sich dann lebendiger fühlte und somit auch aktiver sein konnte. Eine vorangegangene „Kraftsitzung“ hatte ihm sehr viel Spaß gemacht und ihm gutgetan, obwohl er danach etwas erschöpft war. Er wünschte sich jedoch eine Wiederholung, da er festgestellt hatte, dass er doch mehr Kraft besaß, als er dachte.

- Therapeutin und Klient standen Rücken an Rücken und versuchten sich wegzudrücken. Dem Klienten gelang es nicht, die Therapeutin wegzudrücken. Erst beim dritten Anlauf kam etwas Bewegung ins Spiel.
- Die Therapeutin schlug mit einem Kissen frontal gegen den Klienten, der dies mit der Hand abwehren musste. Anschließend konnte mit einem eigenen Kissen das andere Kissen abgewehrt werden. Zum Schluss versuchten Therapeutin und Klient sich mit den Kissen zu treffen.

Der Klient konnte die Aktionen der Therapeutin gut abwehren. Er war nicht in den Formfluss *(schrumpfen)* gegangen, sondern hatte mit Richtungsbewegungen reagiert. Die Therapeutin und der Klient hatten diese Übung ein paar Mal wiederholt und der Klient äußerte: „Ich wollte Sie treffen“. Er konnte seinen Willen und auch die Kraft dahinter gut spüren.

- Wutübung mit Schwimmnudel. Fünf Mal auf den Boden schlagen. Von 1 = *leicht* bis 5 = *stark*. Danach mit Stimme belgeiten.

Die *Leichtigkeit* wollte ihm noch nicht gelingen, aber dafür war die *Stärke* sehr gut. Auch mit der Stimme hatte er laut und kräftig die Übung begleitet und mitgezählt. Am Schluss wurde die Anfangsübung noch einmal wiederholt:

- Therapeutin und Klient stehen Rücken an Rücken und versuchen sich wegzudrücken. Die Therapeutin ermutigte ihn, den Willen wieder zu spüren und nun konnte er sie wegdrücken!

4.4 Entscheidung

In einer der nächsten Stunden kam der Klient zur Tür herein und direkt auf die Therapeutin zu. Er meinte, dass er die in der vorherigen Stunde angesprochene Pause sofort brauche. Er wolle aber, wie in der vorherigen Stunde besprochen, die letzten 3 Stunden als „Turn- bzw. Fitnessstunden" abhalten. Es wurde deutlich, dass einerseits seine kraftvollen Anteile ihn aktivieren und ermutigen und er diese üben wollte. Andererseits bedeuteten die Kraft- und Abgrenzungserlebnisse in Kontakt und die damit einhergehende Nähe zu der Therapeutin einen großen Entwicklungsschritt für ihn, sodass er eine Pause benötigte, um diese zu integrieren und auch zur Therapeutin die Nähe und Distanz zu regulieren. Somit lagen das Theraband und die 2-Kilo-Hanteln bereit. In dieser „Fitnessstunde" hatte er seinen Körper gut wahrnehmen und spüren können. In den Bewegungseinheiten war immer die Möglichkeit, mit der Therapeutin ins Gespräch zu kommen. Dies hatte er jedoch nur ab und zu in Anspruch genommen. Grundsätzlich fand er aber diese Smalltalks sehr gut und wollte diese auch bei seinen Freunden „anwenden".

Als die letzte der drei „Fitness-Stunden" vor der gewünschten Therapiepause begann, meinte der Klient, dass er Entscheidungsprobleme habe. Er wisse nicht, ob er weitermachen oder aufhören solle. Die Therapeutin bot ihm daraufhin eine Zeitreise der Therapie mit Medien an:

- Am Anfang der Therapie war es sehr aufregend für ihn. Es war neu und bunt. Er hatte das Schwungtuch genommen und legte es hin.
- Es gab Stunden, in denen er mit einem Tuch die Augen verbunden hatte. Das empfand er als spannende Erlebnisse und er legte ein Tuch angrenzend an das Schwungtuch.
- Er erinnerte sich an Ballspiele und wie sich die Therapeutin und der Klient Bälle zugeworfen hatten. Das war gut für seine Konzentration. Er legte Bälle angrenzend an das Tuch.
- Die Kraftübungen mit den Stäben, das Drücken und Ziehen fand er cool. Er legte den Stab angrenzend an die Bälle.
- Für die Seilübungen nahm er ein Seil und legte es angrenzend an den Stab.
- Die Stunden mit Gymnastikübungen fand er gut und er legte dafür die kleine Weichmatte an das Seilende.
- Für die Kissenschlacht nahm er das Kissen und legte es angrenzend an die Matte.
- Dann fielen ihm die Entspannungsübungen ein und er legte eine Decke an das Kissen.
- Neben die Decke kam schließlich der Luftballon, auf den die Therapeutin und der Klient zwei Gesichter gemalt hatten – ein fröhliches und ein trauriges.

Als er fertig war, bekam er den Auftrag, ein Bild zu malen und sein Leben in ein paar Jahren auf das Blatt zu zeichnen. Daraufhin meinte der Klient, dass er gar kein Ziel habe und auch noch nie gehabt habe. Er habe noch nie intensiver über seine Zukunft nachgedacht. Nach einer Weile zeichnete er folgende Dinge auf:

- Ein Haus. Er möchte mehr rausgehen.
- Sich selbst mit einer Bowlingkugel. Er möchte wieder öfter Bowlen gehen. Jedoch wüsste er nicht, ob er hier eine Freundin finden könnte. Da müsste man doch eher abends in Discos ausgehen.
- Neben sich eine Freundin.
- Er möchte die Ausbildung schaffen und danach einen guten Job haben. (Dies schrieb er auf, da er nicht wusste, wie er das zeichnen sollte.)
- Er möchte seine Augen lasern lassen (aufgeschrieben).
- Viel mit der Freundin unternehmen.
- Ein Haus. Er möchte in ca. 3 Jahren ausziehen (dann ist er 23 Jahre) und in einer eigenen Wohnung wohnen.

Die Therapeutin ging anschließend mit ihm den gestalteten Therapieweg von Station zu Station, nannte ihm jeweils seine für die Sitzungen genannten Aufträge und ergänzte, was ihr diesbezüglich noch einfiel. Dabei stellte sie Fragen, was in der Zeit privat oder beruflich anstand und ob die Tanztherapie ihm hierbei helfen konnte. Als beide an der letzten Station angekommen waren, bat die Therapeutin den Klienten, sein Zukunftsbild mit etwas Abstand ans Ende seines Weges zu legen. Zwischen der letzten Station und dem Bild hatte sie zwei Kissen gelegt. Das eine Kissen symbolisierte das Fortführen der Therapie und das andere Kissen das Beenden. Nun sollte er sich jeweils auf ein Kissen stellen, gleichzeitig an sein Zukunftsbild denken, die Augen schließen und spüren, wie es sich anfühlt (Abbildung 1).

Nach dieser Übung kam er zu dem Ergebnis, dass er weitermachen möchte, um sich Ziele zu erarbeiten, wie Tanzen lernen (speziell den Walzer) und Sport machen. Er möchte die Häufigkeit der Stunden auf einen zweiwöchentlichen Rhythmus reduzieren und danach die Therapie endgültig beenden.

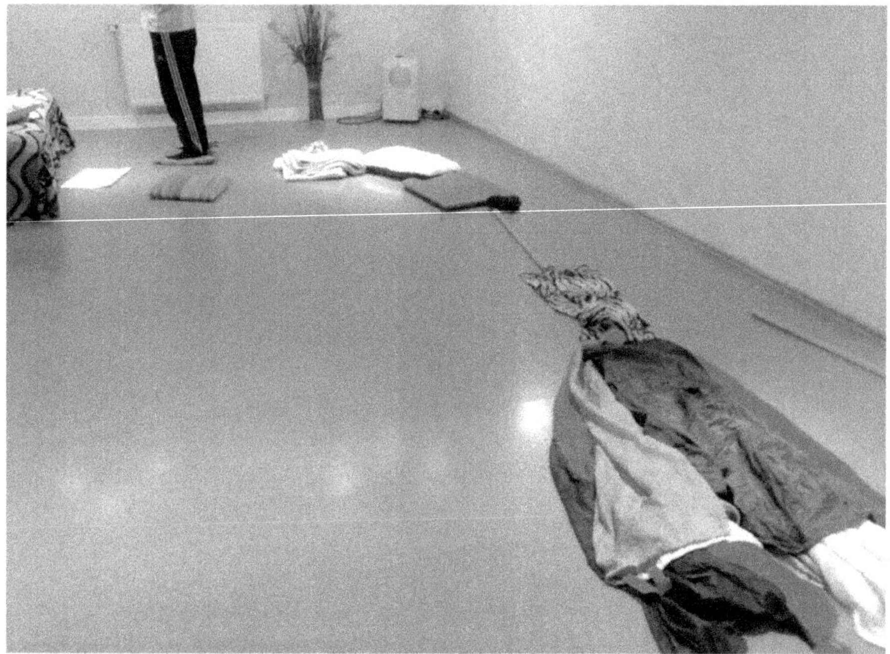

Abbildung 1: Gestalteter Therapieweg

4.5 Selbstständigkeit

Der neue Auftrag wurde in der nächsten Stunde erarbeitet: Der Klient möchte selbstständig und aktiver werden. „Ich will in die Selbstständigkeit kommen" meinte der Klient. Er wolle sein Leben in die Hand nehmen und aktiver werden. Als die Therapeutin ihn fragte, was ihn denn zurückhalte, selbstständig zu sein, erzählte er seine ganze Lebensgeschichte:

- Als Baby hatte er eine Milch- und Sojaallergie. Daher durfte er nicht so aufwachsen wie andere Kinder und war gewichtsmäßig unterentwickelt. Er durfte nicht viele Lebensmittel essen, da es dann immer juckte. Die spezielle Milch, die er bekam, war sehr teuer und die Eltern wussten nicht, wie lange sie ihn noch damit ernähren konnten. Er war sehr dünn und sie wussten nicht, ob er überleben würde.
- Im Kindergarten wurde er gemobbt. Er war lieber mit Mädchen zusammen als mit Jungs. Jungs seien „Arschlöcher".
- Er war schon immer eng an die Mutter gebunden.

- Zuhause war er oft alleine, weil die Eltern viel arbeiteten.
- In der Schule wurde er acht Jahre lang immer wieder von einem Jungen gemobbt. Er hatte seinen Eltern nie etwas gesagt, weil er nicht wollte, dass sie sich Sorgen machten. Zudem befürchtete er, dass dieser Junge ihn noch mehr gemobbt hätte, wenn die Eltern etwas unternommen hätten.
- Er hatte Angst vor dem Leben. Mit sechs Jahren war er „aus Versehen" vor ein Auto gelaufen.
- Er hatte Angst, dass er von der Welt falle, diese irgendwann aufhöre und er herunterfalle.
- Er hatte Angst vor dem Tod. Sein Freund hatte ihm mit ca. acht Jahren viel über den Tod erzählt. Das wollte er gar nicht und es hatte ihm Angst gemacht.
- Er hatte mit ca. 16 Jahren daran gedacht, sich umzubringen. Er wusste aber, dass er das niemals machen würde. Wenn er es gemacht hätte, hätte er ein Messer benutzt.
- Die Ergotherapeutin war ein positives Erlebnis. Diese war schon etwas älter und war immer freundlich und zärtlich zu den Kindern. Sie wusste, wie man mit Kindern umging. Die Kinder durften dort auch teilweise das tun, worauf sie Lust hatten.
- Seine Augen machten ihn depressiv. Sie wurden immer schlechter und waren zu dem Zeitpunkt schon bei 8,0 Dioptrien. Er möchte sich lasern lassen. Falls dies nicht klappen sollte und er blind werden würde, hätte er sich schon darauf eingestellt."

Die Therapeutin fragte ihn, was denn an seiner ganzen Kindheit gut war und er meinte, dass er viele Erfahrungen gemacht habe. Er habe schon viel mehr im Leben erlebt und durchgemacht als viele andere Kinder, die ein „normales" Leben hatten. Das mache ihn stark. Auch zu der Ergotherapeutin ist er sehr gerne gegangen. Leider wurde diese Therapie viel zu früh beendet. Zur Tanztherapie ginge er auch sehr gerne. Der Klient war sehr froh, dass er die Möglichkeit hatte, darüber zu reden. Das tat ihm sehr gut.

Zur nächsten Stunde kam er mit der Bitte und dem Wunsch, nur noch reden zu dürfen. Er wolle keine Bewegung mehr. Das Reden in den letzten Stunden habe ihm so gutgetan, dass er dies nun fortsetzen wolle. Er meinte, dass einmal alles gesagt werden müsse. Er habe sich in seinem Leben noch niemandem geöffnet und versucht, alles mit sich allein auszumachen. Die Therapeutin ging auf sein autonom geäußertes Bedürfnis ein und beide hatten sich im Raum ein gemütliches Plätzchen und eine vertrauensvolle Atmosphäre geschaffen. Diese Gestaltung der Tanztherapiestunden wurde bis zum Schluss eingehalten.

In der darauffolgenden Stunde erzählte der Klient, dass er wieder einmal sehr müde sei, und dass er gerne einen Neustart hätte, weil er als Kind keinen guten Start ins Leben hatte. Er wäre gerne ein ganz normales Kind gewesen, das nicht so behütet und beschützt werden muss. Er wünsche sich auch, dass er seine Umwelt ganz normal hätte kennenlernen dürfen. Er war davon überzeugt, dass er jetzt keine Probleme hätte, wenn er normal gewesen wäre, d.h. körperlich kräftig und mit einer anderen Körperausstrahlung. Die Therapeutin fragte ihn, was gut daran sei, so wie er jetzt sei. Er antwortete: „Ich bin freundlich, zuvorkommend, erkläre den Kunden viel, komme bei den Kunden gut an, bekomme Lob dafür und bin gesellschaftsfähig".

Weiter erklärte er, dass er sich mit seinem Vater gut verstehe. Der Vater sei locker und verstehe sehr viel. Die Mutter wolle von ihm immer nur das, was sie selbst wolle. Das gute Verhältnis mit dem Vater begann, als der Klient ca. 17 Jahre alt war. Davor war er sehr muttergebunden. Zu dieser Zeit war die Familie in eine neue Wohnung umgezogen, was der Klient gar nicht gut fand. Während er dies erzählte, waren Schattenbewegungen zu sehen. Er kratzte sich im *Stopprhythmus* (Bender, 2021a), seine Füße wippten und er presste die Finger aufeinander. Auf Nachfrage, ob er darüber wütend sei, sagte er wie aus der Pistole geschossen „Ja". Er habe die Wut nie rausgelassen. Er spüre sie auch kaum. Die Therapeutin erklärte ihm ihre These, dass er in einer passiv-aggressiven Abwehr stecke und dass er die Gefühle wie Wut und Hass etc. gegen sich selbst verwende, anstatt sie dort anzubringen, wo sie hingehörten. Weiter erklärte sie ihm, dass er keinen Umgang mit diesen Gefühlen gelernt habe. Er wurde ruhig und nach einer Zeit bejahte er diese These. Es wurde deutlich, dass die andauernde Müdigkeit mit dieser passiv-aggressiven Abwehr zu tun haben musste. Die Therapeutin erklärte ihm, dass es sehr müde machen könne, wenn er unbewusst immer versuche, diese Gefühle entweder nicht zu spüren oder sie gegen sich verwende. Dies würde auch erklären, wieso er jedes Mal so müde in die Tanztherapiestunde gekommen war. Weiter machte die Therapeutin ihn darauf aufmerksam, dass es sein kann, dass er so keine Selbstständigkeit und Kraft erlangen könne. So würde er nicht aktiver und könne eventuell sein Leben nicht in die Hand nehmen. Der Klient hörte sich alles an und bestätigte nach einer Weile, dass es genauso sein könnte. Es war für ihn erleichternd, dass er darüber gesprochen hatte.

Nach der 36. Therapiestunde meinte der Klient, dass es ihm mit dem Gedanken gut gehe, jetzt aufzuhören und er war positiv gestimmt aus dieser letzten Stunde gegangen.

Von seinem Ausbilder erfuhr die Therapeutin zwei Monate später, dass der Klient die Prüfung zum Maler mit den Noten 2 und 3 bestanden hatte. Das ist bei lernbehinderten Menschen eher eine Ausnahme, da die Ausbildung zum

Maler eine „ganz normale Ausbildung" ist und nicht auf lernbehinderte Menschen ausgerichtet ist. Der Ausbilder sagte abschließend über den Klienten: „Als Malermeister möchte ich es in Farben ausdrücken. Als er bei mir anfing, war seine Persönlichkeit ein dunkles in sich gekehrtes Grau. Nach 3 Jahren ist aus diesem Grau ein bunter Farbfächer geworden. Das Gelb steht für Sozialkompetenz, das Rot steht für Selbstwert, das Blau steht für Selbstvertrauen. Jetzt hat er selbst erkannt, dass er mit diesen drei Farben sein Leben gestalten kann".

5 Schlussbetrachtung

Es wird an dieser Lebensgeschichte deutlich, wie nachhaltig eine frühe Beeinträchtigung – wie hier die Nahrungsmittelallergie – die nachfolgende Entwicklung beeinflussen kann. Die bereits in der Säuglingsphase erlebte Einschränkung in der lustvollen Erforschung der neuen Welt, die sogar lebensbedrohlich wird, ruft verständlicherweise bei den ihn umgebenden Bezugspersonen starkes Schutz- und Behütungsverhalten hervor. Die bei Eltern und Kind entstehenden Ängste wirken wechselseitig und verhinderten auch in den auf die frühen Phasen aufbauenden Entwicklungsstufen das gesunde Expansions- und Autonomiestreben des Klienten. Die dadurch entstehende enge Mutterbindung und unzulängliche emotionale Einstimmung auf die Explorationsbedürfnisse des Klienten führten bei ihm zu Verlustängsten und gleichzeitig starken Wutgefühlen. Tanztherapeutisch wird dies sichtbar am *zögerlichen* Ausprobieren neuer Ideen, am Steckenbleiben in den Vorantrieben der Kraft und dem mangelhaften Einsatz von Differenzierungs- und Abgrenzungsstrategien. Das Aufbauen einer vertrauensvollen tanztherapeutischen Beziehung machten ein körperliches Nachnähren und Nacherleben dieser so wichtigen Entwicklungsstufen möglich, ließen den jungen Mann regelrecht nachreifen und Worte für das Erlebte und die stattfindende Veränderung finden. Der Übertrag auf den Alltag lässt ihn farbiger und sichtbarer werden. Die jetzt deutlicher wahrgenommene Kraft und gesunde Aggression führten ihn zu mehr Aktivität, Lebenslust und Eigenständigkeit. Es benötigt jedoch sicherlich noch Zeit und eventuell weitere Therapien, um einen adäquaten Umgang mit den bewusst gewordenen Affekten zu finden.

Tanztherapie bei Medienabhängigkeit

Lucia Weber

1 Einleitung

In der heutigen Zeit ist das Internet präsenter denn je, nach dem Motto: „Wir benutzen das Internet und das Internet benutzt uns"!

Größtenteils läuft Kommunikation, Übermittlung von Daten und Vernetzung über das Internet. Es dient den Menschen als Informations- und Datenträger und bietet fast unbegrenzte Möglichkeiten des Austauschs. Gibt es ein Problem, sind Mr. Google oder YouTube sofort zur Stelle. Ein Klick und die Lösung steht parat.

Die menschliche Psyche, im Besonderen die von jungen Erwachsenen, ist für virtuelle Welten, allen voran die virtuelle Spielewelt anfällig. Diese wird von Jahr zu Jahr realistischer und die Spiele immer raffinierter. Das Spieldesign macht junge Menschen zu Helden. So ist es nicht verwunderlich, dass viele junge Menschen sich angesprochen fühlen und bei entsprechender Labilität abhängig werden können.

Langzeitstudien haben gezeigt, dass Dreijährige, die ein unkontrolliertes Verhalten zeigten, eine hohe Wahrscheinlichkeit haben, mit 32 Jahren eine Spielsucht zu entwickeln (Belsky et al., 2020). Suchtprävention muss also im frühen Lebensalter beginnen.

In diesem Artikel werden Gefahren des Internetkonsums aufgezeigt und die Möglichkeit, mit tanztherapeutischen Interventionen Jugendliche wieder in ihren eigenen Körper zu bringen und nicht weiter abhängig zu sein von der Verkörperung virtueller Figuren.

2 Medienabhängigkeit: Die „Gaming Disorder"

Den PatientInnen der Autorin zufolge hat sich deren Internetnutzung während der Pandemie in vielen Fällen vom sogenannten „Homeschooling" zum „Homegaming" entwickelt. Das Zeitvolumen vor dem Bildschirm hat sich deutlich vergrößert. Auch aus der Postbank-Jugend-Digitalstudie für 2021 geht hervor, dass Jugendliche in Deutschland während der Coronazeit mit Kontakteinschränkungen und digitalem Unterricht deutlich mehr online waren als davor. Die 16- bis 18-Jährigen waren durchschnittlich 70,4 Stunden pro Woche im Internet unterwegs. Im Frühjahr 2020 waren es 71,5 Stunden pro Woche 2019 noch 58 Stunden (Ärzteblatt, 2021).

Bei Onlinespielen, die meist auf Wettbewerb oder Kriegsführung ausgerichtet sind, tauchen junge Menschen oft stundenlang in Parallelwelten ab und finden es uninteressant, sich der realen Welt zuzuwenden. Über unmittelbare Belohnungssysteme wie beispielsweise dem Erwerb von Spielpunkten oder Geld erfahren sie mit ein paar Mausklicks Anerkennung und Wertschätzung.

In den neuen Diagnosekatalog der WHO, dem ICD-11 (2022), wurde Onlinespielsucht 2018 als Krankheit aufgenommen. Der Ausdruck exzessives Onlineverhalten (EOV) wird synonym zu Begriffen wie Internetsucht, Internetabhängigkeit oder Onlinesucht verwendet. Video- und Onlinespielsucht beginnt für die WHO, wenn ein Mensch über mehr als zwölf Monate alle anderen Aspekte des Lebens dem Spielen unterordnet, wenn er seine Freunde verliert oder seine Körperhygiene vernachlässigt (Ärzteblatt, 2021). Diese Definition macht sichtbar, dass die Kontrolle über das Spiel verloren geht, dem Spiel Vorrang vor anderen Aktivitäten gegeben wird und schließlich andere Interessen in den Hintergrund gedrängt werden. Te Wildt (2015) differenziert unterschiedliche Mediensüchte:

- Computer-Spielsucht kommt meist bei jungen Männern vor, die versuchen, in Parallelwelten zu flüchten.
- Cybersexsucht kommt meist bei Männern mittleren Alters vor, die in geregelten Verhältnissen leben.
- Abhängigkeit von sozialen Netzwerken wie WhatsApp, Instagram, Facebook oder ähnlichen Social-Media-Plattformen treten eher bei jungen Frauen auf, deren Bedürfnis nach Kommunikation ausgeprägter ist als bei jungen Männern.

3 Wie entwickeln Jugendliche eine Mediensucht?

Egal, ob stoffgebundene oder nichtstoffgebundene Süchte – in der klinischen Arbeit der Autorin wurde deutlich, dass den Betroffenen etwas fehlt und sie versuchen, das über ihre Sucht zu kompensieren und sich dadurch eine kurzfristige Erleichterung zu verschaffen. Die meisten PatientInnen rutschen schleichend in die Mediensucht, die sich in der Regel über einen längeren Zeitraum entwickelt. Die jungen Menschen nehmen die Entwicklung oft nicht ernst und verleugnen ihre Abhängigkeit. Wie bei den anderen Süchten auch, vermeiden sie es, sich mit ihrer Sucht auseinanderzusetzen und versuchen die Erkrankung zu verharmlosen oder gar zu verstecken. Auffallend ist, dass entweder ein sozialer, familiärer, individueller oder zwischenmenschlicher Aspekt im Hintergrund vorherrscht. Te Wildt (2015) beschreibt dies anhand eines Suchtdreiecks (Abbildung 2).

Das Suchtdreieck:
Ursachen der Internetabhängigkeit

- Sozialer Zusammenhalt
- Spielerleben
- Sexuelle Reize
- Belohnungsreize
- Unendlichkeitserleben
- Spiel mit Identitäten und Beziehungsformen in Avataren & Accounts

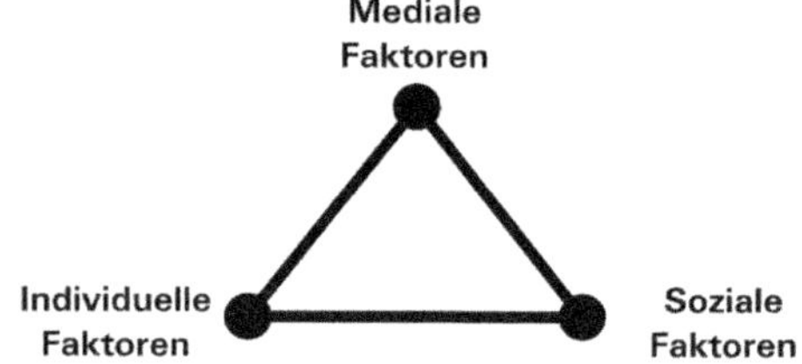

- Impulsivität
- Prokrastination
- Unaufmerksamkeit
- Depression
- Angst
- Autismus
- Geringer Selbstwert
- Einsamkeit

- Familiäre Probleme
- Schwierigkeiten in Freundschafte & Partnerschaft
- Ausgrenzungs-erfahrungen
- Probleme in Ausbildung, Schule und Beruf
- Hoher Leistungsdruck
- Unkritischer Gesell-schaftlicher Umgang mit Medien

Abbildung 2: Suchtdreieck:Ursachen der Internetabhängigkeit

Viele der jungen PatientInnen erlitten bereits in ihrem kurzen Leben Enttäuschungen, Verletzungen und zum Teil auch Ausgrenzungserfahrungen, die es ihnen erschweren, Kontakte zu knüpfen. Aus Angst vor Ablehnung und Verhöhnung suchen sie sich virtuelle Kanäle, um Beziehungen zu knüpfen und aufzubauen. Selbst wenn der eine oder andere Kontakt über z. B. WhatsApp,

Facebook oder Instagram nicht lange besteht, sind neue Online-Freunde jederzeit schnell gefunden. Das Bedürfnis nach Nähe, Anerkennung, virtueller Begegnung, Wertschätzung und „Gesehenwerden“ wird zumindest online und virtuell gestillt.

Ein weiterer Aspekt der Entfremdung von der dreidimensionalen Welt kann die Folge einer Identitätskrise sein, die ausgelöst wird durch schwere Pubertätsentwicklung, Verlusterfahrungen und ähnliches. In dieser für sie schwierigen Zeit fühlen sie sich allein gelassen, ohne Halt und Orientierung seitens der Eltern. Die jungen Menschen haben oft niemanden, denen sie ihre Ängste und Nöte anvertrauen können. Um normal in die Erwachsenenwelt hineinzuwachsen, brauchen junge Menschen identitätsstiftende Modelle, an denen sie sich reiben, denen sie sich zuwenden und von denen sie sich später dann auch abwenden können. Es ist zu beobachten, dass diese Modelle den jungen Männern und Frauen nicht zur Verfügung standen. Mit einem geringen Maß an Selbstvertrauen, Selbstfürsorge, Selbstakzeptanz und Selbstliebe gehen sie auf die Suche nach Antworten für ihre Bedürfnisse und tauchen in Parallelwelten ab. Folgende biografische Ereignisse finden sich häufig:

BEISPIEL

„Bereits im Kindesalter wuchs ich mit Konsolenspielen auf, spielte damit eingangs mit Freunden und später dann alleine. Immer auf der Suche nach dem nächsthöheren Kick, wechselte ich zu Internetspielen, vernetzte mich mit Gleichgesinnten, sodass meine realen Spielfreunde an Wichtigkeit verloren. Ich verkroch mich immer mehr in mein verdunkeltes Zimmer und verlor das Interesse an dem, was sich draußen in der Welt abspielte. Selbst das Familienleben verlor an Bedeutung. Die Essenszeiten hielt ich nicht ein, die Aufgaben im Haus erfüllte ich nicht mehr. Kommunikation fand wenig statt. Meine Eltern nervten nur. Ich wollte einfach im Online-Spiel bleiben, mich zum nächsten Level hocharbeiten und so zockte ich auch nachts weiter. Ich zog mich innerlich und äußerlich zurück. Meine Eltern hatten wenig oder gar keinen Einfluss auf mich. Mein Tag- und Nachtrhythmus verschob sich, ich kam morgens schlecht aus dem Bett, schwänzte oftmals die Schule oder ließ mich vom Arzt krankschreiben. Dies ging so lange gut, bis mein Verhalten auffällig wurde. Die Schulleistungen ließen nach, die Krankschreibungen unterschrieb ich selbst und das Lügen und Betrügen setzte sich durch. Irgendwann merkte ich, dass etwas nicht mehr mit mir stimmte und meine Gedanken ausschließlich um das Zocken und Gamen kreisten. Ich versuchte mich selbst aus dieser Misere zu befreien, aber es gelang mir nicht mehr. Der Sog in die andere Welt war zu groß“.

Hier zeigt sich der Suchtcharakter, wenn alles andere im Leben unwichtig wird und die Gedanken und die Handlungen sich ausschließlich um das Zocken, Gamen oder Internetspiel drehen.

3.1 Komorbidität, Mediensucht und Drogen

In der Klinik, in der die Autorin arbeitet, zeigt sich bei den Medienabhängigen als typisches Verhalten das Regulieren unangenehmer „Numbing-Gefühle" über den Konsum von THC, was die häufigste Komorbidität ist. Der Gebrauch von THC kann vor oder nach einem Onlinespiel oder aber auch als Selbstmedikation zum Einschlafen genutzt werden. Von daher muss in der Therapie neben dem Entzug der Medien in einigen Fällen ein weiterer Entzug von THC stattfinden.

Depressionen werden immer wieder von den Betroffenen erwähnt. Die setzen ein, wenn beispielsweise das Heilsversprechen der Spielentwickler nicht greift oder das Gamen die persönlichen Probleme nicht lösen kann.

3.2 Ideal-Ich und Ist-Ich-Avatar

Anhand der Lebenslinien wird deutlich, dass es bei fast allen Betroffenen einen Bruch im Leben gab, wie z.B. die Trennung der Eltern und den damit einhergehenden Umzug, bei dem die jungen Menschen ihren haltgebenden Freundeskreis verloren, oder Mobbingsituationen in der Schule ausgesetzt waren. Häufig fühlte sich der alleinerziehende Elternteil mit Existenzkampf und Erziehung überfordert und hatte wenig Zeit für sich und sein Kind. Mit dem Gefühl des Alleingelassenwerdens fanden die jungen Menschen meist Trost in einer anderen Welt, in der sie „Jemand" waren. Die virtuelle Welt bietet den labilen Menschen darüber hinaus eine verführerische Lösungsmöglichkeit via Onlinerollenspielen. Der Spieler kann in eine interessante Rolle schlüpfen, um sich stark, selbstbewusst und erfolgreich zu fühlen. Über die Rolle des starken Kämpfers oder Kriegers, der sich im vorgegebenen Szenario bewegt und bewundert wird, wächst erstmals das Selbstbewusstsein. Mit der Zeit wird das Erleben der Onlinewelt immer realer und die reale Welt immer bedeutungsloser. Die Medien laden zu Projektionen und Identifizierungen ein. Mittels eines Avatars können sehnsüchtige Wünsche und unerreichbare Selbstideale ausgelebt werden. Das Ideal-Ich und das Ist-Ich klaffen auseinander. Die jungen Menschen spielen sich in eine heile Welt hinein, in der sie Stress und Ängste abbauen, sich ablenken und aufmuntern können. Plötzlich ist die Welt nicht mehr bedrohlich und Freunde finden sich hier genug. Warum sich also noch nach draußen bewegen? Es ist doch alles vorhanden.

3.3 Peergroup und Offenheit – Gruppenphasen

Die dem Alter entsprechende Neugierde und Begeisterungsfähigkeit in Verbindung mit dem Wunsch, sich zu erproben, zu messen und sich mit einem adäquaten Gegenüber zu vergleichen, wird bei den Internetabhängigen in der digitalen Welt gelebt. Die meisten internetsüchtigen jungen Menschen teilten in der Tanztherapie ihre Erfahrungen, dass sie in ihrer Pubertät die Zugehörigkeit zu einer wertschätzenden Peergroup nicht erlebt haben. Es fanden laut ihrer Meinung keine aktiven Auseinandersetzungen unter Gleichgesinnten statt. Gruppenfördernde Maßnahmen zur Stärkung der Gruppenkohäsion sind daher im therapeutischen Setting besonders wichtig, um diesen für sie wichtigen Entwicklungsschritt nachzuholen. Einige PatientInnen kommen mit sozialen Ängsten und Mobbing-Erfahrungen in die Klinik. Sie sind es nicht gewohnt, sich mit Gleichgesinnten zu unterhalten, geschweige denn, sich vor einer Gruppe zu äußern oder sich in ihrer Not zu zeigen. Trotz Rückzugstendenzen verbindet sie untereinander die Sehnsucht, gesehen und angenommen zu werden. Obwohl sie in der digitalen Welt via Onlinespiele vernetzt sind und über gewisse Chats kommunizieren, fehlt ihnen der direkte Kontakt, wie z. B. sich in die Augen zu sehen, mit dem anderen mitzufühlen und sich aufmunternd auf die Schulter zu klopfen. Die meisten der Betroffenen wünschen sich eine Befreiung von der Sucht und echte Autonomie.

4 Körperbild

Die PatientInnen sind nicht bis kaum verankert in der analogen Welt. Sie kümmern sich meist minimal um ihren Körper und um reale Beziehungen. Ihre Frustrationstoleranz ist gering. Mitunter fehlt ihnen der reale Bezug zur dreidimensionalen Welt. Diese Umstände machen sich in ihrem Körperbild bemerkbar. Sie wirken körperlos. Nur ihr Kopf, die Augen und die Hände werden benutzt. Der Rest des Körpers wird ausgeblendet. Er wird für ihre Zwecke nicht benötigt.

Weil sie sich hauptsächlich in verdunkelten Zimmern aufhalten, wenig bis kaum an die frische Luft gehen, nachts zocken und tagsüber schlafen, ist ihre Haut entsprechend blass und dünnhäutig.

Charakteristisch für den Patientenkreis ist deren Körperfülle. Entweder haben sie einen extrem dünnen oder einen übergewichtigen Körper. Die „Dünnen" vergessen oft das Essen oder es erscheint ihnen nicht wichtig genug. Essen ist für sie reine Zeitverschwendung und hält sie vom „Gamen" ab. Die Übergewichtigen stopfen, während sie spielen, alles was sie finden oder bestellen können in sich hinein – unabhängig davon, ob sie hungrig oder satt sind.

Manche PatientInnen wirken anfangs ungepflegt. Ein Patient meinte: „Einmal die Woche dürfte doch Zähne putzen und duschen reichen". Er merkte nicht, dass sich die Gruppemitglieder von ihm abwandten, weil er eine gesamte Woche die gleichen Strümpfe trug und dementsprechend stank. Auch die Haare waren ungepflegt und fettig. Die PatientInnen haben wenig Zugang zu ihrem Körper und vergessen ihn schlichtweg.

Die Bewegungen der meisten Patienten sind hölzern, ungeschmeidig und ungelenkig. Wenn jemand acht bis zwölf Stunden ausschließlich vor dem Computer oder im Bett mit Laptop auf den Schoß sitzt, verkürzen sich selbst in jungen Jahren Sehnen und Bänder. Es fehlt ihnen an körperlicher Ausdauer und es geht ihnen schnell die Puste aus, wenn eine körperliche Übung Krafteinsatz oder Ausdauer erfordert. Die Atrophie der Muskeln ist selbst bei diesen jungen Körpern weit fortgeschritten. Die Autorin ging mit einem jungen Mann für 20 Minuten spazieren. Am nächsten Tag ließ er sich aufgrund unerklärlicher Schmerzen entschuldigen. Die Pflegekräfte, die nach ihm sahen, stellten fest, dass er von einem zwanzigminütigen Spaziergang im langsamen Tempo einen so starken Muskelkater bekommen hatte, dass er nicht aufstehen konnte.

Der gesamte Bewegungsapparat wird aufgrund der stundenlangen gleichen Körperhaltung in Mitleidenschaft gezogen. Die Körper wirken insgesamt schlaff, kraftlos, energielos und unflexibel. Der Spannungsfluss bewegt sich zwischen *gleichbleibend niedriger Intensität* in den motivationslosen Phasen und *hoher Intensität* bei Suchtdruck.

Bei den jungen Männern zeigt sich wenig Formen. Die formenden Bewegungen lassen den Menschen in die Beziehungswelt hineinwachsen. Nonverbal signalisiert der Körper über das Formen dem Gegenüber die Bereitschaft oder Nichtbereitschaft, mit ihm in Beziehung zu treten (Bender, 2021a). Beziehungen bei Mediensüchtigen werden hauptsächlich über das Internet gelebt und es fehlt ihnen die direkte Auseinandersetzung mit realen Beziehungen. Dies wird anhand ihrer Sehnsucht nach einer leiblichen Beziehung deutlich. Viele der zum Teil 18- bis 26-Jährigen hatten noch nie sexuellen Kontakt und wünschen sich nichts sehnsüchtiger als eine Freundin oder einen Freund. Die Scham ist groß. Sie wissen nicht, wie sie es anstellen könnten, mit dem Gegenüber in Kontakt zu treten.

5 Tanztherapie

Die Tanztherapie eignet sich besonders gut für das Klientel der Medienabhängigen, da es ein körperorientiertes, interdisziplinäres und nonverbales Verfahren ist. Eingebettet in das Behandlungskonzept der Klinik, in der die Autorin arbeitet, zielt die Tanztherapie darauf ab, den PatientInnen wieder einen Zugang zu ihrem Körper zu ermöglichen und in den Körper hineinzuwachsen.

Über das Experimentieren mit funktionalen und freien Bewegungen, den spielerischen Umgang mit dem Körper und die Wiederentdeckung des eigenen Kraftpotenzials, beginnen die PatientInnen ihren Körper wieder zu spüren, sich in ihm wohl oder unwohl zu fühlen und die Sprache ihres Körpers kennenzulernen. Dieses neu gewonnene Körperbewusstsein leitet nicht nur auf der körperlichen, sondern auch auf der psychischen Ebene Veränderungen ein und wirkt sich ich-stärkend und spannungsregulierend auf die PatientInnen aus.

Die ausgeprägte Intelligenz, Scharfsinnigkeit und ihr schneller Geist unterscheiden Medienabhängige von anderen psychosomatisch erkrankten PatientInnen. Diese Patientengruppe tendiert dazu, ihre Probleme ausschließlich über die Ratio zu lösen und Gefühle zu unterdrücken. Ihr meist schmächtiger Körper verleiht ihnen einen eher kindlichen Ausdruck und man schätzt sie oft jünger ein als sie in Wirklichkeit sind. Es kommen vornehmlich junge männliche Patienten mit ihrer Internetsucht in die Klinik. Entweder werden sie von ihren Eltern geschickt, die es mit ihnen zuhause nicht mehr aushalten, oder sie halten es mit sich selbst und der Sucht nicht mehr aus und werden von ihrem Arzt oder Psychotherapeuten bzw. Psychiater überwiesen. Ist der Leidensdruck immens hoch, informieren sie sich selbst via Internet über Behandlungsmöglichkeiten und leiten die erforderlichen Schritte ein. Voraussetzung für einen stationären Klinikaufenthalt für mindestens acht bis zehn Wochen ist der Wunsch nach Veränderung. Wie bei jeder Art von Suchterkrankung braucht es „Commitment“ und den Willen, sich aus dieser Abhängigkeit zu befreien. Beim Erstgespräch, das die Tanztherapeutin mit den vornehmlich jungen Männern vor der ersten Tanztherapiegruppe führt, beschreiben sie häufig ihr Anliegen folgendermaßen: „Ich möchte wieder ein ganz normales Leben führen. Ich habe keine realen Freunde mehr, habe das ‚Gamen‘ den realen Freunden vorgezogen, zum Teil 8 bis 12 Stunden am Computer gesessen und mein Leben draußen vernachlässigt. Ich schaff es einfach nicht, alleine aus der Sucht auszusteigen, und brauche Hilfe!“

5.1 Struktur und Alltag

Ein wichtiges Thema im Behandlungskonzept von Internetsüchtigen ist das Einhalten vorgegebener Strukturen. Die PatientInnen willigen schriftlich ein, den klinischen Rahmen einzuhalten und aktiv an der Therapie mitzuwirken. Um aus der mitgebrachten Lethargie auszusteigen, bedarf es einer gewissen Struktur, die ihnen außerhalb der Klinik gefehlt hat. Das Einhalten klarer Grenzen ist von äußerster Wichtigkeit. Bei wiederholten Verstößen oder Nichteinhaltung der Regeln behält sich die Klinik eine Entlassung vor. Der Entzug beginnt bereits zu Beginn des Klinikaufenthalts. Das Smartphone wird ihnen für zwei Wochen komplett entzogen. Sie erhalten Ersatzgeräte, die keinen Zugang zum Internet haben. Nach zwei Wochen bekommen die PatientInnen ihr Handy täglich für zwei Stunden ausgehändigt, um einen normalen Umgang damit zu erlernen. Der ausgehändigte Therapieplan ist verpflichtend. Falls PatientInnen aus einem bestimmten Grund verhindert sind, ist dies dem Einzeltherapeuten zu melden. In der Klinik haben die PatientInnen ein verpflichtendes Wochenprogramm von: 2× Gruppentherapie; 2× Einzeltherapie; 1× Mediengruppe; 1× Tiergestützte Therapie; 2× Tanztherapie; 1× Kunsttherapie; 2× Nordic Walking, Walking oder Joggen; 1× Funktionales Training; 1× Taekwondo und weitere individuell zugeschnittene Therapien wie Soziales Kompetenztraining, Progressive Muskelrelaxation, Physiotherapie, Yoga, Sozialtherapie. Ferner müssen die PatientInnen eigenständig die Planung der Aktivität in der Gruppe für das Wochenende übernehmen.

Wie aus dem Plan ersichtlich, erfährt die Tanztherapie und das sportliche Angebot eine wesentliche Bedeutung. Für die jungen PatientInnen ist es wichtig, täglich den Körper zu spüren und zu fordern. Sport und Bewegung sollte einmal täglich ausgeübt werden. Häufig fällt es den PatientInnen aufgrund ihrer Verschiebung des Tag-Nacht-Rhythmus schwer, morgens aufzustehen. Daher sind das Aufstehen und die Teilnahme am Frühstück in der Gruppe für sie verpflichtend. „Das Ich wird zum Ich über das Du oder das Wir." Mit diesem Leitspruch erleben sich die PatientInnen in der Gruppe einerseits als wichtiger Teil der Gemeinschaft und andererseits als individuelle Persönlichkeit. Das Getragen- und Unterstützt-Werden seitens der Gruppenmitglieder ist eine korrigierende Erfahrung für die jungen Menschen, die den Kontakt zur Welt verloren haben. Sie helfen sich gegenseitig während des Entzugs, sprechen miteinander, drücken Mitgefühl aus, ermuntern sich, berichten von ihren Erfahrungen und zeigen sich in ihrer Not. Nach der schwierigen Phase des Entzugs wirken die Betroffenen offener, ansprechbarer und verbundener mit sich und der Gruppe. Aufgrund ihrer Erfahrung ziehen die PatientInnen, die schon länger Teil der Gruppe sind, die Neuen mit. Folgende Aussagen teilen die PatientInnen häufig: „Du brauchst es ja draußen niemanden erzählen, was wir hier in der Tanztherapie machen. Ich weiß auch nicht, was da passiert, aber wenn Du Dich drauf einlässt, hilft's". Diese einladenden Worte eines Mitpatienten sind immer wirkungsvoller, als wenn sie von der Therapeutin kommen. In kleinen Schritten übernehmen die PatientInnen mehr Verantwortung für sich und die Gruppe. Sie durchlaufen die Gruppenphasen der Zugehörigkeit, Verantwortung, Offenheit und Trennung (Bender, 2021b), um zu einem gelebten „Wir" zu gelangen.

5.2 Besonderheiten der Tanztherapie bei Internetabhängigkeit

Ausgestattet mit Orientierungs- und Strukturlosigkeit kommen die PatientInnen zur Tanztherapie und würden am liebsten gleich wieder in ihre zweidimensionale Welt verschwinden. Die Tanztherapie, wie sie in einem herkömmlichen psychosomatischen Setting Anwendung findet, musste von der Autorin für diese Patientengruppe adaptiert werden. Um sie zu erreichen und eine tragfähige Beziehung aufzubauen, brauchte es Geduld, Humor, ernstgemeinte Zuwendung, Zeit, Rituale und strukturierte Therapieeinheiten. Im Mittelpunkt der Tanztherapie stehen das Wiederentdecken der analogen Welt mit all den fünf Sinnen und vor allem die Wiederentdeckung des Körpers mit all seinen Funktionen, Bedürfnissen, Möglichkeiten und Grenzen. Das Sich-Einfügen in die reale Welt findet über Sinnes- und Körperwahrnehmung im Therapieraum, aber auch in der freien Natur statt. Angesichts des ausgeprägten Intellekts und der Kopflastigkeit tendieren die PatientInnen dazu, sich vom Körper und den Gefühlen abzuspalten. Es fällt ihnen oftmals schwer, körperorientiert zu arbeiten. Die PatientInnen kämpfen mit inneren Widerständen, da verkürzte Sehnen, ein unflexibler Körper, eine geringe Frustrationstoleranz und das Desinteresse an Bewegung wenig Freude bereiten, um sich mit dieser Form der psychotherapeutischen Arbeit zu konfrontieren. Die Tanztherapie ist somit eine Arbeit zur Rückeroberung realer Spielräume, deren Ausleben wie bereits ausgeführt, nicht oder unvollständig bewältigt wurde.

Infolge der exzessiven Nutzung der digitalen Medien hat die Sinneswahrnehmung bei den Internetsüchtigen oft an Schärfe verloren. Von daher ist das Fokussieren auf das Fühlen, Sehen, Schmecken, Riechen und Tasten in der freien Natur in der Tanztherapie von enormer Bedeutung. In diesem Zusammenhang haben Freude, Neugierde und Begeisterungsfähigkeit oberste Priorität und knüpfen an das frühkindliche Explorationsverhalten an, das im Zusammenspiel mit der spiegelnden und sich einstimmenden Bezugsperson zu Differenzierung und Individuation führt. Über das Explorieren, Experimentieren und Ausprobieren eröffnen sich für den Patienten neue Handlungsspielräume, um körperliche Fähigkeiten, Grenzen und die daraus oftmals resultierende Frustration zu erforschen und eine Frustrationstoleranz zu entwickeln. Anhand der gewonnenen Körpererfahrungen und dem Erlangen eines neuen Körperbewusstseins kommt der persönliche Prozess in Gang. Der Patient geht im eigenen Tempo entscheidende Schritte und holt die noch fehlenden Entwicklungsschritte hin zu einer autonomen Persönlichkeit nach. Zusätzlich schafft das dreidimensionale Erleben mehr Selbstvertrauen in sich und in die Welt. Ein Zusammenspiel zwischen Wahrnehmen, Erleben und Handeln wird erfahrbar gemacht, um ein Nachnähren in der Ichentwicklung zu erwirken.

5.3 Ziele der Tanztherapie

Für die Internetabhängigen sind folgende Ziele besonders wichtig:

- den Körper wieder spüren lernen;
- sich in der eigenen Haut wohl fühlen;
- entdecken der analogen Welt über die Sinne und den damit einhergehenden Empfindungen zur Gefühlswelt;
- Selbstfürsorge bezugnehmend auf den eigenen Körper inklusive Körperpflege;
- Freude am eigenen Körper, dessen Funktion und Fähigkeiten neu entdecken;
- eigene Grenzen wahrnehmen, ernst nehmen und setzen;
- die Welt haptisch erfahren;
- Kräftigung der Ich-Stärke und Ich-Vitalität;
- Regulation der Emotionen und Affekte;
- Steigerung der Frustrationstoleranz;
- Abbau sozialer Ängstlichkeit und Anspannung;
- Stärkung der Eigenverantwortung;
- Vertrauen in sich und eigene gesunde Anteile gewinnen und in eine Handlungsfähigkeit kommen;
- lebendige Begegnungen erleben, sich mit der Peergroup auseinandersetzen und in Kontakt treten;
- Alternativen bezüglich des Selbstwertgefühls schaffen;
- sich messen, erproben und ausprobieren innerhalb der Gruppe;
- gelebte Gemeinschaft erfahren über gruppenfördernde Maßnahmen;
- Gruppenprozesse der Zughörigkeit, Offenheit und Verantwortung erleben.

5.4 Mögliche Themen in der Tanztherapie

Die PatientInnen erwarten Indoor- und Outdoor-Aktivitäten mit erlebnisorientierten und kreativen Elementen in der Gruppe, die ihnen helfen, Antworten auf folgende Fragen zu finden:

- Meine Zielsetzung – wer oder was kann mich daran hindern, dieses Ziel zu erreichen?
- Wie mache ich mir Nähe- und Distanzregulierung und Bedürfnisse bewusst?
- Interaktionelles Erleben – wie trete ich in Beziehung, wie halte ich Beziehungen und wie löse ich mich aus Beziehungen?
- Wie viel Raum brauche ich, um ein selbstbestimmtes Leben zu führen?
- Wie gehe ich mit meinen inneren und äußeren Grenzen um?

- Wie halte ich meinen inneren und äußeren Standpunkt?
- Wie reguliere ich meine Affekte?
- Wie erkenne ich meine eigenen Schwächen und wie erhalte ich Anerkennung meiner Stärken?
- Was sind meine nächsten Schritte? Zukunftsvisionen konkretisieren.
- Wie komme ich in Bewegung? Was hält mich davon ab?
- Was braucht es, um meine körperliche Anspannung zu reduzieren?
- Wie gehe ich mit meinem inneren Kritiker um?
- Was brauche ich, um meinem Körper wahrzunehmen und mich mit ihm wohlzufühlen?
- Nehme ich meine Bedürfnisse wahr und kann diese auch benennen?
- Kann ich mich von medialen Selbstdarstellungen distanzieren?
- Wie kann ich meine Sucht stoppen?

5.5 Eine Beispielstunde in der Tanztherapie

Montagmorgen: Erste Therapiestunde um 08:45 Uhr: Tanztherapie für 75 Minuten.

Die PatientInnen kommen gähnend, stöhnend, meist mit halb verschlossenen Augen und stumm in die Stunde geschlichen. Der Leitgedanke der Klinik, morgens aufzustehen, zu frühstücken, den Körper zu spüren, zu bewegen, zu fordern, in Schwung zu bringen, findet in der Gruppe wenig Anklang.

Manche kommen zu spät und suchen nach fadenscheinigen Entschuldigungen, warum sie zu spät kommen. Die Tanztherapeutin, selbst ausgeschlafen und motiviert, findet eine Gruppe junger motivationsloser, gelangweilter PatientInnen mit schlappen Körpern und wenig äußerer Präsenz vor. Ein Patient erschien zu dieser Sitzung grundsätzlich mit seiner Ray-Ban Sonnenbrille auf der Nase. Es wird weder gesprochen noch getuschelt. Es ist still im Raum. Vor ein paar Jahren versuchte die Tanztherapeutin noch, die müden PatientInnen über Musik und kreative Einfälle in Bewegung zu bringen. Nachdem sie ihre eigene und nicht die Anstrengung der PatientInnen spürte, änderte sie ihr Konzept. Die Tanztherapeutin versucht sich so wenig wie möglich einzubringen und setzt auf Eigenverantwortung und Selbstfürsorge des Patienten. Frühere Erfahrungen haben gezeigt, dass von der Tanztherapeutin eingebrachte Anregungen oft mit Widerstand beantwortet wurden.

Die Sitzungen sind strukturiert aufgebaut, um eine gewisse Berechenbarkeit und Orientierung zu gewährleisten. Die Therapeutin holt die Patienten an der Stelle ab, an der sie sich befinden. So starten die Sitzungen mit leisen Klängen in liegender Position auf dicken Gymnastikmatten. Die PatientInnen haben somit

Zeit, bei sich anzukommen. Mit dem Angebot für sanftes Dehnen, Strecken, Gähnen, Stöhnen, Ächzen eröffnet sich ihnen die Möglichkeit, in ihrem eigenen Rhythmus in Bewegung zu kommen. Meist liegen die PatientInnen von sich aus zusammengekrümmt in Embryostellung. Aus dieser Stellung heraus lädt die Therapeutin sie mit möglichst angenehmer und nicht zu fordernder Stimme ein, ihren Motivations-, Anspannungs- und Stimmungslevel auf einer Skala von 0 – 10 zu bestimmen, um anschließend im Sitzen in die Befindlichkeitsrunde zu starten.

Nach der Befindlichkeitsrunde, in der sie meist vom Wochenende berichten, sind sie schon ein stückweit munterer. Das Montagmorgenritual, das sie mal mit, mal ohne Bewegung für sich ausführen, lautet „Zielsetzung“: „Was nehme ich mir für diese Woche auf körperlicher und therapeutischer Ebene vor und wie setze ich dies konkret um?“

Im Anschluss erfolgt das Warm-up entweder draußen im Freien ohne Musik oder im Therapieraum mit Musik mit beispielsweise folgenden Fragestellungen: „Was braucht mein Körper im Hier und Jetzt? Welche Übung/Bewegung fällt mir dazu ein?“ Dazu zeigt ein Patient aus der Gruppe, was sein Körper gerade braucht und der Rest der Gruppe unterstützt ihn dabei, indem er die Übung mit ihm ausführt, bis ein anderer aus der Gruppe „stopp“ sagt und seine Übung der Gruppe ansagt. Ziele der Übung sind, die Wahrnehmung des eigenen Körpers zu schulen, Bedürfnisse des Körpers zu spüren, Eigenverantwortung zu übernehmen und die Gruppe anzuführen. Jeder passt sich der Gemeinschaft an, kann aber stoppen, wenn ihm etwas zu viel wird. Während des Warm-ups wird die Stimmung meist schon lebendiger und lustiger. Es wird gelacht und man nimmt sich oft gegenseitig auf den Arm.

Im Hauptteil wird ein Aspekt des oben genannten Themenkatalogs herausgegriffen und tanztherapeutisch exploriert, wie zum Beispiel: „Wie kann ich meine Sucht stoppen?“ Ein wesentlicher Aspekt bei Suchterkrankten, egal ob stoff- oder nichtstoffgebunden, ist die Herausforderung hinsichtlich der Kontrolle der Suchtsubstanz. Da die Internetnutzung weiterhin erfolgt und die Patientin somit mit der Suchtsubstanz konfrontiert wird, muss sie lernen, einen adäquaten Umgang damit zu finden, um das Suchtverhalten zu stoppen. Aus bewegungsanalytischer Sicht können Verhaltensweisen nicht gestoppt werden, solange der *Stopprhythmus* nicht integriert ist.

Über eine Mentalisierungsübung werden die PatientInnen zu dem Thema hingeführt: Die PatientInnen werden eingeladen, sich einen Schalter, der das Ein- und Ausschalten verdeutlicht, zu imaginieren. Dies kann ein Touch-Screen-Schalter sein oder ein Kippschalter, den sie manuell betätigen. Sie stellen sich beim Einschalten ein grünes und beim Ausschalten ein rotes Licht vor.

In Bewegung

- *Variante 1:* Die PatientInnen gehen durch den Raum zu einer von ihnen mitgebrachten Musik. Die Therapeutin setzt von außen ein Stopp, indem sie die Musik stoppt. Die PatientInnen reagieren mit „Freeze", d.h. der Körper stoppt und bewegt sich nicht. Die Musik setzt wieder ein und die PatientInnen bewegen sich weiter.
- *Variante 2:* Patient A aus der Gruppe stoppt, alle PatientInnen stoppen. Patient A löst den Stopp wieder auf und bewegt sich. Alle PatientInnen bewegen sich weiter.
- *Variante 3:* Patientin A stoppt die Gruppe – ein anderer Patient aus der Gruppe geht weiter und löst den Stopp auf. Alle PatientInnen bewegen sich weiter.
- *Variante 4:* Patient A tippt Patientin B auf die Schulter und sagt „Stopp". Ein beliebiger Patient löst den Stopp auf, indem er erneut auf die Schulter der Patientin B tippt und „Go" sagt.
- *Variante 5:* Jeder Patient stoppt sich selbst, indem er innerlich „stopp" zu sich sagt und seinen roten Schalter imaginiert. Er selbst löst den Stopp auf, indem er innerlich „go" sagt und seinen grünen Schalter imaginiert.
- *Variante 6:* Wiederholung der Variante 5 in Verbindung zur eigenen Sucht. Wie fühlt sich das Stoppen auf körperlicher und emotionaler Ebene an?

Zielsetzung:

- Internalisierung und Integration des *Stopprhythmus.*
- Differenzierte Wahrnehmung hinsichtlich des Stoppens der Sucht.
- Aus eigenem Antrieb sich selbst und seine Sucht stoppen.
- Erkennen der inneren Anteile, die mich am Stoppen hindern.
- Innere Widerstände wahrnehmen, erkennen und überwinden.

5.6 Lebenslinien

Da die PatientInnen sich vor dem Klinikaufenthalt aufgrund ihrer Internetsucht in ihren Zimmern zurückzogen und wenig Kontakt zur realen Außenwelt hatten, fühlen sie sich oftmals überfordert, während des Klinikaufenthalts Kontakte zu knüpfen, Beziehungserfahrungen zu sammeln und über ihr Leben zu sprechen. Sie igeln sich ein, sprechen leise, verschlucken Silben und die Stimmlage ist gezogen und monoton. Es bedarf Hilfsmittel, die es ihnen ermöglichen, sich zu äußern. Dafür bietet sich die Gestaltung ihrer Lebenslinie an, die symbolisch relevante Lebensereignisse zeigt. Entweder findet diese Intervention im Therapieraum mit gewalkten, bunten Filzseilen und anderen Materialien wie Igelbälle, Sandsäckchen, Stöcke etc. oder draußen mit Naturmaterialien statt.

Anhand der Linie, auf der sie ihr Auf und Ab, Krisen, Schulabbruch, Scheidung der Eltern, erste Freundin, Mobbingerfahrungen, Verlassenwerden von der Freundin, Blockaden, Ängste und Nöte usw. markieren und darstellen, haben sie die Möglichkeit, sich zu zeigen und über sich zu sprechen. Mithilfe dieser Intervention fällt es den jungen Menschen leichter, über sich und ihre Probleme zu sprechen. Das Auf-und-Ab der Linie, Knoten im Filzseil oder das Wirrwarr der Seile weckt in der Regel Interesse bei den MitpatientInnen und regt zu Fragen und Antworten an (Abbildung 3). Beobachtungen und Fragen wie beispielsweise: „Warum geht Deine Lebenslinie sukzessive nach unten?" initiiert ein Nachdenken über bisherige Verhaltensweisen und mögliche Veränderungen. Die Stunden sind oft von intensiven Gefühlen geprägt und es entsteht eine offene Atmosphäre und Vertrauensbasis in der Gruppe. Die PatientInnen entscheiden, wie viel sie von sich preisgeben. In der Regel outen sich in dieser Stunde selbst die schüchternen und in sich gekehrten PatientInnen. Scham und Schuldgefühle werden thematisiert und oftmals fließen Tränen.

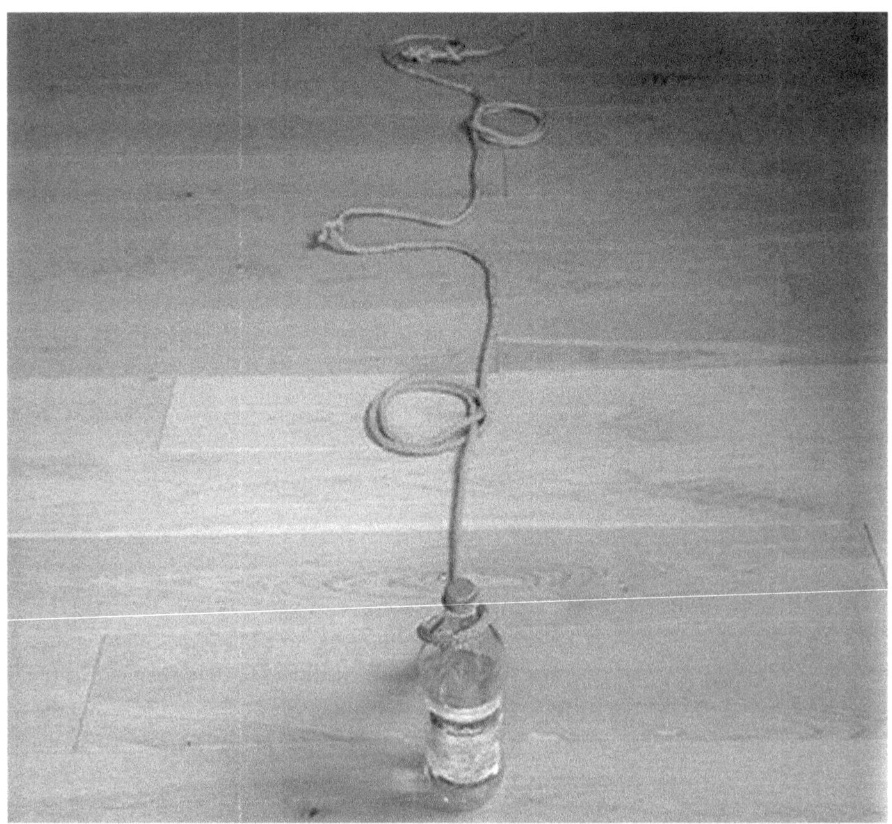

Abbildung 3: Patient A und das Bild mit der Flasche

Vorstellung Patient A: Der 24-jährige Patient kommt in die Klinik wegen Internetpornosucht und Beziehungsproblemen mit seiner langjährigen Freundin. Mit 12 Jahren entdeckte der Patient über seinen Freundeskreis Pornos und Sexszenen im Internet. Im Laufe der Pubertät wurde der Sog zu den Pornos stärker, sodass er begann, für sich alleine Pornos zu konsumieren. In seinem Leben zeigte er zwei Gesichter: „Der Brave, Angepasste und der Wilde, Ausgeflippte". Als junger Erwachsener spielte er in zwei Bands. In der Blaskapelle war er der brave bayerische junge Mann, der alles in seinem Leben richtig machen wollte, in der Metalband dagegen war er der wilde ausgeflippte Frontman, der die Groupies nacheinander „abschleppte". Den Bandmitgliedern der Metalband missfiel sein Verhalten. Sie setzten ihn so unter Druck, dass er aus der Band ausstieg, seine wilde, lebendige Seite aufgab und nur noch der Brave in der Blaskapelle war. Seine wilde Seite konnte er nicht mehr leben. Er spaltete sie ab und der Suchtdruck nahm zu. Obwohl er seit vier Jahren in einer festen Beziehung lebte, konnte er von der Internetpornosucht nicht lassen und verheimlichte die Sucht vor seiner Freundin. Es gelang ihm nicht mehr, die Sucht mit seinem Leben zu vereinbaren und er entschied sich, in die Klinik zu gehen.

Gelegte Lebenslinie: Die dargestellte Flasche steht als Zeichen des Lebensanfangs. „Da war noch alles in Ordnung", meinte er. Die Familie ist laut seiner Aussage, die Quelle des Lebens.

In der Linie befinden sich Schlaufen, die unterschiedlich stark verknotet sind und auf unterschiedliche Weise zugezogen wurden, um so die krisenhaften Momente in seinem Leben zu verdeutlichen.

- Schlaufe 1 nahe der Flasche: Pornosucht.
- Schlaufe 2: Rausschmiss aus der Metalband.
- Schlaufe 3: Klinikeinweisung.

Verbesserung: Der letzte Knoten am Ende des Seils ist etwas lockerer gelegt, weil sich seine Krisenknoten in der Klinik etwas gelöst haben. Laut seiner Aussage geht es für ihn in die richtige Richtung. Er hat sich während des Klinikaufenthalts gegenüber seiner Freundin erstmals geoutet und von seiner Pornosucht gesprochen. Aufgrund gegenseitiger Vorwürfe und des kontrollierenden und misstrauischen Verhaltens seitens der Freundin beendete er in der Klinik die Beziehung. Seine Zielsetzung lautete: „Ich möchte mich nicht mehr verstecken und ein offenes und ehrliches Leben ohne Pornosucht führen". Im Laufe des Klinikaufenthalts wurde er lebendiger, das Körperbild freier, sein Körper geschmeidiger und lockerer. Er ging nicht mehr so streng und rigide mit sich um und ließ sich einen lustigen Zwirbelbart wachsen. Mit seinen positiven Führungsqualitäten konnte er auf humorvolle Art und Weise die Gruppe mitziehen, spielte in der Klinik auf seinen Instrumenten und wurde ein wichtiges Gruppenmitglied. Er erhielt viele wertschätzende Feedbacks von den Gruppenteilnehmern.

Vorstellung Patient B: Patient B kommt mit 21 Jahren wegen Onlinesportwettensucht in die Klinik. Der Patient ging bereits in seiner Kindheit gemeinsam mit dem Vater zu den Sportwetten. Der Vater richtete ihm sogar ein Konto ein, von welchem er sich bedenkenlos bedienen konnte. In jungen Jahren hatte er oft Glück und gewann. Mit 17 Jahren reichte ihm die Kontoeinlage nicht mehr, er legte sich mit gefälschten Daten ein eigenes Konto an und begann auf eigene Faust mit Onlinesportwetten. Währenddessen zog er sich aus seinem realen Freundeskreis zurück, da er lieber am Computer saß und wetten wollte. Zu dieser Zeit verstanden sich die Eltern nicht gut und blieben nur wegen ihm zusammen. Sein Vater arbeitete in einer anderen Stadt und pendelte zwischen Heimat- und Arbeitsstadt hin und her. Am Wochenende kam er nach Hause und Patient B. spürte die unangenehme Atmosphäre zwischen den Eltern.

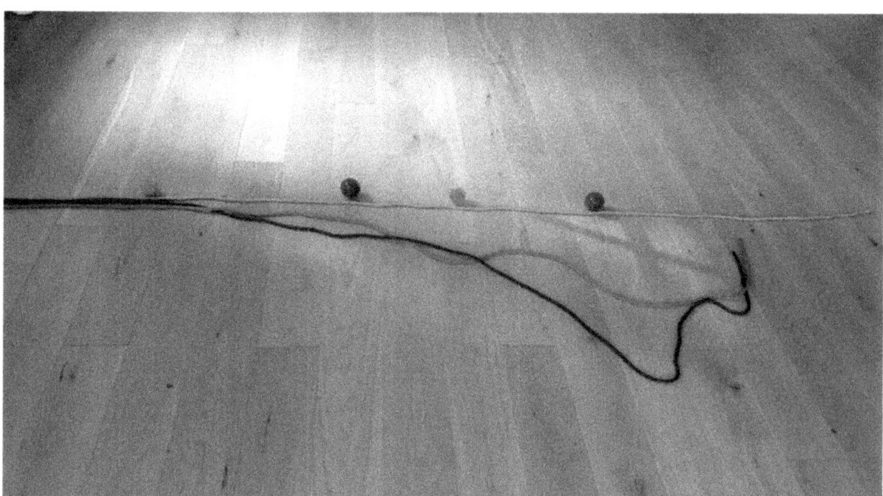

Abbildung 4: Lebenslinie von Patient B

Gelegte Lebenslinie (Abbildung 4):

- Grünes Seil (oben) = Linie für Normalität
- Rotes Seil (Mitte) = Linie der Zufriedenheit
- Blaues Seil (unten) = Linie der Sucht
- Igelbälle = unangenehme Stationen wie die Scheidung der Eltern und die gerichtliche Verhandlung
- Igelbälle von links nach rechts:
  1. Roter Igelball: Die angespannte Situation zuhause, die vielen Streits zwischen seinen Eltern, hielt er nicht aus und tauchte in die virtuelle Welt ein. Er vernachlässigte die Schule und später den Ausbildungsplatz. Aufgrund seiner Fehlzeiten gab es immer wieder Ärger, bis ihm gekündigt wurde.
  2. Grüner Igelball: Als der Vater in Rente ging, zog er zur Familie und pendelte nicht mehr zwischen Arbeits- und Heimatstadt. Er hielt es zuhause nicht lange aus und ließ sich scheiden. Währenddessen ging bei seinem Sohn das Wetten weiter. Da er nun endgültig sein ganzes Geld verspielt hatte und somit mittellos war, besorgte er sich auf illegale Weise Geld. Er wurde gefasst und verurteilt.
  3. Roter Igelball: Erste Gerichtsverhandlung: Als Strafe musste er Sozialstunden leisten. Er nahm die Strafe nicht ernst, widersetzte sich und verweigerte, die Stunden abzuarbeiten. Stattdessen machte er weiter mit den Wetten. Seine Mutter übte enormen Druck auf ihn aus mit der Folge, dass er sich immer mehr zurückzog und weiter wettete. Als er merkte, wie eng es um ihn herum wurde, wurde er auf das Buch von Bert te Wildt *Digital Junkies* aufmerksam. Er sah sich darin wieder und willigte einer Einweisung in die Klinik ein.
  4. Grüner Igelball: Zweite Gerichtsverhandlung: In der Klinik kam es zur zweiten Verhandlung und er erhielt eine Strafe auf Bewährung. Bei einem weiteren Vergehen würde ihm Gefängnis drohen. Zum Vater, der mittlerweile eine neue Familie gegründet hat, hat er keinen Kontakt mehr. Mit seinen Stiefgeschwistern, vor allem der Halbschwester, versteht er sich gut. Da der Vater sich aus seiner Sicht im Hinblick auf seine Suchterkrankung mitverschuldete oder zumindest das Suchtverhalten begünstigte, brach er die Beziehung zu ihm ab. Der Vater stellte weder Regeln auf, noch setzte er Grenzen und war für ihn keine positive Orientierungsfigur. Erst als das Gericht als oberste Instanz des Rechts und als Autorität ins Spiel kam, wachte er auf und nahm die Therapien ernst. Er brauchte sozusagen „harte Bandagen“ und somit Grenzen, die nicht mehr verschwimmen konnten.

Verbesserung: Ab der zweiten Verhandlung ging es im Therapieverlauf bergauf. Er wurde spürbarer und offener. Mit Schamgefühl erzählte er der Gruppe von seiner Sucht und seinem Lebenslauf. In der Belastungserprobung traf er sich mit seiner Halbschwester, spielte mit ihr Tennis und setzte eigenständig für sich Ziele. Er wollte wieder mehr Sport treiben und sucht jetzt bis zum Studienstart nach einem Praktikumsplatz. Zwischenzeitlich fand ein Elterngespräch mit der Mutter, dem Einzeltherapeuten und ihm statt. Dabei wirkte die Mutter sehr kontrollierend. Aus Angst davor, ihr Sohn würde zum wiederholten Male in die Sucht abdriften, sprach sie sich gegen das Studieren aus. Nach dem Gespräch mit der Mutter und der Belastungserprobung zuhause findet nun eine langsame Annäherung und Vertrauensbildung zwischen Mutter und Sohn statt. Die Mutter wird laut Patient weicher und er freut sich auf Zuhause und auf das wirkliche Leben draußen.

6 Schlussbetrachtung

In der tanztherapeutischen Arbeit mit Medienabhängigen muss die Therapeutin aufpassen, sich nicht in endlose Diskussionen mit diesen PatientInnen verwickeln zu lassen, da sie Meister der Eloquenz und kognitiver Auseinandersetzung sind. Sie brauchen klare Grenzen und klärende Worte. Mit einem Lächeln auf den Lippen wird dies auch akzeptiert. Mit Humor, echter Anteilnahme und kreativ spielerischen Elementen gelingt es oftmals, ihre Herzen zu erreichen. Über das Herstellen einer wertschätzenden Vertrauensbasis wird ihre Tiefsinnigkeit, Ehrlichkeit, Liebenswürdigkeit und ihre individuelle Persönlichkeit erlebbar. So unspektakulär die Tanztherapiesitzungen beginnen mögen, so energiegeladen können sie enden. In diesem Setting ist so vieles möglich. Zwar kann es sein, dass Betroffene ein zweites Mal in die Klinik kommen oder den ein oder anderen Rückfall erleiden, dennoch kann ihnen die Erfahrung der intensiven dreimonatigen korrigierenden Gruppenerfahrung nicht genommen werden. Auf dieses therapeutisch und real erreichte „Level" können sie wieder aufbauen (Tabelle 15).

Tabelle 15: Themenkatalog Internetabhängigkeit

Auszug eines Themenkatalogs in der Tanztherapie				
	Thema	**Inhalte**	**Ziele**	**Reflexion**
1.	Körperbild erstellen	Partnerübung: Partner A breitet sich in Rückenlage auf einer Papierrolle aus. Partner B ummalt den Körperumriss von Partner A. Partner A schreibt, skizziert, malt seine Symptome, Gefühle, Körpersensationen in den umrandeten Körper hinein.	Bewusstes Wahrnehmen des eigenen Körpers, der Körpergrenzen, der Symptome und der damit einhergehenden Gefühle.	Mein Körper besteht nicht nur aus Kopf und Hände, die für die Internetspiele vorrangig sind. Kann ich meine einzelnen Körperteile bzw. meinen Körper als Ganzes wahrnehmen? Mein Bezug zu meinem Körper und zu meinen Gefühlen?
2.	Lebensrad legen	Mit Naturmaterialien ein Tortendiagramm legen, das aus 4 Feldern zu persönlichen Lebensbereichen, wie Familie, Beruf/Studium, Freunde und was mir im Leben wichtig ist, besteht.	Veränderungswunsch bzw. Veränderungsbedarf erkennen. Persönliche Themen vor der Gruppe ansprechen und sich der Gruppe zeigen.	Welche Bereiche haben sich aufgrund der Sucht verkleinert bzw. vergrößert? Was belastet mich? Was möchte ich ändern? Was habe ich geschafft in meinem Leben? Welche Bereiche in meinem Leben nehmen viel bzw. wenig Raum ein?
3.	Zielsetzung in der Klinik: Wie gehe ich auf mein Ziel zu?	Bestimmte Zielpunkte im Raum markieren, diese mit persönlichen Zielen belegen und darauf in eigener Bewegungsqualität zugehen.	Eigenverantwortung. Ziele in Hinblick auf den Klinikaufenthalt benennen und konkretisieren.	Bin ich fest entschlossen, die Internetsucht anzugehen? Wo möchte ich hin? In welcher Geschwindigkeit gehe ich auf mein Ziel zu? Wer oder was lenkt mich dabei ab oder hindert mich daran mein Ziel zu erreichen? Habe ich mein Ziel direkt oder indirekt im Blick?

Tabelle 15: Themenkatalog Internetabhängigkeit (Fortsetzung)

Auszug eines Themenkatalogs in der Tanztherapie				
	Thema	**Inhalte**	**Ziele**	**Reflexion**
4.	Sinnesübung – Erwecken der 4 Sinne im Wald	Achtsames Gehen im Wald mit dem Fokus auf: Was sehe ich? Was rieche ich? Was höre ich? Was berühre ich?	Sinnesschulung – Ankommen in der realen Welt über die Sinne	Welcher Sinneskanal ist ausgeprägt? Welcher Sinneskanal hat sich aufgrund der Sucht zurückgezogen? Komme ich mit Hilfe der Sinne in der Welt an?
5.	Loslassen / Annehmen	Die Natur als mein Lehrmeister: An welcher Stelle zeigt mir die Natur, was Loslassen und Annehmen bedeutet? Inspirationen von der Natur holen, die mich in meinem Prozess des Entzugs und der Entwöhnung unterstützen.	Kompetenzerweiterung, Stärkung der Naturverbundenheit; Perspektiven von unterschiedlichen Positionen beleuchten; Willensstärke und Durchsetzungsfähigkeit entwickeln. Transferleistung entwickeln, z.B. der Apfel fällt vom Baum, wenn er reif ist.	Welche Attribute aus der Natur kann ich im Hinblick auf meinen Entzug bzw. Loslösungsprozess nutzen? An welcher Stelle in meinem Leben geht es darum, Hilfe anzunehmen?
5.	Gruppenkohäsion – Wirkgefühl stärken. Das Ich in der Gruppe	Freies Bewegen zu Musik mit einem 10 m langen Gummiband in der Gruppe.	Ankommen in der Gruppe; Individualität und Wir-Gefühl schließen sich nicht aus. Selbstwirksamkeit, Selbstermächtigung erleben. Ressourcen erarbeiten.Transfer zwischen der Übung und dem Leben außerhalb der Klinik herstellen.	Wie geht es mir in Gruppen? Welche Erfahrungen sammelte ich in Gruppen und Systemen? Was bringe ich in die Gruppe ein? Was wünsche ich mir von der Gruppe? Was sollte die Gruppe von mir wissen?

Tabelle 15: Themenkatalog Internetabhängigkeit (Fortsetzung)

Auszug eines Themenkatalogs in der Tanztherapie				
	Thema	**Inhalte**	**Ziele**	**Reflexion**
7.	Lebenslinie erstellen	Die eigene Lebenslinie mit Materialien wie Filzseile, Seile, Igelbälle, Sandsäckchen usw. legen. Wichtige Stationen des Lebens, wie z.B. Brüche im Leben, Konflikte, Enttäuschungen, Trennungen, markieren und der Gruppe erklären.	Lebensreflexion. Offenheitsphase. Sich zeigen und gesehen werden. Selbst entscheiden, wie viel ich von mir preisgeben möchte. Vertrauensbildung zur Gruppe	Wie geht es mir, mich mit meiner Suchtgeschichte zu zeigen? Fällt es mir schwer darüber zu sprechen? Welche Gefühle sind beim Legen und Reflektieren involviert? Kann ich diese zulassen oder unterdrücke ich sie?
8.	Ideal-Ich – Ist-Ich	Körperliche Exploration zum Thema: Erstes Blatt Papier mit „Ideal-Ich“ und zweites Blatt Papier mit „Ist-Ich“ beschriften. Patient stellt sich nacheinander erst auf Blatt 1 anschließend auf Blatt 2, nimmt unterschiedliche Körperwahrnehmungen, Sensationen und Gefühle wahr.	Mentalisierungsfähigkeit fördern. Realistische Selbsteinschätzung. Ankommen im Hier und Jetzt. In wieweit differieren bzw. klaffen Wunschvorstellungen und reale Begebenheiten auseinander?	Wo wünsche bzw. träume ich mich hin? Wie schaut die Realität aus? Habe ich mich überschätzt? Welche konkreten Schritte leite ich ein, um das Ideal-Ich zu erreichen? Ist das Ideal-Ich erreichbar, unerreichbar oder habe ich zu hoch gegriffen? Muss ich entsprechend meinem Tempo mein Vorhaben nachjustieren?

Tabelle 15: Themenkatalog Internetabhängigkeit (Fortsetzung)

Auszug eines Themenkatalogs in der Tanztherapie				
	Thema	**Inhalte**	**Ziele**	**Reflexion**
9.	Fremdwahrnehmung / Eigenwahrnehmung – in der Natur	Partnerübung: Auswahl eines Partners. Was sind meine Kriterien, den Partner auszusuchen und auf ihn aktiv zuzugehen? Exploration mit Naturmaterialien in der freien Natur. Wie nehme ich meinen Partner mit all seinen Fähigkeiten, Facetten, Ressourcen und Talenten wahr? Eine passende Analogie aus der Natur dazu finden. Welche Pflanze, Tier, Baum steht für meinen Partner? An was mache ich dies fest und an welcher Stelle gibt es für ihn noch Entwicklungspotienzial?	Abstrahierung und Übertragung. Kontaktaufnahme herstellen. Fremdeinschätzung vornehmen. Ressourcen des Gegenübers erkennen. Emotionales Einstellen auf das Gegenüber. Beziehungsfähigkeit entwickeln. Festigung von Beziehungen. Vergleich Selbstwahrnehmung/ Fremdwahrnehmung. Kann ich meine früheren Mobbingerfahrungen neu überschreiben und eine korrigierende Erfahrung sammeln?	Wie trete ich hinsichtlich der Partnerauswahl in Kontakt? Gehe ich aktiv auf die Person zu oder warte ich, bis ich ausgesucht werde? Wie erging es mir dabei? Bin ich zu schnell, zu zögerlich, zu ängstlich oder zu langsam um Kontakt aufzunehmen? War der Partner bereits belegt und was für Gefühle kamen an die Oberfläche? Wie erging es mir dabei mein Gegenüber wahrzunehmen und einzuschätzen? Kann ich die Fremdeinschätzung annehmen? Stimmt diese mit meiner Eigenwahrnehmung überein?

Tabelle 15: Themenkatalog Internetabhängigkeit (Fortsetzung)

Auszug eines Themenkatalogs in der Tanztherapie				
	Thema	**Inhalte**	**Ziele**	**Reflexion**
10.	Grenzen setzen / Grenzen gesetzt bekommen	Exploration mit dem Stock. a) Eine Grenze mit dem Medium Stock auf den Boden legen. Klare Definition der Grenze hinsichtlich der Internetsucht vornehmen. Auf die Grenze zugehen, sich ihr annähern, sich von ihr entfernen, über die Grenze gehen. b) Partnerübung: Partner A setzt Partner B von außen eine Grenze; für was steht die von außen gesetzte Grenze bezüglich der Internetsucht? Ich gehe in unterschiedlichen Tempi auf diese zu und beobachte meine Impulse. Möchte ich die Grenze überschreiten? Akzeptiere ich sie? Spiele ich damit, widersetze ich mich ihr?	Setzen der Grenzen im Hinblick auf die Internetsucht. Selbstwirksamkeit. Selbstermächtigung. Autonomieentwicklung. Selbstbestimmtheit. Selbstakzeptanz.	Wie geht es mir mit dem Setzen der Grenze bezüglich meiner Sucht? Wie geht es mir, wenn ich von außen Grenzen gesetzt bekomme? Wie gehe ich in meinem Leben grundsätzlich mit Grenzen um? Welchen Gewinn ziehe ich für mich aus der Übung hinsichtlich Grenzen zu meiner Internetsucht?
11.	Widerstand / Prokrastination	Folgende Faktoren werden als Partnerübung zum Thema des Widerstands genutzt: z.B. Gegendruck, Auflehnung, Gegenkraft, Gegenstemmen, Trotzen, Querstellen. Partner A repräsentiert den Widerstand, Partner B exploriert und bewegt sich zu den erwähnten Faktoren.	Bereitschaft entwickeln, den inneren Widerstand in den persönlichen Prozess kreativ einzubeziehen. Verstehen der Hintergründe des Widerstands. Entwicklung einer gelebten Autonomie.	Welche Ängste liegen hinter dem Widerstand? Welche Einsichten braucht es, den inneren Widerstand aufzulösen? Was entdecke ich in mir bei Auflösen des Widerstands? Woran halte ich fest bei Nichtauflösen des inneren Widerstands?

Tabelle 15: Themenkatalog Internetabhängigkeit (Fortsetzung)

Auszug eines Themenkatalogs in der Tanztherapie				
	Thema	**Inhalte**	**Ziele**	**Reflexion**
12	Stoppübung	Gruppe bewegt sich durch den Raum, eine Patientin sagt den Bewegungswechsel an, indem sie laut und deutlich „Stopp“ ruft und ihre favorisierte Bewegung der Gruppe zeigt. Die Gruppe spiegelt die Bewegung, bis eine andere Patientin den Impuls der Bewegungsveränderung ausruft.	Förderung des Perspektivenwechsels. Offensein für Neues. Selbstwirksamkeitserleben. Selbstbestimmtheit. Führen und Folgen. Spiegelung der eigenen Bewegungsqualität. Sammeln korrigierender Erfahrungen.	Kann ich mich stoppen? Kann ich meine Sucht stoppen? Nehme ich meinen Veränderungswunsch wahr und ernst? Setze ich diesen um, indem ich mich laut und deutlich das Einbringen meines Bewegungsimpulses in die Gruppe und das Setzen eigener Akzente vertrete? Kann ich Zusammenhänge bezüglich meines Lebens herstellen?
13	In Bewegung kommen / in Handlung kommen	PatientInnen experimentieren mit unterschiedlichen Gangvarianten: Vorwärtsgehen, Rückwärtsgehen, um sich kreisen, zwei Schritte vor und ein Schritt zurückgehen, auf der Stelle treten, über ein Hindernis hüpfen, erstarren, Zick-Zack-Gehen, Schleichen, Schlendern. PatientInnen entscheiden sich für zwei Gehmuster: Variante 1: ein vertrautes Bewegungsmuster generieren. Variante 2: ein neues Bewegungsmuster generieren.	Bestandsaufnahme: An welcher Stelle stehe ich in meinem persönlichen Prozess? Zusammenhang zwischen vertrautem Bewegungsmuster und neuem Bewegungsmuster herstellen. Kann ich mein Muster der Strukturlosigkeit und Lethargie verändern?	Wo stehe ich gerade? Was brauche ich, um in Bewegung zu kommen? Kann ich mich aus einem mir vertrauten Verhaltensmuster lösen und ein neues Verhaltensmuster generieren? Kann ein neues, gesundes Muster mein altes Suchtmuster ablösen?

Tabelle 15: Themenkatalog Internetabhängigkeit (Fortsetzung)

Auszug eines Themenkatalogs in der Tanztherapie				
	Thema	**Inhalte**	**Ziele**	**Reflexion**
14	Mein Weg – Zukunftsvision	Achtsames Balancieren auf einem Seil, das die Lebenslinie repräsentiert. Am Ende des Seils stehenbleiben und den Blick in die Zukunft richten. Wo sehe ich mich Ende nächsten Jahres? Meine Vision mit Materialien gestalten.	Mentalisierungsfähigkeit entwickeln. Zukunftsvisionen generieren. Vertrauen in sich, seine Stärken und seine Fähigkeiten entwickeln. Selbstwirksamkeitserleben. Transfer zwischen Außen und Innen entwickeln.	Wo stehe ich Ende nächsten Jahres? Was soll sich bis dahin konkret verändert haben? Wie ist meine Körperhaltung bzw. innere Ausrichtung dazu? Kann ich meine Stärken, Fähigkeiten und Talente dahingehend einsetzen?
15	Abschied von der Gruppe	Übergänge, Abschiede, Neubeginn, Abschluss. Abschiedsritual in der Gruppe entwickeln. Beispiel: Patient, der die Klinik verlässt, löst sich aus dem Kreis der Gruppe oder aus dem Gummiband, dreht sich dabei um, entfernt sich von der Gruppe und blickt von außerhalb des Kreises auf die Gruppe.	Festigung von Beziehungen. Abschied nehmen von Personen, die einem in der Internetgruppe nahe stehen. Trauerarbeit. Wirkkraft von Ritualen.	Wie gehe ich mit Abschied und Trennung um? Bekommen Abschiede, Übergänge, Neubeginn in meinem Leben einen Rahmen, bzw. Raum zum Nachsinnen?

Nachwort

Die Untersuchungen und Fallbeispiele in diesem Buch zeigen: aus Anlagen und Umwelteinflüssen ergibt sich der ganz persönliche Tanzstil, um die Entwicklungsstufen hinaufzutanzen. Die Bewältigung mancher Stufen gelingt im Sturm, dann geht es wieder ein paar Stufen zurück, um Verlorengegangenes zu suchen und neu zu finden und mit dem vervollständigten Grundgepäck schließlich weiterzutanzen. Die Anleitung, Hilfe und Unterstützung auf diesem Weg sind am Anfang unerlässlich und verändern sich vom „Hilf mir!" zu „Hilf mir, es selbst zu schaffen!" zum „Ich schaffe es!". Gibt es Anlass zur Sorge, weil Entwicklungen nicht altersgerecht verlaufen oder einen besonderen Weg gehen und die Betroffenen darunter leiden, sind alle Kontaktpersonen im familiären und außerfamiliären Bereich gefragt, aufmerksam zu sein und therapeutische Hilfe zu ermöglichen –je früher desto besser. Daher liegt den Herausgeberinnen das Verstehen des Nutzens tanztherapeutischer Arbeit für Kinder und Jugendliche sehr am Herzen. So verschieden die Menschen sind, so verschieden werden sie die Stufen vertanzen. Es ist faszinierend und bereichernd, als Tanztherapeutin in diese individuellen Schrittfolgen einzusteigen und Anregungen und Unterstützung in der Lebenschoreografie geben zu können.

Literatur

Ärzteblatt. (2021). Jugendliche sind mehr Stunden pro Woche online. Abgerufen 20. Februar 2022, unter https://www.aerzteblatt.de/treffer?mode=s&wo=1041&typ=1&nid=126328&s=Mediensucht

Ärztliches Zentrum für Qualität in der Medizin (ÄZQ). (2019). Im Patienteninformation ADHS – Einfach nur viel Energie oder schon hyperaktiv? Abgerufen 3. März 2022, unter https://www.bundesaerztekammer.de/fileadmin/user_upload/downloads/pdf

Ainsworth, M., Blehar, M., Waters, E, & Wall, S. (1978). Patterns of attachment. A psychological study of the strange situation. New York: Hilsdale.

Ainsworth, M., & Wittig, B. (1969). Attachment and exploratory behavior of one-year-olds in a strange situation. In B. Foss, (Eds.): Determinants of infant behavior. Vol 4 (pp.). London: Mehuen.

Banaschweski, T., Döpfner, M. (2014). Aufmerksamkeitsdefizit-/Hyperaktivitätsstörung: Störungsbild und Klassifikation. Kinderärztliche Praxis, 85 (5), 286 – 290.

Banaschewski, T., Roessner, V., Uebel H. & Rothenberger A. (2004). Neurobiologie der Aufmerksamkeitsdefizit-/Hyperaktivitätsstörung (ADHS). Kindheit und Entwicklung. Zeitschrift für klinische Kinderpsychiatrie, 13, (3), 137 – 147.

Beebe, B., Jaffe, J., Markese, S., Cohen, P., Andrews, H., & Feldstein, S. (2010). The origins of 12-month attachment: A microanalysis of 4-month mother-infant interaction. Attachment in Human Development, 12 (0), 3 – 141. Doi: 10.1080/14616730903338985.

Beebe, B., Messinger, D., Bahrick, L., Margolis, A., Buck, K., & Chen, H. (2016). A systems view of mother – infant face-to-face communication. Developmental Psychology, 52 (4), 556 – 571.

Belsky, J., Caspy, A., Moffit, T.E., & Poulton, R. (2020). The origins of you – how childhood shapes later life. Cambridge, MA: Harvard University Press.

Bender, S. (2020). Grundlagen der Tanztherapie. Gießen: Psychosozial.

Bender, S. (2021a). Die psychophysische Bedeutung der Bewegung. Ein Handbuch der Laban Bewegungsanalyse und des Kestenberg Movement Profiles. Berlin: Logos.

Bender, S. (2021b). Systemische Tanztherapie. München: Ernst Reinhardt.

Bundesministerium für Gesundheit (BMfG). (2021). Aufmerksamkeitsdefizitsyndrom. Abgerufen 28 September 2021 unterhttps://www.bundesgesundheitsministerium.de/themen/praevention/kindergesundheit/aufmerksamkeitsdefizitsyndrom.html

Bowlby, J. (1944). Forty-four juvenile thieves: their characters and home-life. International Journal of Psychoanalysis, 25, 19 – 53 and 107 – 128.

Bowlby, J. (2010). Frühe Bindung und kindliche Entwicklung. München: Ernst Reinhardt.

Bräunling, E. (2012). Ein Blatt durch Wolken. Abgerufen 30 März 2013 unter http://fantasiereisen.blogspot.de/2012/08/eine-kleine-luft-reise-auf-einem-blatt.html

Brisch, K.H. (1999). Bindungsstörungen – von der Bindungstheorie zur Therapie. Stuttgart: Klett-Cotta.

Brückmann, A. (2004). Prädikative Parameter für Frühgeburt und vorzeitigen Blasensprung. Dissertation zur Erlangung des akademischen Grades doctor medicinae, Selbstveröffentlichung.

Buchheim, A. (2005). Mein Hund stirbt heute. Bindungsnarrative und psychoanalytische Interpretation eines Erstinterviews. Psyche, 59 (Beiheft), 35 – 50.

Bundesministerium für Familie und Gesundheit (o.J.). Das Aufmerksamkeitsdefizitsyndrom. Abgerufen 1. April 2022 unter https://www.bundesgesundheitsministerium.de/themen/praevention/kindergesundheit/aufmerksamkeitsdefizitsyndrom.html

Bundesverband zur Förderung von Menschen mit Lernbehinderungen (2022). Abgerufen 27. März 2022, unter https://lernen-foerdern.de/was-ist-lernbehinderung/

Caldwell, P. (2004). Du weißt nicht wie das ist! Wirkungsvolle Interaktion mit Menschen mit Störungen im autistischen Spektrum (SaS) und schweren Lernbehinderungen. Weinheim, München: Juventa

Cordes, R. (1995). Soziale Interaktion autistischer Kleinkinder.Weinheim: Deutscher Studien Verlag.

Costonis, M. (1978). Therapy in Motion. Chicago: University of Illinois Press.

Croos-Müller, C. (2013). Viel Glück – Das kleine Überlebensbuch: Soforthilfe bei Schwarzsehen, Selbstzweifeln, Pech und Pannen. München: Kösel.

Dalferth, M. (1988). Visuelle Perzeption, Blickkontakt und Blickabwendung beim frühkindlichen Autismus. Zur Rekonstruktion einer ängstigenden Erfahrung und ihrer Manifestation mit Autismussyndrom. Praxis Kinderpsychologie und Kinderpsychiatrie. Göttingen: Vandenhoeck & Ruprecht.

Dawson, G., & Lewy, A. (1989). Autism: Nature, diagnosis and treatment – arousal, attention and the socioemotional impairments of individuals with autism. New York: Karnac books.

DeMyer, M. (1986). Familien mit autistischen Kindern. Stuttgart: Thieme.

Deutsche Gesellschaft für Kinder- und Jugendpsychiatrie, Psychosomatik und Psychotherapie (DGKJP). (2022). Leitlinie ADHS; AWMF-Registernr.: 028-045. 05.2017. Abgerufen 4. März 2022, unterhttps://www.dgkj.de/suche?id=2048&tx_kesearch_pi1%5Bsword%5D=adhs+kindern+jugendlichen,

Dilling, H.; Mambour, W.; Schmidt M.H.; Schulte-Markwort, E. (2013). Internationale Klassifikation psychischer Störungen – ICD-10 Kapitel V(F). Göttingen: Hogrefe

Döpfner, M., Frölich, J. & Lehmkuhl, G. (2013). Aufmerksamkeitsdefizit-/Hyperaktivitätsstörung (ADHS). Leitfaden Kinder- und Jugendpsychotherapie, Bd.1, 2. Überarbeitete Aufl. Göttingen: Hogrefe.

Dornes, M. (1998). Bindungstheorie und Psychoanalyse: Konvergenzen und Divergenzen. Psyche, 52, 4, 299 – 348.

Dornes, M. (2001). Der kompetente Säugling. Die präverbale Entwicklung des Menschen. Frankfurt: Fischer

Diagnostic and statistical manual of mental disorders (5th edn.) (DSM-5). (2013). Arlington: American Psychiatric Association.

Dilling. H., Mombour, W., Schmidt, M.H., Schulte-Markwort, E. (2006). Internationale Klassifikation psychischer Störungen. ICD-10 Kapitel V(F). Bern: Hans Huber.

Dzikowski, S. (1996). Ursachen des Autismus. Eine Dokumentation.Weinheim: Deutscher Studien Verlag

Eberlein, W. (2022). Interaktion. Psychologielexikon. Abgerufen 7. März 2022, unter http://www.psychology48.com/deu/d/interaktion/interaktion.htm

Edwards, J. (2015). Exploring sensory sensitivities and relationships during group dance movement psychotherapy for adults with autism. Body, Movement and Dance in Psychotherapy, 10 (1), 5 – 20.

Endres, M. & Hauser S. (2002). Bindungstheorie in der Psychotherapie. München: Ernst Reinhardt.

Erfer, T. (1995). Treating children with autism in a public school system. In F. Levy (Ed.), Dance and other expressive therapies. When words are not enough (pp. 191 – 211). London: Routledge.

Fischer-Orthwein, I. (2009). Schulsozialarbeit in Baden-Württemberg. Stuttgart: Kommunalverband für Jugend und Soziales (KVJS) Jugendhilfe-Service.

Freitag, C. (2008). Autismus-Spektrum-Störungen. München: Ernst Reinhardt.

Frith, U. (1983). Autism: social and cognitive deficits. 7th Biennal Meeting of the International Society for the Study of Behavioral Development. München (unpublished paper).

Greenacre, P. (1960). Considerations regarding the parent-infant relationship. International Journal of Psychoanalysis, 6, 571 – 584.

Hannaford, C. (2005). Smart moves: Why learning is not all in your head. Arlington: Great Ocean Publishers.

Hartley, L. (2012). Einführung in Body-Mind-Centering: Die Weisheit des Körpers in Bewegung. Bern: Hans Huber, Hogrefe.

Hartmann, H. & Rohmann, U. (1984). Eine Zwei-System-Theorie der Informationsverarbeitung und ihrer Bedeutung für das autistische Syndrom und andere Psychosen. Praxis Kinderpsychologie und Kinderpsychiatrie, 33 (7), 272 – 281.

Haze, N., & Stromsted, T. (1994). An interview with Janet Adler. Amercian Journal of Dance Therapy. Doi: 10.2007/BF02358568.Corpus ID:143414312.

ICD-10-GM online Version (2022). Retrieved September 28, 2021, from https://www.dimdi.de/static/de/klassifikationen/icd/icd-10-gm/kode-suche/htmlgm2022/block-f90-f98.htm

ICD-10 (2019). Internationale statistische Klassifikation der Krankheiten und verwandter Gesundheitsprobleme 10. Revision, Version 2019. Abgerufen Januar 2020, unter http://www.icd-code.de/icd/code/F00-F99.html

ICD-11 (2022). Gaming disorder. ICD-11 for mortality and morbidity statistics (who.int). Retrieved March 27, 2022, from https://icd.who.int/browse11/l-m/en#/http%253a%252f%252fid.who.int%252ficd%252fentity%252f1448597234

Jacobi-Heinemann, A., Fingaß, U. & Küppers, (1990). Normale Kindheitsentwicklung und Störungsbilder. Köln (unveröffentlichtes Manuskript).

Jaffe, J., Beebe, B., Feldstein, S., Crown, C.L., Jasnow, M.D., Rochat, P., & Stern, D.N. (2001). Rhythms of dialogue in infancy: coordinated timing in development. Monographs of the Society for Research in Child Development, 66 (2), i-viii and 1 – 149.

Johnson, M. (2018). Rhythmic movements and feeling states. Expressive therapies dissertations. 51. Retrieved March 24, 2022, from https://digitalcommons.lesley.edu/expressive_dissertations/51

Jorch, G. (2006). Frühgeborene. Stuttgart: Urania.

Jotzo, M. (2001). Elterliche Traumatisierung durch die Frühgeburt des Kindes. Abgerufen 5. Oktober 2008, unter http://www.thieme.de/abstracts/psychotrauma/abstracts2001/daten/vo 34.html

Kalish-Weiss, B. (1982). Clinical and objective assessment of a multi-handicapped child. Unpublished manuscript.

Kanner, L. (1943). Autistic disturbances of affective contact. Nervous Child, 2, 217 – 250.

Kestenberg Amighi, J., Loman, S., & Sossin, M. (2018). The meaning of movement – Embodied developmental clinical and cultural perspectives of the Kestenberg movement profile. New York: Routledge.

Kim, P. (2003). Moderne Säuglingsforschung, Der kompetente Säugling. Mehr vom Leben 3 Abgerufen 23. Februar 2022, unter www.craniotherapie.ch.

Kißgen, R.D. & Fleck, S. (2005). Autismus, Theory of Mind und figurative Sprache. Heilpädagogische Forschung. Zeitschrift für Pädagogik und Psychologie bei Behinderungen, 31 (2), 81 – 100.

Köhler,L. (1996). Säugling und Kleinkind aus der Sicht der modernen Entwicklungsforschung. Wege zum Menschen, 48 (2), 54.

Krombholz, H. (2005). Bewegungsförderung im Kindergarten, ein Modellversuch. Schorndorf: Hofmann.

Künzel, W., Wulf, K.-H. (1997). Frühgeburt. München, Wien, Baltimore: Urban & Schwarzenberg.

Laban, R. von (1981). Der moderne Ausdruckstanz in der Erziehung. Wilhelmshaven: Heinrichshofen.

Laban, R. von (1988). Die Kunst der Bewegung. Wilhelmshaven: Florian Noetzel.

Lamb, W. (2012). A framework for understanding movement – My seven creative concepts. London: Brechin Books.

Lemche, E. (2003). Emotion und frühe Interaktion: Die Emotionsentwicklung innerhalb der frühen Mutter-Kind-Interaktion. Köln: Lehmanns Media

Lernbehinderung (2022). Abgerufen 27. März 2022, unter https://de.wikipedia.org/wiki/Lernbehinderung#:~:text=Lernbehinderung%20%28wieder%20nur%20im%20Sinne%20der%20Schule%20f%C3%BCr,Probleme%20bei%20den%20von%20der%20Gesellschaft%20definierten%20Mindestanforderungen.

Lindlar, J. (2013). Tanz in Schulen. Abgerufen 3. März 2022, unter http://www.tanztherapie-luebeck.de/tanz-in-schulen/

Loman, S. (1992). Fetal movement notation: A method of attuning to the fetus. In S. Loman, & R. Brandt (Eds.), The body-mind connection in human movement analysis (pp. ##). Keene NH: Antioch New England Graduate School.

Mahler, M. (1986). Symbiose und Individuation, Stuttgart: Ernst Klett.

Mahler, M., Pine F. & Bergman A. (1980). Die psychische Geburt des Menschen. Frankfurt: Fischer.

Main, M. (1995). Desorganisation im Bindungsverhalten. In G. Spangler & P. Zimmermann (Hrsg.), Die Bindungstheorie. Stuttgart: Klett-Cotta.

Main, M., & Salomon, J. (1990). Procedures for identifying infants as disorganized/disoriented during ainsworth strange situation. In M.T. Greenberg, D. Ciccetti, & E.M. Cummings (Eds.), Attachment in the preschool years (pp. 121 – 160).Chicago: University of Chicago Press.

Martin, M. (2014). Moving on the spectrum: dance/movement therapy as a potential early intervention tool for children with autism spectrum disorders.The Arts in Psychotherapy, 41 (5), 545 – 553.

Matzies, M. (2010). Sozialtraining für Menschen mit Autismus-Spektrum-Störungen (ASS). Stuttgart: Kohlhammer

Meltzoff, A.N., & Moore, M.K. (1977). Imitation of facial and manual gestures by human neonates. Science, 198, 75 – 78. DOI 10.1126/science.198.4312.75.

Oerter, R. & Montada, L. (Hrsg.). (1995). Entwicklungspsychologie. Weinheim: PVU.

Ornitz, E., Guthrie, D., & Farley, A. (1977). Early development of autistic children.Journal of Autism and Childhood Schizophrenia, 7, 207 – 229.

Piaget, J. (1969). Das Erwachen der Intelligenz beim Kinde.Stuttgart: Klett.

Porz, F. (2004). Förderung der Eltern-Kind-Interaktion beim Frühgeborenen. Abgerufen 5. Oktober 2008, unter http://www.familienhandbuch.de/cmain/f aktuelles/a gesundheit/s709.html

Resch, F. (1999). Entwicklungspsychologie des Kindes und Jugendalters. Weinheim: Psychologie Beltz Verlagsunion.

Rollwagen, B. (2020). Unveröffentlichtes Lernmaterial zur berufsbegleitenden Weiterbildung „L.b.e. Lern- & EntwicklungsbegleiterIn" im Institut für Bewegungs- und Lernentwicklung. Hamburg.

Rosenbaum, D. (2005). The Cinderella of Psychology. The Neglect of Motor Control in the Science of Mental Life and Behaviour.American Psychologist, 60, 308 – 317.

Scharoun, S., Reinders, N., Bryden, P., & Fletcher, P. (2014). Dance/movement therapy as an intervention for children with autism spectrum disorders. American Journal of Dance Therapy, 36, 209 – 228.

Schlack, R., Hölling, H., Kurth, B.-M. & Huss, M. (2007). Die Prävalenz der Aufmerksamkeitsdefizit-/Hyperaktivitätsstörung (ADHS) bei Kindern und Jugendlichen in Deutschland. Bundesgesundheitsblatt – Gesundheitsforschung – Gesundheitsschutz, 50, 827–835; Abgerufen 19. März 2022, unter https://edoc.rki.de/bitstream/handle/176904/431/227Ar6DRSOXo.pdf?sequence=1&isAllowed=y. DOI 10.1007/s00103-007-0246-2.

Schneider, H., Husslein, P. & Schneider K.T.M. (2004). Die Geburtshilfe. Berlin, Heidelberg, New York: Springer.

Siegel, E.V. (1997). Tanztherapie: Seelische und körperliche Entwicklung im Spiegel der Bewegung. Klett-Cotta, Stuttgart.

Stanford, G. (2002). Gruppenentwicklung, im Klassenraum und anderswo: Praktische Anleitung für Lehrer und Erzieher.Aachen: Hahner.

Statista. Anzahl der Geburten seit 1993. Abgerufen 28. Februar 2022, unter https://de.statista.com/statistik/daten/studie/235/umfrage/anzahl-der-geburten-seit-1993/

Stern, D. (2002). Tagebuch eines Babys. Was ein Kind sieht, spürt, fühlt, denkt. München/Zürich: Piper

Stern, D. (2020a). Die Lebenserfahrung des Säuglings. Stuttgart: Klett-Cotta.

Stern, D. (2020b). Die Mutterschaftskonstellation. Stuttgart: Klett-Cotta.

Storch, M. (2006). Der vernachlässigte Körper. Psychologie heute, 6, 20–24

Storch, M., Cantieni, B., Hüther, G. & Tschacher, W. (2017). Embodiment – Die Wechselwirkung von Körper und Psyche verstehen und nutzen. Bern: Hogrefe.

Streeck-Fischer A. (2014). Trauma und Entwicklung – Adoleszenz – frühe Traumatisierungen und ihre Folgen. Stuttgart: Schattauer.

Sulprizio L. (2022). ADHS im Vorschulalter. Abgerufen 26. Februar 2022, unter https://www.zentrales-adhs-netz.de/fuer-paedagogen/adhs-im-vorschulalter/

Tronick, E. (2007). The neurobehavioral and social-emotional development of infants and children. New York: W.W. Norton & Company.

Tschacher, W., Storch, M. & Munt, M. (2014). Tanz: eine psychotherapeutische Technik? Psychotherapie, 19,, 169–181.

Uhl, B. (2006). Gynäkologie und Geburtshilfe compact. Stuttgart: Thieme.

Universität Duisburg/Essen. Soziale Frühwarnsysteme: „Herner Materialien" für die Offene Ganztagsschule 16.09.2008. Abgerufen 1. April 2022, unter www.iaq.uni-due.de/aktuell/vortrag/folien/stoebeblossey3646.pdf

Universität Magdeburg, Institut für Biologie (2013). Die Filialprägung. Abgerufen 24. Februar 2022, unter www.ibio.ovgu.de/Abteilungen/Zoologie_Entwicklungsneurobiologie/Forschung/Haushuhnküken.html

Wiese, J. (1983). Zur Funktion der Regression in der Adoleszenz. Praxis der Kinderpsychologie und Kinderpsychiatrie, 32 (1), 1–4.

Wolff, M.S. de, & Ijzendoorn, M.H. von (1997). Sensitivity and attachment: a meta-analysis on parental antecedents of infant attachment. Child Development, 68, 571–591. DOI: org/10.1111/j.1467-8624.1997.tb=4218.x

Wildt, B. te (2015). Digital Junkies: Internetabhängigkeit und ihre Folgen für uns und unsere Kinder. München: Droemer.

Winnicott, D.W. (2005). Playing and Reality. London: Tayler & Francis.

Die Autorinnen

Susanne Bender, Tanztherapeutin, M. A., Ausbilderin, Lehrtherapeutin, Supervisorin BTD, Sonderpädagogin, Familien- und Paartherapeutin, arbeitet in privater Praxis und leitet das Europäische Zentrum für Tanztherapie, EZETTHERA, in München.

Marion Christoph, Haar bei München, ist Tanztherapeutin, Qualified Dance Fitness Trainerin, Aerobictrainerin B-Lizenz und Übungsleiterin Garde-Tanzen.

Else Diederichs, Tanztherapeutin BTD, Ausbilderin, Lehrtherapeutin, Supervisorin BTD, langjährige Arbeit in einer jugendpsychiatrischen Abteilung, ist in eigener Praxis und als Dozentin in der Tanztherapieausbildung im EZETTHERA in München tätig.

Birgit Friedrich, Tanztherapeutin BTD, Erzieherin, integrative Lerntherapeutin, ist in eigener psychotherapeutischer/heilpädagogischer Praxis in München-Karlsfeld tätig im Bereich systemische Beratung, Tanztherapie, heilpädagogische Entwicklungsförderung, Entwicklungspsychologische Beratung (EPB) und integrative Lerntherapie.

Hemma Gerstl, Tanztherapeutin, BTD, Integrative Tanzpädagogin, Kindertanzpädagogin und Studium des Rosalia Chladek Systems, lebt in Wien, ist als Tanztherapeutin in einer Reha-Klinikv tätig.

Clara Kerber, Erziehungswissenschaftlerin M. A., tanztherapeutische Ausbildung beim Frankfurter Institut für Tanz und Therapie, FITT, und am Europäisches Zentrum für Tanztherapie, EZETTHERA, arbeitet als Schulsozialarbeiterin an einem Schulverbund aus Realschule und Gymnasium. Sie adaptiert die Tanztherapie für die Arbeit mit Schulklassen und in der Einzelfallhilfe.

Christiane Kowalik, Tanztherapeutin BTD, Diplom-Sozialpädagogin, appr. Kinder- und Jugendlichenpsychotherapeutin, hat in Münster tanztherapeutisch mit chronisch psychisch kranken Erwachsenen und mit autistischen Kindern, Jugendlichen und Erwachsenen gearbeitet.

Lisa Maria Kühn, Diplom-Sozialpädagogin (FH), Tanztherapeutin BTD, Tanzpädagogin, Heilpraktikerin für Psychotherapie, ist Pädagogische Leiterin des Familienzentrums Murmel e. V. in Murnau.

Manuela Kuczera, Sprachbehindertenpädagogin M. A., Sonderschullehrerin, Tanztherapeutin, Montessoripädagogin, Sporttheaterpädagogin, arbeitet als Sonderschullehrerin an niederbayrischen Förderzentren mit den Förderschwerpunkten Sprache, Lernen und emotional-soziale Entwicklung. 2018 organisierte sie in Landshut in Zusammenarbeit mit Alan Brooks das inklusive Tanzprojekt „Termini“.

Petra Mischo, Diplom-Sozialpädagogin, ist in der Kinder- und Jugendhilfe tätig und hat die Einrichtungsleitung verschiedener heilpädagogischer Tagesstätten im Raum München/Augsburg inne.

Lucia Weber, Tanztherapeutin BTD, Heilpraktikerin für Psychotherapie, Filmautorin („es bewegt mich“) arbeitet als Tanztherapeutin an der psychosomatischen Klinik „Kloster Dießen“, sowie in freier Praxis und als Dozentin am EZETTHERA in München.

Katrin Wirth-Storch, Tanztherapeutin BTD, arbeitet als Tanztherapeutin in einer psychosomatischen Rehaklinik für Erwachsene in Bad Kösen und arbeitete als Sport- und Gymnastiklehrerin, unter anderem mit Kindern ab 3 Jahren.

Register